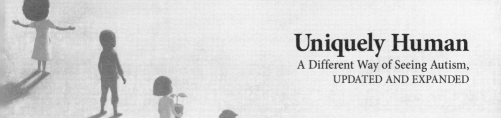

Uniquely Human
A Different Way of Seeing Autism,
UPDATED AND EXPANDED

自閉 もうひとつの見方

これが私だと思えるように

【著】バリー・M・プリザント　トム・フィールズ-マイヤー
【監訳】長崎　勤
【訳】吉田仰希・深澤雄紀・香野　毅・長澤真史・遠山愛子・有吉未佳

福村出版

日本の読者の皆様へ

　『Uniquely Human: A Different Way of Seeing Autism』が再び日本語に翻訳され、〈ユニークリー ヒューマン〉
新しく増補改訂版として刊行されることになり、とても感謝している。私は、
50 年間自閉の分野に携っているが、その経験の中で、自閉人〈p. xix の訳者解
説を参照〉である子どもや成人の方々とその家族から学んできたことをすべて
本書に記した。本書が専門家、家族、自閉人の方々の学びとなれば幸いである。
『ユニークリー・ヒューマン』の初版は 2015 年 7 月にアメリカで刊行され、家
族、専門家、自閉人の方々から肯定的で満足度が高い反響をとても多くいただ
いている。増補改訂版では、初版から 7 年の間に筆者が学んだことがすべて盛
り込まれており、原書では約 70 ページに及ぶ新情報が追加され、より多くの自
閉人の方々が紹介されている。

　専門家によるレビューや数百に及ぶ家族、教育者、セラピストからのコメン
トでは、『ユニークリー・ヒューマン』は自閉理解のパラダイムをシフトし
〈考え方を劇的に変化させる〉、ニューロダイバーシティ〈神経または脳の多様
性〉運動の最前線に立つ重要な作品であると述べられている。自閉を治癒され
るべき疾患として描写する代わりに、『ユニークリー・ヒューマン』では人間
のユニークなありようとして提示している。自閉人の方々を不完全なものとし
て直しを必要としている対象のように描くよりもむしろ、ユニークな方法で学
習したり関係性を築いたりしていく人物として描いている。自閉人の方々をよ
り「普通」に見えるようにすることに焦点を当てるアプローチがある一方で、
『ユニークリー・ヒューマン』は、自閉人の方々が自分らしくあることの価値
を認めている。「普通」になることや「普通」のように見えることではなく、
自分自身になることを支援するための枠組みを支持している。『ユニーク
リー・ヒューマン』が示す見方によって、自閉スペクトラム症（ASD）のある

方々への理解を深め、当事者の方々が最高の自分になるための支援の仕方を知ることができるだろう。

『ユニークリー・ヒューマン』で支持しているアプローチは、大きな共鳴を得ている。そのテーマは世界共通であり、現在では26の言語で出版されている。初版の日本語訳版は、英語以外の言語でいち早く出版されたものの一つである。自閉コミュニティにおいて、『ユニークリー・ヒューマン』は、ニューロダイバーシティを認め、促進しようとするムーブメントをよりいっそう後押しする歴史に残る画期的な作品として広く愛され認められている。国際連合は『ユニークリー・ヒューマン』の大きな貢献を認め、2017年の「自律と自己決定を目指して」をテーマにした世界自閉症啓発デーにおいて推薦図書として指定した。アメリカ自閉症協会は『ユニークリー・ヒューマン』の多大な影響を認めて、2017年の「テンプル・グランディン賞」〈自閉人の方々とその家族の人生に貢献する著作を賞するもの〉に選出した。刊行以来、ハーバード大学医学大学院の「自閉スペクトラム症カンファレンス」（2016年）、国際連合の「世界自閉症啓発デー」（2017年）、「アジア太平洋自閉症カンファレンス」（2017年、オーストラリア・シドニー）、グーグル欧州本社（2019年、チューリッヒ）など、十数か国以上の国で『ユニークリー・ヒューマン』におけるテーマでとても多くの講演をしてきた。初版以来、私はベストセラー作家、自閉人、オーディオエンジニアであるデイブ・フィンチ（Dave Finch）と共同で『Uniquely Human: The Podcast』（www.uniquelyhuman.com）というポッドキャストのホストとプロデュースをしてきた。100以上のエピソードをリリースし、100万以上のダウンロードを記録している。家族だけでなく、50人以上の自閉人のゲストの方と貴重な対談を行い、そこで得られた知恵の多くがこの増補改訂版で取り上げられている。

長崎博士を始めとするチームが『ユニークリー・ヒューマン』の増補改訂版を翻訳してくださったことに深く感謝している。自閉人である子どもや成人の方々とその家族を支援する大切な仕事に多くの年月をかけてきた長崎博士とそ

の教え子や同僚と協同することができとても幸運である。特に、『ユニーク
リー・ヒューマン』で示されている価値観や教育方略を実現する教育・療育ア
プローチである、SCERTS モデルを日本に紹介してくれた素晴らしい仕事に感
謝している。

　すべての自閉人の方々とその家族が、理解と敬意を得ることが当たり前とな
り、最終的に、私たちみんなが一つの人間社会の一員であることを深く理解し、
より思いやりのある社会となることを願っている。本書がその一助となれば幸
いである。

バリー　　　プリザント
Barry M. Prizant,
学術博士、米国音声言語聴覚協会認定言語療法士
ロードアイランド大学 健康科学学部 コミュニケーション障害学科 特任教授
ロードアイランド州クランストン 「Childhood Communication Services」所長

❖ 日本の読者の皆様へ

診断済または未診断の自閉人やニューロダイバージェントの方々とその家族が、
理解、敬意、そして自己決定がある人生を得ることが当たり前となるよう、
本書がその一助となることを願っている

そして、自閉人やニューロダイバージェントの方々と
その家族のQOLを向上させるために
人生を捧げているすべての方々へ、謹んで次の詩*を送りたい

目を凝らせば
きっと分かるはず
みんなユニークリー・ヒューマンであることを

---

*　作詞 Justin Anthony Long
2021 年ミラクル・プロジェクト作のミュージカル『Journey to Namuh』の劇中歌「Uniquely Human」より。

第 I 部 ❖ 自閉を理解する

第 III 部 ✥ 自閉の未来

まえがき

2015 年に『Uniquely Human<ruby>Uniquely Human<rt>ユニークリー ヒューマン</rt></ruby>』が出版されたとき、私はこの本がどのような評価を受けるかまったく想像していなかった。私はただ、40 年以上にわたって自閉人の方々とその家族から学んだことを共有したい、そしてそれを魅力的で親しみやすい方法で実現したいと願っていた。しかし、この本が出版当初から、親や先生、専門家、そして何よりも自閉人の方々自身に快く受け入れられていることに、私は恐縮するとともに喜びを感じた。わずか数年の間に、この本はベストセラーとなり、22 か国語に翻訳され、アメリカ自閉症協会のテンプル・グランディン賞を受賞するなど、高く評価されている。自閉自己権利擁護ネットワーク（Autistic Self Advocacy Network：ASAN）という当事者団体が保護者に推奨する資料の中で、自閉人でない著者が書いた唯一の本でもある。

『ユニークリー・ヒューマン』によって、自分の子どもを理解するための新しい視点や将来への新たな希望が得られ、人生が変わったという多くの保護者や、この本が自分の人生経験を正確に反映し尊重していることに感謝の気持ちを表してくれる多くの自閉人の方々のおかげで私も明るい気持ちになっている。私が読者からの声で気に入っているものの一つがクロエ・ロスチャイルドからいただいたものである。彼女は、自閉人の若い女性で、この本が自分の蔵書に加えた 100 冊目の自閉に関する本だとメールをくれた（第 12 章参照）。以来、友人となったクロエは、この本をハンドバッグやリュックに入れて持ち歩き、自分のことを理解してもらうための最善の方法を尋ねてきてくれた人皆に「まずこの本を読んでください」と話しているそうである。

私は『ユニークリー・ヒューマン』の中で、自閉は病気ではなく、人間としてのあり方の違いであると主張した。私は、自閉人でない人たちそして社会全

＊ 本書において〈 〉は訳者による補足であることを示す。

体が自閉人の方々と協力し、それぞれの体験に耳を傾け、理解を深め、必要なときに適切なサポートを提供するために、自分たちの行動を変えることが、サポートを提供する最善の方法であるとずっと信じてきた。

このメッセージは、人間の心や実体験の幅の広さを認め、称えようとする、急拡大中のニューロダイバーシティ運動の中心にもなっている。本書が出版されて以来、このような考え方は、テレビ番組や映画、小説に自閉人やニューロダイバージェントの方々が数多く登場するようになり、周縁から主流になりつつある。環境活動家のグレタ・トゥーンベリ、俳優のアンソニー・ホプキンス、テスラ CEO のイーロン・マスクなど、様々な著名人が、自分が自閉スペクトラムにいることを認めるだけでなく、その成功は自分のユニークな心のおかげであると述べている。何百万人もの人々が、『Love on the Spectrum』〈邦題：ラブ・オン・スペクトラム～自閉症だけど恋したい！～〉や『Atypical』〈邦題：ユニークライフ〉といったテレビ番組で、そうした心の持ち主に親しんでいる。『セサミストリート』でも、自閉人のマペット、ジュリアが出演している。

最も重要なことは、自閉人の方々が、イベントを企画し、発言し、自分たちの物語や見解を共有し、文化や研究のアジェンダを設定することで、これらの進展の多くを先導していることである。

この増補改訂版では、自閉人の方々が社会に対して語っていること、そして当事者の方々が共有している体験に応え、『ユニークリー・ヒューマン』を大幅に更新、拡充している。以前は、このような声はカンファレンスや小規模な集まりで聞くことが多かったが、テクノロジーの進歩により、自閉人の方々の声をより広く増幅させることがはるかに容易になった。2020 年、私は友人のデイブ・フィンチ（ベストセラー作家、オーディオエンジニア、自閉スペクトラム）と共同で、『Uniquely Human: The Podcast（ユニークリー・ヒューマン：ポッドキャスト）』を立ち上げた。このポッドキャストは、黒人教授、作家、社会正義活動家であるモレニケ・ギーワ・オナイウ〈第 11 章参照〉、福音主義牧師であるロン・サンディソン〈第 12 章参照〉、発話がない権利擁護者で料理法に専

門知識をもつダニー・ウィッティ〈第11章参照〉など、多くのスペクトラムにいる方々の物語を聞き、共有する場となっている。他にも、自閉人である銀行副頭取のカーリー・オット〈第12章参照〉、長編映画やテレビ番組の製作総指揮のスコット・シュタインドルフ〈第12章参照〉、自閉人であるテレビ俳優のドモニック・ブラウン（Domonique Brown）など、自閉人である子どもや成人の方々が自分の「熱中」を話してくれている。

　ポッドキャストでの会話、あらゆる年齢や力の自閉人の方々とその家族を支援する機関への継続的な相談業務、週末のペアレントリトリート〈第8章参照〉、ロサンゼルスとニューイングランドの「ミラクル・プロジェクト」〈p.218参照〉のプログラムへの参加、そしてロードアイランド州プロビデンスの「スペクトラム・シアター・アンサンブル」、すべてがこの新版における多くの変更点に影響を与えている。それは以下の部分に反映されている。

　使用する言葉　自閉人やニューロダイバージェントの方々について話したり、説明したりする言葉は、常に進化している。『ユニークリー・ヒューマン』の初版では、通常、「person with autism〈自閉のある人〉」または「person who has autism〈自閉をもつ人〉」といった、いわゆるパーソン・ファーストの言葉を使用していた。しかし、現在、自閉人の方々の大半は、「autistic〈自閉人〉」というアイデンティティ・ファーストの言葉、あるいは「on the autism spectrum〈自閉スペクトラムにいる〉」という言葉を好むと表明している。それに合わせて、本書では使用する言葉を変えている。

　「ニューロダイバース」や「ニューロダイバージェント」という言葉もよく使われるようになったが、その意味は様々である。ある場合には、すべての心はユニークであり、「普通の」心はないことを認めるために使用されている。本書では、自閉人の方やその他の違い（ADHD、学習障害、メンタルヘルスにかかわる様態など）をもつ方を指す言葉として、これらの言葉を使用している。ほとんどの場合、「autistic child〈自閉人である子ども〉」や「autistic person〈自閉人（の方）〉」という言葉が使用されているとき、そこで述べられていること

は、特定の自閉スペクトラムの診断をもたない他のニューロダイバージェントの方々にも関連している。「neurotypical〈定型発達〉」という言葉は、自閉人でない方や、ニューロダイバースあるいはニューロダイバージェントでない方を指して使っている。

　時には、アメリカ精神医学会の『精神疾患の診断・統計マニュアル（Diagnostic and Statistical Manual of Mental Disorders：DSM）』において、長年自閉症スペクトラム障害の診断サブカテゴリーであったアスペルガー障害と言及することもある。アスペルガー障害は 2013 年の最新の改訂（『DSM-5』）で自閉症の独立したサブカテゴリーではなくなったが、用語としては、社会性の領域同様、自閉症によく見られる感覚の困難や他の困難に比して、平均あるいはそれ以上の認知や言語の力をもつ人を指すために一般的に用いられ続けている。

　話すことでコミュニケーションをしない（あるいはまだしない）人に関しては、「nonspeaking〈発話がない〉」やそれと同様の言葉を用いている。そのような人を「nonverbal〈言葉がない〉」ということはよくあることかもしれないが、多くの人がたとえ第一のコミュニケーション手段として発話を使用していなくても、サイン言語、iPad、他の代替手段を通してコミュニケーションするために言葉や他の象徴的手段を使用していて、実際は「verbal〈言葉がある〉」といえる。

　多くの人が、自分の人生の道を切り開くために積極的な役割を果たし、自分の意見や好みを表明し、便宜に関する決定権や学校、雇用、生活環境に関する決定権を行使する、10 代や成人の自閉人やニューロダイバージェントの方を指して、「self-advocate〈自己権利擁護者〉」という言葉を使用している。多くの自己権利擁護者が、他のスペクトラムにいる人たちを支援し、メンター〈信頼のおける相談相手〉となったり、世間一般の定型発達の人や、特にニューロダイバージェントの人々にかかわる人たちを教育したりしてきたので、より広い意味で「advocate〈権利擁護者〉」という言葉を好む人もいる。本書では、自分自身や他者のために権利擁護の役割を積極的に果たす自閉人やニューロダイ

バージェントの方々を指して、より一般的な「自己権利擁護者」という言葉を採用している。

年齢と多様性　自閉人の自己権利擁護者たちは、自閉の研究や議論がしばしば子どもや10代の若者に過度に集中し、スペクトラムの成人の重要な問題や経験について考慮することがおろそかになっていることを強調してきた。本書では、子どもだけでなく、スペクトラムの人々についてより広く語り、成人が直面する多くの問題を取り上げるように努めた。また、この増補改訂版では、何人かの子どもや10代の若者について新しい情報を加えており、中には『ユニークリー・ヒューマン』の初版後に成人した人もいる。

できるだけインクルーシブで敬意のあるものとなるよう、自閉という枠を越えた出来事にも触れることで、人間の多様性を認め、扱う重要性を明確にした。私は、この本を通して、多様な人生経験、視点、声を反映できるよう、よりいっそう努めた。

新たな論点　自閉人の方々は、「自閉症の診断をいつどのように開示するか」、「自閉をアイデンティティとして包容すること」、「自閉と人種、ジェンダー、性的指向、その他のアイデンティティとの重なり合い」など、多くの重要な問題を切実なものとして投げかけ、新たな関心を集めている。第11章では、これらの問題を掘り下げるとともに、無発話の自閉人の方々が自分の経験を語り、ストーリーを共有することを可能にするエキサイティングなアプローチも紹介している。

多くの自閉人の自己権利擁護者や組織、特に自閉自己権利擁護ネットワーク（ASAN）は、障害者の権利の活動家によって広まった「私たち抜きに私たちのことを決めない」というスローガンを採用している。この言葉は、私の価値観と合致し、自閉人の自己権利擁護者と協同したり、講義やライブ会議のイベント、ポッドキャストに当事者の方々を招き話してもらったりなど、私が40年間取ってきたアプローチの指針となった。この増補改訂版では、スペクトラムにいる人々（その多くが今では親しい友人や同僚となっている）の声や視点を強

調し、増幅させるためのこうした取り組みをさらに発展させている。

　はっきりさせておきたいのは、私は自閉人やニューロダイバージェントの方々の実体験を完全に理解していると主張しているわけではないし、議論の余地のない真実を述べているわけではない。私は、半世紀にわたって自閉人やニューロダイバージェントの方々やその家族を支援するために何が最も役立つかに焦点を当て、これらの人たちや近しい人たちと時間を共有し、協同してきた実体験の中で学んだことを共有している。

　自閉人やニューロダイバージェントの子どもたち、大人たち、その家族とともに働き、学び、つい先日50年を迎えた。友人から「いつ引退するのか？」と聞かれたとき、私はいつも「私は個人的な生活と専門職としての生活が絡み合い、それぞれがもう一方に知識やインスピレーションを与え、私自身の成長とQOL〈生活の質〉の活力となっている、幸運な人の一人だ」と答えている。感謝の気持ちをもちながら、私の人生に意味と目的を与えてくれた多くの人々とともに、これからも学び成長し続けたいと思っている。

❖訳者解説

- **違い（difference）や様態（condition）**：disabilityやdisorderの代わりに用いられることがある（例えば、autism spectrum disorder → autism spectrum condition）。障害や病理という枠組みではなく、ニューロダイバーシティという枠組みの中で、多数派と異なることについてより価値中立的に記述することを意図している。なお、conditionは「状態」と訳されることもある。

- **autismとautistic**：個人の自閉的な脳機能の様態がまずあること、精神医学的診断がつくかどうかは環境との相互作用によること、この2点を鑑み、本書ではautismを、診断に関連する内容の際は「自閉症」、それ以外では「自閉」と訳している。加えて、増補改訂版である本書では、パーソン・ファーストではなくアイデンティティ・ファーストの表現を選択しているので、autisticを「自閉人」や

「自閉の」のように訳している。それは「person with Japan日本のある人」のように表現せず、Japaneseが「日本人」や「日本の」といった意味であるのと同様である。「自閉人」あるいは「自閉民」といった表現は一部の当事者が使っているが、馴染みのない表現であるため違和感があるであろう。しかし、本書を通じて自閉とアイデンティティの関係に思考を巡らせることを促すため、この挑戦的な訳語を採用することとした。今後の議論を期待したい。

● **ニューロダイバース（neurodiverse）とニューロダイバージェント（neurodivergent）**：どちらもニューロダイバーシティの枠組みや運動に関連する用語である。本文では併記されているが、厳密には両者の意味内容は異なっている。ニューロダイバースとは、様々な脳のタイプをもつ人々の**集団**を指す言葉であり、対象には**定型発達の人も含み**すべての人が含まれる。一方、ニューロダイバージェントは、定型発達の人は**含まない**神経学的なマイノリティの**個人**を指す言葉である。障害名や病名でない言葉で個人を表現すること、様々なマイノリティの特性をもつ人たちが共通の言葉を使うことで自己権利擁護を行う際に団結することが意図されている。そのため、両者を使い分けるよう求める当事者も多い。なお、これ以降の章ではここで解説したとおりに使用されている。

● **当事者**：原文中に「当事者」にあたる英語はないが、自閉人の方々一般を指しているtheyやthemを、ジェンダーの点を考慮して「彼ら／彼女ら」ではなく「当事者」と訳している。なお、日本語の「自閉当事者」にあたる英語は「actually autistic」であり、SNSで#actuallyautisticで検索すると英語圏の自閉人の方々が発信する情報に触れることができる。

● ミラクル・プロジェクト（The Miracle Project）：https://themiracleproject.org/

● スペクトラム・シアター・アンサンブル（Spectrum Theatre Ensemble）：https://www.stensemble.org/　著者が顧問を務めている。

イントロダクション　自閉のもうひとつの見方

　私は、特別なニーズのある子どもたちのプログラムに関する校区のコンサルタントとして小学校にいた。先生たちとの会議を終えてほどなくして、事態は突然個人的なものとなった。校長先生に二人で話がしたいと頼まれたのだ。職員の問題について話をしたいのだなと察したが、熱心で、真面目な校長先生は、ドアを閉め椅子を私の方に寄せて、顔をじっと見て9歳の息子について話し始めた。

　恥ずかしがり屋で、奇想天外なところがあって、一人でいるのを好む性格であり、よそよそしさや孤立さが目立ってきて、長時間一人でゲームをして過ごし、めったに同年齢の子どもと交流しない、と息子について説明し、それから核心に踏み込んだ。

　「自閉スペクトラム症と心理士に最近診断されました」身を乗り出し、顔を私のすぐそばに近づけて言った。

　「バリー、死ぬほど怖いのですが」

　この種の懸念に私は頻繁に出会う。私はほぼ毎週、保護者と話をしている。知識があり、力のある人で、しばしば他の分野では活躍している人であっても、自閉に直面したとき、方向性を見失ってしまう。自分の直感を信じられなくなってしまう。予期せぬ、馴染みのない分野に直面して、親は戸惑いやおそれを感じ、途方に暮れる。

　数年前、世界的に著名なミュージシャンが私の元を訪れた。彼とその奥さんから、4歳の娘さんの観察を依頼された。その女の子は、自閉人である子に長時間座って指示や要求に応じることを求める集中的なセラピーにうまく乗れていなかった。夫妻は、わが子を支援するための最善のアプローチについてセカンドオピニオンを求めていた。私が初めてその家族の大きな家を訪問したとき、

父親は別の部屋についてくるよう手招きした。

「見ていただきたいものがあるのですが」と言って、布張りの椅子の後ろに行き紙袋を手に取ると、その中からおもちゃを一つ取り出した。モーターが中に入っていてスイッチを入れると振動する、ゴム製のボールであった。パッケージが一度も開封されていないように見えた。

「これは去年のクリスマスに娘に買ったものです」父親はおそるおそる言った。

「よくないことでもあったのですか？　気に入りそうに思いますが。私には悪く思えませんよ」と私は肩をすくめながら応じた。

「ええ。セラピストがそのおもちゃは娘をより自閉的にさせると言ったのです」

それはまったく理解できないことである。堂々とした自信に満ちた姿で知られる素晴らしい才能あふれる著名なこのミュージシャンは、比較的経験の浅いセラピストの言葉によって無力となり、自分の娘におもちゃを与えることをおそれてしまった。

40年以上、背景や立場は違っても、子どもが自閉スペクトラムにいるという現実に苦戦している、このような親を助けること、そして自閉人である子どもを見ている教育者や様々な専門家を支援することを仕事としてきた。本当にたくさん、自閉症の診断が子どもや家族の将来に何を意味するかが分からずに、自分の子どもについて予期せぬ戸惑い、悲しみ、不安を感じ、バランスを失ってしまった親に会ってきた。さらに、親はオンラインの情報源やソーシャルメディアの中で暗中模索し始めると、自閉症に関する論争という荒野に迷い込み、気が滅入ってしまう。

親の苦悩や混乱は、部分的には情報が過剰にあることに起因する。自閉スペクトラム症は、現在、発達障害の中で最も広く診断されているものの一つである。アメリカの疾病対策センターは、学齢期の自閉スペクトラムにいる子どもは44人に1人、すなわち2.3％、一般人口では15〜20％がニューロダイバー

ジェントの様態を示すと推定している。医師、セラピスト、学校、放課後プログラム、自閉人である子ども向けの空手教室や演劇プログラム、スポーツキャンプ、神学校、ヨガ教室など、あふれるように多くの専門家やプログラムが自閉人である子どもやニューロダイバージェントの子どものために出てきた。同時に、経験がほとんどない、あるいはまったくないペテン師や日和見主義者が、そして中には専門的資格をもつ者でさえもが、「画期的改善」あるいは自閉から子どもを「回復」させる唯一の方法であると自分のアプローチを宣伝している。残念ながら、自閉に対する処遇は、大変無秩序に企てられている。

このすべてにより、親にとって人生行路はよりいっそう困難なものになる。信頼すべきはどの専門家？　自分の子どもについて説明できるのは誰？　どの療育が成功するの？　どの食生活？　どのセラピー？　どの薬？　どの学校？　どの家庭教師？　年が経っても、自閉人の成人の方々やその親は医療や生活環境の選択に悩み続けている。

どんな親も、自分の子どもに何が最善かを探し求めている。しかし、神経発達的様態のことがよく分からず、頼りとすべきところも知らず、苦戦している。何年も自閉にかかわる歩みを進めてきた家族でさえ、新たなステージや困難に戸惑う。息子は学校卒業後どうするのだろう？　私たちがいなくなったら誰が娘の面倒を見るのだろう？

私は、50年間親が絶望を希望へと変え、不安を知識と交換し、自己不信を自信に変え、不可能だと思っていたことを可能だと見込むことを助けるのを仕事にしてきた。自閉やニューロダイバージェントの様態で気持ちがいっぱいになった何千という家族が自分たちの経験に対する見方を変え、自分たちの直感を信頼し、より健やかな充実した生活を築くのを助けることに取り組んできた。この本が、親や親族や友人であれ、あるいは自閉人やニューロダイバージェントの方々とその家族を支援することに取り組んでいる専門家であれ、あるいは自閉人やニューロダイバージェントの当事者であれ、皆さんの役に立てば幸いである。

さて、私たちが自閉をどのように理解するかという話から始めたい。幾度となく、私は次のような現象を目にしてきた。

　　親は、わが子が他の子どもと根本的に違うことに気づくようになり、わが子の行動について理解に苦しむ。他の子どもを育てることに用いられるツールや直感は、自閉症の診断がある子どもにはまったくうまくいかないと信じるようになる。何人かの専門家の影響を受けて、ある行動を「自閉的」で望ましくないと見なし、そのような行動を消去し、どうにかして子どもを正常な状態に直し、自閉を「克服する」ことを目標と考えるようになる。

　私は、これは理解が不十分な間違ったアプローチだと信じるようになった。以下が私のメッセージの中心である。

　　自閉人である子どもや成人の行動は、自由気ままで、逸脱した、奇妙なものではない。自閉人の方々は火星から来たのではない。自閉人の方々が言っていることは、無意味、あるいは「非機能的」ではない。

　しかし、多くの専門家は数十年の間そのように見なしてきたし、今もそう主張している人もいる。

　自閉は病気ではない。それは、人間としてのひとつの変わったありようである。自閉人である子どもや成人は病人ではない[*1]。発達段階を進んでいくのは私たち皆と同じだ。支援するために、自閉人の方々を変えたり、直そうとしたりする必要はない。確かに、同時に見られることがある生物医学的問題やメン

[*1]　胃腸や睡眠の障害（disorder）、アレルギー、片頭痛、耳感染症など、深刻な健康上の困難につながるような医学的問題も同時に見られる自閉人の方も多いけれども、これらの症状は多くは独立しており、自閉を定義するものではない。

タルヘルスの問題には、苦痛の軽減や QOL の向上のために取り組むべきだろう。しかし、親や専門家、そして社会全体にとって最も重要なのは、理解しようと努め、それから**自分たちの行動**を変えることに取り組むことである。

言い換えると、自閉スペクトラムにいる人がよりよい方へ変わるのを助けるための最善の方法は、周りの人が態度、行動、与える支援のタイプなど、自分自身を変えることである。

では、どうするのか？　まず、耳を傾けること。私は最高峰の学術環境、アイビーリーグ〈アメリカの名門私立大学 8 校の総称〉の医学部の一員として働いていた。その仕事を数十の学術誌や書籍で公開してきた。アメリカのすべての州や、中国からイスラエル、ニュージーランドからスペイン、世界を股にかけて、講演やワークショップを行ってきた。けれども、自閉について最も価値がある教えは、講義や学術誌によるものではない。それは、子どもやその親、発話の有無は問わず自身の体験を説明するまれな力をもつ多くのとても雄弁な自閉人やニューロダイバージェントの成人の方々によるものである。

その一人は、自閉人である人生を歩むとどのように感じるかについて、私が知る中で誰よりも実際の体験談を越えて洞察的に語るイギリスの女性、ロス・ブラックバーン（Ros Blackburn）である。ロスは、「もしあなたが理解できないことを私がしたら、あなたは『なぜ、なぜ、**なぜ**？』と問い続けなければならない」という真言をよく繰り返す。

この本には、私がなぜと問いながら半世紀にわたって学んできたことが書かれている。神経の配線の違いのために困難があふれ得る世界に常に対処しながら、自閉スペクトラムの上で生きていくことがどのような体験なのかを学ぶことで、私が理解を深めてきたことをまとめている。

子どものことを心配して親や養育者は同じような疑問をもつ。なぜ抱っこしても体をそらすの？　なぜ体を前後に揺らすの？　なぜ食卓で座っていられないの？　なぜ映画のセリフを何度も何度も繰り返すの？　なぜこめかみを拳で叩くの？　なぜチョウに怯えるの？　なぜ天井のファンに魅了されるの？　な

ぜある種の音や匂いにひどく圧倒されるの?

　専門家の中には、単にこれらを「自閉的行動」というカテゴリーに分類する人もいる。回転するのを止めること、手をひらひらさせるのを止めること、繰り返すのを止めること、専門家と親がこれらの行動を減らしたり、消去したりすることを一番の目標にすることは、本当に多い。あるいは要求に応じさせたり、ハグを受け入れさせたり、体を前後に揺らすのをやめさせたり、「手はお膝、お口はチャック」と言って食卓にじっと座らせたりしようとすることも多い。これらはすべて、「なぜ?」という簡単な問いもなく行われる。

　自閉的行動のようなものはない。これらはすべて**人間の**行動であり、人の体験に基づく**人間の**反応である。これは、私の長年の経験から、そしてロス・ブラックバーンや他の自閉人の方々から学んできたことである。

　自閉に関するワークショップやセミナーを行うとき、しばしば参加者に、いわゆる定型発達の人がしないような行動を自閉人の方がしているのを私はこれまで見たことがないと話している。もちろん、多くの人にとって信じがたい話で、だからこそチャレンジしている。参加者(ほとんどが親、先生、専門家)に、自閉の典型例と考えられているような行動を挙げるように求める(私はその行動は定型発達の人にも見られるものであると予測している)。すぐに、参加者は手を挙げる。

　「同じフレーズを何千回も繰り返すことについてはどうですか?」

　たいていの子どもが、アイスクリームを求めるときや、車での移動があとどのくらいかかるかを尋ねるときにそうする。

　「周りに誰もいないとき話すのは?」

　私は、それを毎日自分の車でする。

　「不満なときに地面に頭をぶつけるのは?」

　私の隣人の「定型」の息子さんは、それをよちよち歩きのときにしていた。

　「習慣的に指を噛むのは?」

　多くの人が緊張すると爪を噛む。

体を前後に揺らす、独り言を言う、同じところを歩き回る、飛び跳ねる、両腕をパタパタ動かす、ボーッとする？　私たちは皆それらのことをする。その違いは、もちろん、持続的に、あるいは激しくは（あるいは高い年齢では）典型の人には見られないことだろう。また、そのような行動を実際にとる場合でも、通常、決して公共の場ではしないようにするだろう。

ロス・ブラックバーンは、次のように言っている。私が飛び跳ねたり、両腕をパタパタ動かしたりすると、他の人はじっと見るだろう。そのような奔放な大人の行為を単に見慣れていないからである。しかし、自分と同じことをテレビに出ている人は当たりくじを引いたりクイズ番組で勝ったりした後によくしているはずだ。

「その違いは、自分が人より簡単に興奮することである」

私たちは皆人間であり、これらは人間の行動である。

それが、この本で提案するパラダイムシフトである。正当な機能的な行動を、病理の印として分類することに代えて、対処、適応、コミュニケーション、圧倒的で恐ろしく、あまりにも刺激的だと感じる世界の事象への対応を目的とする幅広い方略の一部として詳しく見ていきたい。自閉人である子どもを対象とした最も普及しているセラピーの中には、行動を減らしたり**消去**したりすることや、指示に受動的に従うように訓練することをもっぱらの目的とするものもある。コミュニケーションの力を高めること、ライフスキルを教えること、対処方略を築くこと、気になる行動パターンを防ぐことの方がいかによいかを示したい。このアプローチはより望ましい行動を自然に導き、自信と自己決定力を築き、自閉人の方々のQOLと当事者の方々を支え愛する人たちのQOLを向上させる基礎となる。

子どもがすることを「自閉的行動」や「異常な行動」や「勝手な行動」（多くのセラピストに使われるフレーズ）と片づけたり、病理的なものと見なしたりすることは有益ではない。片づける代わりに、問うことが望ましい。何がそうさせるの？　何の目的を果たしているの？　何を感じているの？　たとえ違和

感があっても実はその人を助けていないか？

　自閉人の方々は複雑な人間であり、私はシンプルな答えは示せないが、自閉スペクトラムにいる子ども、青少年、成人のことと家族が経験していることとをよりよく理解することにつながるであろう方法は示すことができる。この『ユニークリー・ヒューマン』に出てくるストーリーは、若い頃にしたサマーキャンプ・プログラムの仕事、大学の学部や病院での職、個人開業での25年など、私のキャリアにおける様々な場面と役割にわたっている。また、100以上の公立の校区、病院、民間機関、家族へのコンサルティング、そして世界を渡りトレーニングワークショップやコンサルティングをしてきた長年の経験が描かれている。25年間手助けしてきた週末のペアレントリトリート〈子育てから一時的に離れて過ごすこと。第8章参照〉の取り組みにおいて、早期介入から中年期までの自閉人の方々と家族の歩みに立ち会うことは親から学ぶ機会となり、そこでたくさんの深く長い友人関係を築いてきた。また、多くの会議やワークショップを通して、自閉自己権利擁護運動の国際的なリーダーたちや勇気ある「影の立役者」の自閉人の方々に出会い、一緒にプレゼンテーションをしてきた。その多くが大切な友人や協力者となった。

　この本は、自閉に包括的に迫り、一つの価値観に基づいた見方、考え方、態度を確立しようとするものであり、同僚との研究や取り組み、家族や専門家との経験、そして特に私が多くのことを学んだスペクトラムにいる人々が伝える洞察が基礎となっている。

　この本が、私が初めて自閉人の子どもや成人の方々と生活し、サポートをした、50年以上昔にあったならと思う。子どもや親族など身近な人がスペクトラムにいることが理由でこの分野に入る専門家も多い。私がこの世界に入ったのは、たまたまであった。私は大学1年の授業を終え、ニューヨーク市の印刷所で夏期限定のつまらない仕事についていた。夏に入り2〜3週間して、障害のある子どもや成人を対象に宿泊キャンプで音楽を教えていたガールフレンドが、指導員に1人分の空きがあると電話してきた。私は志願し、仕事を得た。

ちょうど18歳のとき、文字どおり一夜にして、一つの山小屋にいる大勢の様々な神経発達の様態の少年に対して責任があることを実感した。

ブルックリン出身の世間知らずの私には、ニューヨーク州北部のひっそりとした田舎は原始の荒野のように思えた。私が担当する山小屋の8歳の男の子は、よそよそしく孤立しているように見えたが、聞いたフレーズや文をそのまま繰り返す才があった。他にも親しみを込めてエディーおじさんと呼ばれていた青年は、発作の薬により、あたかもスローモーションのように重々しく歩き、話をした。何の屈託もなく、おせじを言う愛らしい癖もあった。

「ハーイ、バリー、**とっーーても**ハンサムですね」と彼は言った。

これまで会ったことのある人とは大きく違う振る舞いをする人ばかりであり、かかわりや振る舞いに関するルールが異なる異文化に入ったようであった。けれども、私はすぐに馴染み、キャンプ参加者との時間を本当に楽しみ、もっと理解したくなった。特に、この人たちが自分の思いや気持ちを伝えることに非常に苦戦しているのはなぜか、どうやったら助けることができるのか、なぜ日常生活の変化や大きな音など、一見些細なことでも、すぐに怒ってしまうのか知りたくなった。この最初の経験がきっかけとなり、子どもの発達や発達心理言語学、それから言語病理学についての勉強、ついにはコミュニケーション障害科学の博士号取得へと進んだ。

また、この本があれば、1960年代にブルックリンで過ごしていた幼少の頃からの親友の一人について、私はより理解できたかもしれない。レニーは、高校入学前に2学年飛び級した頭のよい生徒であり、才能あふれる独学のギタリストであった。音楽の天才であり、全部を聴かずしてエリック・クラプトンやジミ・ヘンドリックスのギターリック〈短いフレーズ〉を盗む。

私が知っている最も面白い人の一人であり、また、最も不安に満ち、明け透けで、遠慮がなく、しゃくに障る一人でもある。同年代の友人たちは彼が優秀さをよく自慢するのでうんざりしていた。レニーが成人して住んだアパートの棚には膨大な数のレコードと初版のマンガ本のコレクションが並んでいて、す

べてがクリアケースに入れられ見事に整理分類されていた。しかし、キッチンのシンクは、汚れた皿で常にあふれていて、服は至るところに散らかっていた。レニーは大学進学適性試験で満点を取り、ついには二つの修士号と法学の学位を取得したが、人間関係の問題のため仕事を続けることが難しかった。

　それでも、よく知っていて信頼している人や、共通の関心をもっている人が相手の場合は、レニーは私の他の友人と変わらないくらい誠実で思いやりのある人だった。私は自分がレニーの風変わりで不快に思われるような点を知人（多くは彼をだらしなく傲慢と思っていた）に説明する立場にあると感じることがよくあったが、おそらく彼はアスペルガー障害であろうと気がついたのは数十年後で彼とのかかわりがなくなった後だった（アメリカではアスペルガー障害は1994年まで正式な診断ではなかった）。もし彼自身がスペクトラムにいると気づいていたら、もし周りの人が、レニーが独特な癖をもち、しばしば素っ気ない態度をとるのはなぜかよりよく理解していたら、彼の人生は間違いなくもっと容易になっていたのではと、レニーが長年チェーンスモークを続けて60歳を過ぎて亡くなったとき、私は胸を痛めた。

　最後に、マイケルという自閉人である小さな男の子の両親と数十年前にこの本を一緒に手にできたならと思う。初めて家族を含めてよく知るようになった子どもの一人である。博士号を取得してすぐの頃で、私は中西部の大きな大学で教えていた。マイケルはイギリス人の教授の9歳の息子であった。多くの自閉人である子どものように、自分の目の前で指を小刻みに動かす癖があり、その行為に魅了されていた。長時間座っていると、自分自身の手の動きに心を奪われていた。先生や両親は、やめさせようとして日常的にしつこく「マイケル、手を下ろしなさい……マイケル、手を見るのをやめなさい」と言って"スティムを消去"しようとしていた〈スティムについては第1章を参照〉。しかし、マイケルは固執し、ついにはピアノ演奏など、日課となっていた活動中も人の目を盗んで手を見るのを楽しむようになった。

　その頃、マイケルの祖父が亡くなった。毎週末一緒に過ごし、非常に近い関

係を築いていたので、その死はマイケルにとって初めての喪失体験だった。混乱し、不安を感じるのも当然であり、何度も両親にいつまた祖父に会えるか尋ねた。両親は、おじいちゃんは天国にいて、とても遠い将来、いつかきっとおじいちゃんのところに行けるだろう、と説明した。マイケルは懸命に話を聞き、それから一つ質問を返した。

「天国では、人は自分の手を見ることを許すの？」

永遠の至福とはどんなものか考えたとき、マイケルの心に浮かんだのは、天使とハープや永遠の光ではなく、したいときに自分の指を小刻みに動かすのを見ることができ、自分がとても楽しんでいて安らぎを得られることで叱られない世界であった。

このシンプルな質問から、マイケルについて、そして自閉について多くのことを学んだ。私は何かをじっと見ることに執着する数百の自閉人である子どもを見てきた。例えば、自分の指、持ち歩くおもちゃ、扇風機、庭のスプリンクラーなど。人は、それを「自閉的」行動と呼ぶこともできるし、あるいは、よく見て、よく聞き、注意を払い、なぜするのかを問うこともできる。私は後者をしたとき、何がマイケルがするような執着の根底にあるのかを学んだ。つまり、マイケルはその行動によって気持ちが落ち着き安定したり、予測性を感じたりしていた。あるいは、それは自分のコントロールが及ぶ範囲の行動であり、つまりそれは「自己調整」であった。この理解と洞察があれば、マイケルのような行動はあまり奇妙なものではなくなる。それは人間のユニークなありようである。

この本が扱うのは、自閉スペクトラムの全範囲であり、年齢問わずとても大きな困難に直面している自閉人の方々とその家族も対象である。私はいくつかの行動パターンがどれほど人を衰弱させるストレスフルなものとなり得るかよく分かっている。予測不能で、危険で、破壊的で、自分や他者に害を及ぼしさえする行動があり、痛みや苦痛や混乱にひどく圧倒されている人をケアしてきた。このような極端なケースでは、アレルギー、胃腸の問題、双極性障害

（bipolar disorder）、運動性の発話の問題など、医療やメンタルヘルス上の問題が複雑に絡み合っていることがほとんどである。極端な苦痛の状態の人を支援しようとして、私自身けがをしたこともある（噛みつき、あざ、引っかき傷、指の骨折）。睡眠障害（sleep disorder）がある自閉人の方々と生活したこともあるし、極端な偏食のある人に対して適切な栄養を保証しようとした際にうまくいかずイライラしたこともある。ぼろぼろになったり、逃走したり、意図せず自分や他者を危険にさらしたりする子どもや成人の方々に対応してきた。

　親の場合のように、慢性的にストレスを感じたり心配をしたりしてきたとは言えないが、私はこれらの心配やおそれに精通している。数え切れないほどの家族を観察し、支援してきたことから、重要な教訓を学んだ。

　　　極端に困難な状況のもとでさえも、自閉人の方々とその行動に対する周りの人の態度や見方は、当事者の方々の生活、そして周りの人の生活に大きな違いを生む。

　この本で伝えたいメッセージ、それは、私が校長先生とミュージシャンに見たおそれは取り除き、畏敬と愛に置きかえることができるということである。（カナダ）ブリティッシュコロンビア州の小さな都市ナナイモでの自閉に関するワークショップで、数年前に話したことの核心でもある。そこには、二日間ずっと、奥さんと最前列に座り、ひとことも話さずすべてを飲み込んでいる野球帽をかぶった若い父親がいた。ワークショップが終わると、その父親は私のところに駆け寄り、ハグし、私の肩に顔をうずめた。

　「あなたは私の目を開かせてくれた。この恩を忘れない」彼は言った。

　この本があなたの目、あなたの耳、あなたの心を開くことを願っている。熱中、不思議さに驚嘆する感性、誠実さや正義感、忠誠心や無邪気さなど、私が出会ってきた自閉人やニューロダイバージェントの多くの子ども、青年、成人の方々のユニークな精神を捉え、共有したいと願っている。また、私が自閉人

の方と家族が乗り越えるのを見てきた壁についても多く記述している。私は、自閉人の方の実体験を直接知っているとは言えないが、半世紀にわたり、とても多くの自閉人である子どもや成人の方々、そしてその家族と、個人的に、あるいは専門家としてかかわってきた経験が読者の方々の学びとなれば幸いである。親、家族、教育者、あるいはスペクトラムにいる人と生活をともにし、支える多くの人の一人として、困難を体験するかもしれないが、ユニークリー・ヒューマンであることの意味を理解することで、読者の方々がこの独特な人々との経験を、ひいては自分の人生の歩みを、より深く、より畏敬の念を抱いた、より楽しいものとすることを願っている。

◈訳者解説

● **特別なニーズのある子ども（children with special needs）**：「障害のある子」ではなくこのような表現を使う理由と利点は、①「障害」という否定的な側面に焦点を当てたラベリングを避ける。②「障害のある」と表現するだけでは、必要な教育的手だては改善されない。③障害種別による教育内容の枠組みに、子どもを当てはめない。子どもが必要としているものは、その枠組みを越えて多様である。④学習において困難さが生じる要因には、子ども側の要因だけでなく、教師や授業内容・方法などの学習場面の環境要因もある。⑤個々の多様なニーズを評価し、そのニーズを満たす環境を考える必要がある。⑥特別なニーズのある子とそうでない子は、明確に区別されるものではなく、子どもが必要としているもの、必要な支援は連続的なものである（参考：徳永豊.「特別な教育的ニーズ」の概念と特殊教育の展開. 国立特殊教育総合研究所研究紀要, *32*, 57-67, 2005.）。

第 **I** 部

自閉を理解する

第 **1** 章

「なぜ」と問う

　ジェシーを見て最初に気づいたのは、瞳の奥にあるおそれと不安だった。

　ニューイングランド州の小さな校区を訪問したとき、最近近くの校区から転校してきたという8歳の男の子の話を聞いた。前の学校で、ジェシーは、ありがたくない栄誉を得ていた。学校管理者らが、ジェシーを今まで見てきた中で最悪の行動問題のある子どもだと見なしていたのだ。頑固で勝手で攻撃的であると。

　ジェシーの抱えている困難を考えれば、その理由を理解するのは難しくはなかった。ジェシーは、茶色のまっすぐな髪をしていて、細いメタルフレームの眼鏡をかけているたくましい男の子で、ひどい社会不安、接触への極度の過敏、言語処理の難しさに苦戦していた。また、よちよち歩きの頃に発作性疾患が見つかり、その頃に話す力を失った。コミュニケーションの手段は、がらがら声や低いうなり声を発すること、人や物を押しのけること、欲しい物の方へ人の体を引っ張ることに限られていた。

　ジェシーは自分のニーズを伝えることがとても難しかったので、しばしばイライラしていたり憂鬱であったりするように見えた。そのフラストレーションや不安は自分自身に向けられることもあり、拳で太ももや額を激しく強打して、体はあざだらけであった。先生が彼を、身体援助を使い手取り足取り導いたり

して、ある活動から次の活動へ向かわせようとするときには、じたばたしたり、手や足を使って先生を押しのけたりすることがしょっちゅうあった。前の学校からの報告によると、連日のように、3、4人の大人が力ずくで押さえこみ、それから「タイムアウト」ルームに移動させなければならないほど、蹴り、引っかき、噛みつきはとてもひどくエスカレートしていたという。

前の学校の職員は、これをすべてわがままで協調性がない行動だと解釈していた。しかし、ジェシーの母親はもっとよく分かっていた。その行いは、混乱、痛み、動揺やおそれを直接反映した、コミュニケーションの手段であることを理解していた。母親が管理者に、自分の息子には感覚の困難があり、大きな音や触られることに異常なほど過敏で苦戦していると説明しても、職員たちは真剣に取り合わなかった。彼らは、ジェシーは疑いなく勝手な行動をとっていると言い張った。職員の目には、ジェシーは気が強く反抗的で、頑なであると映り、その対応はジェシーを屈服させることだった。それは、調教師が馬を扱うようにジェシーを扱おうとするものだった。

この先生たちが、ジェシーがコミュニケーションを学ぶのを助けるためにしたことは何か？　実質的には何もない。その校区の方針は、コンプライアンス〈指示に従順に従うこと〉のトレーニングをすること、子どもの行動をコントロールすることを最も重視し、それがうまく達成されて初めてコミュニケーションの領域に取り組むというものだった。個別の教育プログラム（Individualized Education Program：IEP）に書かれていた主な目標は、ジェシーが自分を表現する力を身につけることではなく、むしろ従順であるようにすることだった。

それは、まったく間違っている。

ジェシーについてあまりにたくさんのひどいことを聞いていたので、私は直接会うことに強い関心があった。ついに会えたとき、私が聞いていたような様子は何一つ見られなかった。つまり反抗的でもなく、攻撃的でもなく、頑固で不服従でもなかった。私が見たのは明らかに怯えて、不安で、常に緊張していて、しばしば闘争・逃走反応を体験している少年だった。見たものはそれだけ

ではなかった。ジェシーの極度の警戒と不安は、どれほど善意であっても、周りの人たちが自閉人の方の行動や体験を完全に誤解しているときに起こる必然的なダメージの兆候であった。

どうしてこのようなことが起こるのか？　簡単に言ってしまえば、子どもを見る人たち、専門家でさえもが「なぜ？」と問うことを怠るからである。注意深く耳を傾け、つぶさに観察しようとしない。人の立場や体験を理解しようとする代わりに、ただ行動を自分たちの思いどおりにしようとする。

不幸なことに、行動を単に逸脱的か典型的かに分類する欠陥チェックリストによるアプローチは、ある人が自閉人かどうかを決定するためのスタンダードな方法になっている。コミュニケーションの難しさ、関係性の発展の問題、感覚過敏、限局された興味や行動のレパートリー、（エコラリアとして知られる）音声言語の反復や、体を揺らしたり、手をひらひらさせたり、回転したりなどの行動の反復といった問題と見なされるこれらの特徴や行動をいくつか合わせて示している場合、その人は自閉であるとされる。専門家はこれらの「自閉的行動」を観察して、それからそれらの行動を示す人をいわば循環論法のようなものを使うことで査定する。なぜレイチェルは手をひらひらさせるのか？　それはレイチェルが自閉人であるからである。なぜレイチェルは自閉症と診断されたのか？　それはレイチェルが手をひらひらさせるからである。

このアプローチに従うことは、欠陥の総和として子どもや成人でさえもを特徴づけることを意味する。そのように捉えられた人のための最適な援助法は何だろう？　そのような行動や試みを取り除くために、それらを管理することである。体を揺らすのを停止させること、オウム返しのような発話を黙らせること、手をひらひらさせるのを減らすこと。そして、何が成功の印となるのか？　その人が「普通」に振る舞い、「普通」に見えるようになり、指示に応じるようになればなるほど、大きな成功となる。ある著名な行動療法家の言葉を借りれば、自閉人の人を定型発達の人と「見分けがつかない」ようにすることが目標なのである。

これは、自閉人の方々を理解し支援する方法としては、甚だしく不十分である。自閉人の方を、理解されるべき個人ではなくむしろ解決すべき問題や欠けているところを直すべき問題として扱っている。その人に対して敬意を払い損なっているし、その人の立場や体験を無視している。それは、神経学的な違いによって、自閉人の方々の学習、コミュニケーション、日常生活の体験が異なるという事実を無視している。

　音声言語であろうが、行動のパターンであろうが、その人が周りの人に伝えようとしていることによく注意を払い、耳を傾けることの重要性をなおざりにしている。

　そのうえ、私の経験では、自閉人の方々を解決すべき問題として扱うことは、うまくいかないどころか、しばしば事態を悪化させる。子どもの頃、「欠陥チェックリスト」やコンプライアンス・トレーニングのアプローチを受けた多くの自閉人の成人の方々は、その経験が非常に苦しく、トラウマ的でさえあったと語っている。そして、そのような人たちの不安の度合いが非常に高いことが研究によって報告されている。自閉人の作家ポール・コリンズ（Paul Collins）の言葉を借りれば、「自閉人（Autists）は真四角のペグであり、四角いペグを丸い穴に打ち込むことの問題は、打ち込むことが大変だということではない。それは、あなたがそのペグを壊していることである」

　より役に立つのは、より深く理解することである。そのような行動の動機づけは何か、そのようなパターンの根底にあるものは何かと問うことである。「なぜ」と問うことはより適切であり、より効果的である。なぜ体を揺らすのか？　なぜおもちゃの車を一列に並べ、それがなぜ学校から家に帰ったときだけなのか？　騒々しい体育館に入るよう求められると、床に転がったり、逃げたりするのはなぜか？　なぜ自分の目の前で手を小刻みに動かして見つめるのか、なぜそれはいつも英語の授業と休み時間なのか？　なぜ困惑しているときに一定のフレーズを繰り返すのか？　人はそれぞれ独自の反応や体験をもつ個人であるが、「なぜ？」という問いに答え、どのように援助すればよいかを学

第１章 ❖ 「なぜ」と問う

19

ぶためには、自閉人の方々が体験する同じような行動パターンについて、また何が最も役立つ対応なのかについて当事者の方々がどのようなことを言っているのか、耳を傾けることが役に立つ。

❖ 調整不全という困難

たいてい、その答えは、その人はある程度の**情動の調整不全**を体験しているということである。私たちは十分に整った情動状態や生理学的状態のときに、学習したり、他の人とかかわったりすることが最も可能となる。私たちは皆、日常生活の活動に参加するために周りに注意を向け、集中し、準備しようと努力している。神経システムが、余分な刺激をフィルターにかけることで、私たちは空腹や疲労の状態であるか、危険から身を守るべきときかどうかを知ることができる。自閉スペクトラムにいる人は、毎日の情動的な困難や生理学的な困難に著しく脆弱である。それは脳の配線がどう働くかという神経学的な違いによるものである。そのため、当事者の方々は他の人たちよりも不快、不安、混乱といった気持ちをたくさん体験している。また、これらの気持ちや困難に対処する方法を学習することに、よりいっそう難しさがあるのである。

はっきりさせておきたい。十分に整った情動状態や生理学的状態を保つことの難しさは、自閉を特徴づける核であるべきだ。不幸なことに、根底にある**原因**の代わりに結果として生じる**行動**にフォーカスすることで、専門家はこれを長く見過ごしてきた。

自閉人の方が知り合いにいたら、その人が十分に整った状態を保つことを**難しくさせている**のは何かを考えてみてほしい。それはコミュニケーションの問題、混沌とした環境、話や動きがあまりに速いために混乱させてしまうような人、予測不能な予期せぬ変化、不確かさへの過度な心配などかもしれない。それから、接触や音に対する感覚過敏、運動障害（motor and movement disturbances）、

睡眠不足、アレルギー、胃腸の問題、といった困難が付随することもある。人によっては、ストレスや心的外傷となるような体験をしたことがあり、それが強く記憶に残っていることでさらに問題が複雑になっていることもある。

　もちろん、これらの困難を体験しているのは自閉人の方々だけではない。私たちは**皆**、時によっては、調整不全を感じる。大勢の前で話すとき、あなたは額に汗が集まり、手が震え、心臓がドキドキするかもしれない。チクチクするウールのセーターにイライラして集中できないかもしれない。思わぬ邪魔が入ったために、コーヒー、新聞、シャワーといった普段の朝の習慣が乱されたとき、その朝の残り時間は不機嫌になるかもしれない。私たちは、人、場所、活動と、困難な事象やストレスフルな事象とを結びつけると、それを避けようとする。これらの要素が積み重なると、例えば、よく眠れず、締切りに追われていて、渋滞に巻き込まれ、昼食もとれず、さらにはコンピューターが壊れたとき、容易に、ひどくイライラしてしまうだろう。

　私たちは誰でもこのような困難があるのだが、スペクトラムにいる方々は、その神経学的な違いのために、それらに対応する準備が著しく不十分である。そのため、自閉人の方々はそうでない人に比べてひどく脆弱である。つまり、閾値がかなり低い可能性がある。また、生得的な対処方略もより少ない。多くの場合、感覚処理の違いは調整不全にもつながる。自閉人の方々は、音、光、接触などの感覚に対する過敏あるいは鈍麻があり、それゆえに、なんとかやりくりする力が弱い可能性がある。加えて、自閉人の多くの方々は、調整不全のときの自分の行為を他者がどのように解釈するかについて本質的に気づいていない。あるいは、他者の有用ではない対応がさらなるストレスとなり、調整不全をさらに助長することもある。

　情動の調整不全の体験は、人によって異なったあり方で影響する。しばしばその反応は即座でかつ衝動的である。表面上は理由なく人の行動が突然、予測不能なように変わったと思われることがある。例えば、ある子どもが大きな音にさらされたとき、床に転がったとする。私はしばしば、体育の授業や学校の

食堂に入るのを拒む子どもを見る。先生は、それは意図的な反抗であり、子どもが面白くない活動から逃れるための計画的な企てであると誤解している場合がある。その行動の理由は、たいていは、それよりももっと深い。その子どもは、音の大きさや質、その場面の混沌さが耐えられないかもしれない。あるいは、図書館からの帰り道、いつもの散歩コースの歩道が工事でふさがれているのを見つけると、混乱して興奮し、不安いっぱいで帰宅する大人もいるかもしれない。

　私が病院で就学前の自閉人である子どもを対象としたプログラムで働いていたときのことである。子どもたちはトレイに盛りつけられた昼食を病院の食堂から教室に運んで食べていた。ある先生と私は、トレイが洗われるところを見せようと4、5歳の子どもたちを食堂の調理場に連れて行った。到着したまさにそのとき、業務用サイズの食洗機がスチームを前方に噴射し、突然、シャーという高周波の音を出した。一瞬にして、子どもたちは皆トレイを落とし、中には耳をふさぎ悲鳴を上げる子もいた。それから子どもたちは出口に向かって走った。それは、まるでモンスターが突然自分のすぐ目の前に現れたかのようであった。

　これが調整不全であり、それは突然で一目瞭然である。

　調整不全の原因があまり明らかでないときもある。私がコンサルタントをしていたプレスクールを訪問し、自閉人である4歳児のディランと外を散歩していたとき、突然、何の前触れもなく、彼が地面に転がり、前に進むのを拒んだ。私は優しく彼を抱き上げ、再び歩くように手を貸したが、すぐにまた転がった。私が彼にまた手を貸そうとしたとき、犬が吠えるのが聞こえた。彼はすぐにパニックになり、その音から走って離れようとした。ディランは、聴覚に過敏があり、最初からずっと犬の鳴き声を聞いていたが、その吠える声は距離が遠すぎて私には感じられなかったのだと気づいた。協調性がない、気ままで、あるいは反抗的な行動と見えるかもしれないものも、実際は、まさしく無理もない、おそれの表現であった。

これもまた、調整不全である。

自閉人である多くの子どもたち（そして一部の成人）は、興奮のレベルの表現として、あるいは自分を落ち着かせるために自分の手をひらひらさせる。コナーは喜びを感じたとき、そして時には活動間の移行について不安なときに、両親が「ハッピーダンス」と呼んでいることをする。自分の目の前で指を小刻みに動かしながら、つま先立ちで前後にステップする。コナーの以前のセラピストが両親に対してしていた助言は、「手を下げなさい！」と言い、もし従わなかった場合は「座って、何もしないで！」と毅然と対応することであった（両親の名誉のために言っておくと、両親はこの提案を無視し、代わりに、コナーが自分の気持ちに名前をつけるのを助け、予期すべきことを伝えることで他の場面に移行することを楽にした）。

手をひらひらさせたり、揺れたり、リズミカルに動いたりする行動を、単に「自閉的行動」と片づけるのは簡単である。しかし、スペクトラムにいる子どもを育てる親や、自閉人である子どもを対象に働く専門家は、違うレンズを通して見る必要がある。探偵のように、周りの人は可能性のあるすべての手がかりを確かめ、熟考し、特定の反応の背景や引き金は何かを見極めることに力を尽くす必要がある。何が子どもを調整不全にさせているか？　内的あるいは外的？　目に見える？　感覚に関係する範囲？　痛みや身体的な不快感、あるいは心的外傷的な記憶？　多くの場合、子どもは行動について言葉で説明することができないので、手がかりをより分けるその子の身近な人次第ということになる。

❖ 対処方略と調整行動

次のことは重要な皮肉である。「自閉的行動」とよくレッテルを貼られる行動のほとんどは、実際はまったく欠陥ではない。それは、人がより整った情動

状態や生理学的状態を感じるために使用する方略である。

　言い換えると、それが有用なとき、それは強みである。

　極度の感覚過敏のある子どもが、騒々しい部屋に入り、手で耳をふさぎ、体を揺らすならば、この行動パターンは、調整不全のサインであると同時に対処方略でもある。あなたはそれを「自閉的行動」と呼ぶこともできる。あるいは「なぜその子はそれをするのか？　（その行動は）役に立っているように見えるか？」と問うこともできる。その答えは二重の意味がある。子どもが何かがうまくいっていないということを示しているということと、不安を喚起するものをシャットアウトしたりコントロールしたりするための反応を身につけてきたことである。

　トロントのスターバックスで踊るバリスタをしている 10 代のサムについて考えてみよう。その姿は、『Ellen DeGeneres's show』〈邦題：エレンの部屋。日本の「徹子の部屋」のような TV 番組〉に招待され、何百万もの視聴数を集めた映像に収められている。「踊ると集中力がすごく増すのです」とサムはエレンに言った。つまり、サムの絶え間ない動きは、スティグマ〈多様な人々を大雑把にグループ分けし、特定のグループに対して行われるネガティブな価値づけ〉付与され欠点と見なされるかもしれないが、実際にはサムの集中力と調整力の維持に役立っており、そのおかげで仕事に就き、仕事をうまくこなすことができているのである。

　自覚していようがいまいが、すべての人間は儀式や習慣を自分を調整するため、つまり、自分自身をなだめるため、心や体を落ち着かせるため、自分が物事に対処するのを助けるために用いている。おそらく多くの人と同じように、あなたは大勢の前で話すときにドキドキすることだろう。自分自身を落ち着かせるため、数回続けて深呼吸をしたり、話している間そわそわと行ったり来たりするかもしれない。一般的に深呼吸やそのような行動を大勢の前ですることは違和感を覚えるかもしれないが、見た人はそれを逸脱した行動とは判断しないだろう。最善を尽くせるように、その状況のストレスに対処し、神経を鎮め

ようとする手段として理解するだろう。

　私は仕事から家に帰るとすぐに郵便受けをチェックし、郵便物を分類し、請求書を一つの山に、雑誌類を他の山にして、必要のないものをリサイクル用のゴミ箱にポイと放る。私にとって重要な気晴らしであり、それをスキップすることはささいなことではなく、大切な儀式で、処理するまでいくらか気分が悪いだろう。それは落ち着くためのルーティンであり、私の帰宅の仕方である。私の妻は気分が悪い日や心配事があると、整理整頓や掃除をする。もし私が帰宅したときに、家のあちこちに置きっぱなしにしていた私の私物が1か所に集められ、家が普段よりもきれいになっているのを見たら、妻は何かイライラしていると分かる。礼拝は、幾層もの慰めのための儀式を含んでいる。詠唱や祈り、象徴的なジェスチャーや身体動作は、毎日の生活の心配事やつまらないことから人々を解き放ち、より高い精神領域へと入ることを可能にさせる。また、瞑想、太極拳、ヨガなどのマインドフルネスの実践は、精神的ウェルビーイング・身体的ウェルビーイングの状態を得ることに焦点を当てた儀式によって特徴づけられる。

　自閉人の方々において、慰めのための儀式と対処メカニズムにはありとあらゆる種類がある。予測でき、変化のない環境を作るために、決まった方法で移動したり、様々なパターンで話したり、馴染みのアイテムを持っていったり、キャビネットの扉を閉めたり、複数のものを並べたりする。特定の人に接近することさえ、調整方略としての役割を果たし得る。

　学校が忙しかったとき、8歳のアーロンは、帰宅した後に両の手のひらを自分の前のテーブルについて、その場でリズミカルにジャンプする習慣があった。両親は、そのジャンプの強度と継続時間が、どれだけその日がストレスだったかを示すよいバロメーターであると気づいていた。乳児が体を揺らされることで落ち着きなだめられたり、幼児が起きていようとして同じところをぐるぐる走ったりするように、私たちは皆、自分の情動的覚醒や生理学的覚醒を調節するために動作を使う。自閉人の方々は低覚醒であると感じているとき、何かに

登ったり、回転したり、跳ねたり、揺れたりすることで覚醒を高めているかもしれない。刺激を受けすぎているならば、同じところを歩き回ったり、自分の手をぎゅっと握ったり、扇風機を見つめたり、あるフレーズを繰り返し口にしたりすることで自分を落ち着かせているかもしれない。

多くの人は、これらを単に**行動**と呼ぶ。幾度となく、私は親や教育者が、スペクトラムにいる人が「行動」をもっていると説明するのを聞いている。みんながそうなのではないのか？ 行動という言葉が、いかなる修飾もなしに、ネガティブな意味合いをもつのは自閉の分野だけである。「新入生のサリーは、本当にたくさんの行動をもっている」と先生が言うことがある。あるいは「スコットの行動を取り除くことに取り組んでいる」と。**スティム**や**スティミング**という用語（反復的な自己刺激的行動を意味する）を使う人もいる。その用語はかつては、そして一部のアプローチでは今でもネガティブな意味合いをもっている。数十年前、多くの研究者は子どもからスティムを取り除くことを目的としていて、中には「自閉的行動」を消去する手段として罰やショックすら用いる者もいた。

多くの成人の自閉人の方々の洞察と権利擁護のおかげで、今はスティムにはしばしば自己調整の機能があり、環境の感覚刺激に圧倒されたり、不安や恐怖、あるいは退屈を感じたりしたときに、その人が安定するための助けとなることが理解されるようになった。また、楽しくて、面白くて、創造的だからスティムをすることもある。オーストラリアの自閉人のアーティスト、プルー・スティーブンソン（Prue Stevenson）は、自分のスティムに基づいたビジュアル・アートやパフォーマンス・アートを創作している。「私たちはスティムを自分のものとして返還を要求してきたのです」と、ある自閉人の方は私に言った。

だから、これらを単に**行動**として見なすべきではない。それは、ほとんどの場合、調整不全に対処するため、あるいは単に楽しくて安定することに従事するための**方略**である。

1943 年にレオ・カナー（Leo Kanner）というアメリカの精神科医は最初に自

閉症という診断を導入したとき、記述した子どもたちに一つの目立つ特徴があることを指摘した。カナーはそれを「同一性保持への固執」と呼んだ（これは現在でも自閉の決定的な特徴と考えられている）。実に多くの自閉人である子どもたちが、同一性を求めることにより、周りの環境や他者の行動をコントロールしようとすることで自分自身を調整している。それは病理的症状ではない。それは対処方略である。

　クレイトンは家に戻るといつも、家の中のすべての窓を調べ、すべてがまったく同じ高さになるようにブラインドを調節していた。なぜだろうか？　彼は、環境を掌握し、予測でき視覚的に均整がとれたものにすることで、自分を安定させようとしていたのだ。他には、いつも同じ食べ物を食べたり、教室のすべての棚の扉を閉めたり、同じ動画を何度も何度も見たり、毎日同じ場所に座ることをしつこく求めたりする人もいる。私が知っているピーターという青年は、毎週 Zoom で受講している表現アートの授業の最初に、クラスメイトに特定の順序であいさつをするように求める。

　クレイトンやピーターのような儀式は、強迫症（Obsessive-Compulsive Disorder：OCD）の兆候なのだろうか？　実際、そのことが与える影響はまったく異なっている。本当の OCD の行動は破壊的で、その人の気分がよくなるようなことはめったにない。言い換えると、繰り返し手を洗ったり、部屋を離れる前にすべての椅子を触ったりしたいという欲求は、毎日の活動を妨げることがある。しかし、自閉人である子どもが同じ服や音楽を求めたり、複数のアイテムや一連の事象を整えることで視覚的秩序を作ったりするのは、そのことによって情動が調整され、学習やかかわりがより可能になることを学習してきたからである。

　かつて、ある夫婦がアントンという 7 歳の息子を、初めの評価を受けるために、私が運営している診療所に連れてきた。同僚と私がアントンとかかわり、しばらく観察した後、両親と話をする時間になったので、アントンに一人で遊べるように紙と様々な色のマーカーを渡した。

私たちが会話をしている間、アントンは一心に絵を描いていた。アントンは注意深く一度に一つのマーカーを取り出し、キャップをはずし、数字を一つ書き、キャップをはめ、そのマーカーを缶に戻した。それからいろいろなマーカーを使って、その一連の作業を何十回も繰り返した。私たちが休憩をとって彼が描いたものを見たとき、私はびっくりしてしまった。アントンは規則的に七つの色を変えながら1〜180までの数字を順番に配置して、精巧な格子模様を作っていた。できあがった物は、縦横斜めに虹色が整然と正確に順番に配置された一連の数字であった。一度に一語文のみを話す、あるいは少しのフレーズをオウム返しすることしかできない少年が、この独創的で人の目を引きつけるような作品を作ることに注意を集中して、約30分間自分を穏やかに保ち夢中になることをやってのけた。

　「このようなことをしたことは、これまで一度もないです」と、母親は私に言った。

　その作品によって、我々が思ったよりもアントンの知性が明敏で複雑であることだけでなく、自分自身の調整を保つために独自の方法を考え出したことも明らかになった。見慣れない人も含む大人たちが自分の周りで会話をしているというこの新しい環境で、安定していられる方法を見出した。別の見方では、アントンが自己刺激をしていたと結論づけられるかもしれない。私はそれを**自己調整**と呼んでいる（そして注目すべき創造性でもある）。

　時には、子どもの自己調整を助けるものは、一つの物かもしれない。ある男の子は、まるで赤ちゃんが安心のために毛布や動物のぬいぐるみを持つように、小さくて黒い光沢のある特定の石を肌身離さず持っていた。それはその子を穏やかにし、整った状態にしていた。その子がその石をなくしたとき、父親はとても悩んだ。

　「私たちは、様々な他の黒い石を試してみました」と父親は言った。

　「しかし、息子は**その**石でないことを分かっていたのです」

　最終的にその男の子は、プラスチックのキーホルダーという代わりのものを

見つけた。自閉人の作家、牧師、講演者であるロン・サンディソン（第12章参照）は、幼少期の頼もしい相棒について愛情深く語っている。その相棒とは、プレーリーパップという名のプレーリードッグのぬいぐるみであり、ロンは何年もどこへ行くにもそれを持っていった。

　多くの人がよくガムを噛んだり、歯ごたえのあるスナックを楽しんだりするのと同じように、自閉人である子どもたちは自分を調整するために、しばしば物を口に入れたり、噛んだり、なめたりする。グレンは、小枝を幼稚園の園庭で拾い、それをなめ、そして、しばしば噛んでいた。教室ではいつも鉛筆をガリガリ噛んでおり、母親によれば家庭の衣料費がすぐに底をつくほど頻繁に服の袖や襟を噛んでいた。授業中のグレンを観察した際、構造化されていない時間（休憩など）、活動や場面が変わるとき、音が大きくなったときなど、最も調整不全を感じたときに、口に入れたり噛んだりするものを求めていることがはっきりした。グレンの作業療法士と協同して、噛みごたえのあるおやつ（ニンジン、一口大のプレッツェル）や噛むためのゴムのおもちゃやチューブを与えることといった、彼に必要な感覚入力を与えるためのよりよい方法を提案した。また、不安や混乱のレベルを減らすための様々な支援を提供した。

❖ 調整の要素としての人

　自閉人の方々についての多くの害のある通説の一つが、自閉人の人たちは人間関係を必要としていないし求めてもいない、孤独が好きな人たちであるというものである。それは真実ではない。実際、多くの自閉人である子どもにとって、信頼している他者の存在や他者が近くにいることが情動調整の鍵である。マッキャン一家は、最近新しい町に引っ越し、自閉人の4歳のジェイソンはその町の公立のプレスクールプログラムに入った。母親は、その子のスケジュールに、外や体育館で体を動かす休憩を一日に1回か2回入れるよう学校に頼ん

だ。そして、8歳の兄がそこに加わることを要望した。二人は新しい環境に順応しようとするところだったし、お互いに強い絆で結ばれていたので、母親はそれが両方にとって役に立つだろうと感じていた。ジェイソンは、必要な運動をすることで自分を調整するだけでなく、兄という身近で信頼できる人の存在によって調整されるという体験をもした。

　自閉人の方々は、決まった人がいないときに調整不全になることがある。7歳のジャマルは繰り返し先生に「お母さんは家にいる？」と尋ねていた。あるセラピストはその先生に、一度だけそうだと答え、それからは繰り返し質問されても無視するよう提案した。その無視はジャマルをより不安にしただけで、質問はより大きな声でしつこくなった。私は、そうではなく、家にいる母親の写真を机に置き、「お母さんは家にいる。学校が終わったらお母さんに会える」ということを彼に確信させるようにすることを提案した。それは、ジャマルが質問する必要を減らし、学校の課題に集中するのを助けた。

　3年生のカレブは、一風変わった相棒から恩恵を受けていた。それは、スティーブンと呼ばれる想像上の友達（イマジナリーフレンド）である。カレブは授業中に時々、スティーブンのために隣の席を空けてほしいと言った。校庭では、スティーブンとふり遊びをしていた。先生によると、カレブは活動や場面を変えるときや、とりわけ混沌とした時間などのような難しい状況のときにだけスティーブンを思い起こす傾向にあった。私がコンサルタントとして訪問したとき、クラスメイトたちは、スティーブンはカレブの空想の友達で、彼が自閉人だから彼を助けてくれるのだと私に教えてくれた。子どもたちは分かっていたのだ！　明らかに、カレブは、難しい状況のときに自分を落ち着かせようと、想像上の友達を情動調整の方略として使っていた。

　「私たちは、これをやめさせるべきでしょうか？」と先生に尋ねられた。そのために活動に参加することや他者とのかかわりが減ることがなければ、それは役に立つ方略だと、私は請け合った。カレブに友達ができ、居心地がよくなっていくにつれて、スティーブンのことを話すことはとても少なくなり、そ

して、ついにはまったく話さなくなった。

　方略の中には音声言語によるものもある。多くの自閉人の方々が、聞いた言葉をすぐに、またはしばらく後に反復するエコラリアを示す（第2章参照）。これもまた、しばしば自閉的行動で無意味で意味不明な話だとして片づけられる。しかし、オウム返しは自閉人の方々にとって情動調整を含む多くの働きをもっている。ある男の子が何度も「今日の午後プールに泳ぎに行く？」と尋ねたとしよう。一つには、その子どもをしつこい子とレッテルを貼り、そのオウム返しをやめさせることを狙いとすることもできる。あるいは「なぜその子はそれをする必要があるのか？　どんな目的を果たしているか？」と問うこともできる。おそらく、その子には見通しが必要なのだ。だから、その質問は、気持ちが落ち着かないことのサインであり、同時に、不確かさや不安を減らし、何を予期すべきかを知るための情報を得ようとして採用している対処方略でもある。

　自閉人の方々の中には、独り言を繰り返すだけではなく、お気に入りの話題（例えば、地形、ディズニー映画、恐竜、列車の時刻表）についてものすごくたくさんのことを話すことで、会話を独り占めしてしまう人もいて、他者の考えや気持ちや関心を考慮していないと思われる人もいる。これもまた調整不全のサイン、あるいは情報を共有することへの強い関心の表れかもしれない。微妙な社会的な手がかりをつかむのが難しく、一般的な会話の流れに予測性がないことでストレスを覚える人は、お馴染みで最愛の話題についてとめどなく話すことによって、コントロール感〈物事や自分自身をコントロールしているという感覚〉を得ているのかもしれない。「自由に流れるような会話に入るのは、地雷原に足を踏み入れるようなものだ。言動が思わぬ失敗を招くことがある」と、以前ある自閉人の男性が言っていた。だからか、ほとんどいつも「やあ、バリー。僕が4歳のとき、ストーンヒルのプレスクールに初めて来てくれたよね？」と30代になってもあいさつしてくれるポールという男性がいる。これは会話を始めるための彼の儀式的な方法であり、本質的には「やあ、バリー、元気かい？」という彼なりの表現なのである。

もう一歩踏み込んで、会話する**両者**をもコントロールしようとする人にもしばしば会う。

　「私に聞いてちょうだい。『あなたが欲しいのはチェリオス〈シリアルのブランド〉それともコーンフロスティ？』って私に聞いて！」のようなセリフを親に言わせる人がいる。「好きな野球のチームは？」、「車は何色？」、「どこに住んでいるの？」というように、すでに答えを知っているのに繰り返し質問する子どもも多い。もし、わざとふざけて違う答えを言うと、すぐに直される。では、なぜ質問するのだろうか？　そうすることは、人との会話から引き起こされる不安に際して、予測性、同一性を高めるようコントロールを働かせることへの、また違った形の試みかもしれない。加えて、それは、子どもが社会とつながり、そこに留まり続けたいと強く願っていることを示している。

❖「行動」を理解することの重要性

　情動の調整不全とその調整が自閉において果たす働き役割を理解すれば、自閉を治療しようとする「欠陥チェックリスト」によるアプローチが役に立たない理由が簡単に分かるだろう。それどころか、当事者の不安を**さらに**引き起こさないとも限らない。その人の支えになっている方略を減らすことを目的とした場合は特にそうだ。その方法論は、ある特徴や行動を病理のレンズだけを通して見て、自閉的であると規定し、それからそれを「消去する」ことに焦点を当てる（これは多くの行動療法家が用いる用語である）。そういう人たちは、そういった行動の根底にある真の動機づけを掘り下げて考えることをせず、うまく適切な方略を用いている（見かけは非慣習的かもしれないが）と認めることよりも、むしろ、しばしば、言うことを聞かずわざと勝手にしていると咎める。もし、これらの行動を取り除くことに成功したとするならば、彼らが本当にしたことは、その人から対処方略を奪い、その人がしていることが不快である、あ

るいは間違っていると伝えたということであり、それは自尊心の低下、抑うつ、自分には欠点があり無能であるという感覚につながる可能性がある。よりよいアプローチは、そのような行動の目的や価値を認め、必要に応じて、十分に整った状態を保つための他の方略を教えることである。

　行動を、その目的を十分に理解することなく取り除こうとするのは、役に立たないということだけではない。それは、また、個人に対する敬意を欠いていることを示している。さらに悪いことに、そのような試みが当たり前のように行われている場合、自閉人の方の人生をより難しくし、時が経てば経つほど、その人の自己価値は蝕まれ、「失敗した」、「また悪いことをした」と感じるようになる可能性がある。

　これは、7歳のルーシーのケースである。公立学校の先生は、まだ信頼できる効果的なコミュニケーションシステムをもっていないルーシーを、不機嫌でひどく攻撃的な子どもであり、予測できないタイミングで突進したり先生やセラピストの顔や首を引っかいたりすると報告した。その校区にアドバイスする役割として午前中ルーシーを観察したとき、その問題点が明確になった。先生やセラピストがルーシーとしていた多くの課題は、写真カードと絵カードを合わせることや、指示された写真を指差すことを繰り返し練習するなどのコンプライアンス・トレーニングで構成されていた。

　私はルーシーが先生たちに突然突進しようとする理由を、すぐに推定した。その活動の中盤、アシスタントが不意にその流れを変更した。彼女は写真を示すことをやめ、代わりにルーシーの名前をカードに書いて他のカードの列の中に並べ、それを見つけ出すことを求めた。間髪を入れず、ルーシーは抗議してその若い女性の方に突進し、ブラウスを引っ張ろうとした。なぜだろうか？セラピストは警告もせずにパターンを変え、ルールを変更した。不安の高い子が世界を理解するためにルーティンを強く望んでいるとき、突然の変更によって混乱し、極端な反応の引き金となってしまうのは無理もない。

　自分の見解を確かめるために、数日後、慣れた学校の廊下を先生と歩くのを

観察した。そのとき、いつもの日課とは違うようにルートを変えるようもちかけた。先生がそうしたとき、ルーシーは、すぐに動転し、前と同じようにまた突進し先生の首とブラウスを引っつかんだ。私はその反応を誘発することを快く思っていなかったが、それはルーシーの行動を活動から「逃げる」ための意図的な試みとしか見ていなかった先生に重要なポイントを突きつけた。

その引っつかむ行為が**攻撃**行動でないことは明らかであり、それは抗議であると同時に極度に混乱したときの支援の懇願であった。ルーシーは危害を加えるつもりはなかったのだ。混乱したのは身近な活動中だったが、その前からルーシーは不安が高まり調整不全になっていて、パニック状態へと近づいていた。

✤ どのように大人は調整不全を引き起こし得るのか

ルーシーの体験は、自閉人の方の様々な周りの人が、実際に、どのように調整不全の原因となるかを示している。親や専門家を対象に自閉に関するワークショップを行うとき、私はしばしば、聴衆に対して「子どもや生徒、あるいは成人のクライアントが本格的なメルトダウン〈感覚や感情が処理できずにあふれ、圧倒されている状態〉を体験したとき、その一番の原因が自分の行動だったことがある場合は手を挙げてください」と言う。いくらか気まずい笑いの後、実にすべての手が挙がる。私たちは悪人ではない、そう私は指摘する。私たちは、例えば、騒々しくて困難な社会的活動にあと5分だけいることや、算数の問題をあと二つ解くことを求めるのは、よかれと思って行っているのだけれど、それだけで十分調整不全のきっかけになるのだ。

もちろん、私たちは、人が対処するのを助けるという重要な役割もまた果たすことができる。もし、音に過敏な子どもがいたら、親は音を低減するためにイヤーマフを与えることができる。しばしば、子どもは親が繰り返し答えた後でさえ、「今日の午後公園に行く？　今日の午後公園に行く？」というように

一つの質問を繰り返すことがある。そんなときに、直接答える代わりに、親は「忘れないように、その答えを書いて、日めくりカレンダーに貼っておこう」と言うこともできる。それは短期的には、子どもの関心事を認め、子どもを落ち着かせて安心させるのを助けるだけでなく、将来的には自分自身の調整を保つための方略のモデルを提供している。同様に、自閉人の大学生が集中力を持続させるために、長時間の講義中に体を動かすことによる息抜きが必要であることを教授に説明することで、自らの権利を擁護するよう促すことができる。

　周りの人ができる援助でしばしば最も重要なことは、人が調整不全を感じているのを認め、それを受け入れることであるのだが、先生などはこの基本的な対応を見落としていることがとても多い。私はコンサルテーションのために8歳のジェームズのクラスを訪問した。その日はジェームズにとって特別難しい日だった。ジェームズはかわいく、やせているがたくましい活発な小さな男の子で、大きくて丸い目をもち、時々、予測もコントロールもできないような調整不全が見られた。その日のお気に入りの時間の一つは体育の授業で、エネルギーを使って体をリラックスさせる機会であった。しかし、この日、体育館はクラス写真の撮影のために使われていた。自閉人である子どもたちにとって、そのようなスケジュールの変更は困難であり、分かりにくいので、ジェームズが動揺するのも驚くことではなかった。先生は、長めの散歩をさせたのだが、ジェームズの調整のためのニーズとは合わなかった。

　「僕は**行かなくちゃ**」ジェームズは言い、それから叫んだ。

　「僕は**体育館で運動しなくちゃいけないんだ**」

　校舎の他のところにいた私が呼ばれたときには、ジェームズのメルトダウンはとてもひどくなっていたので、先生は教室から小さな会議室に連れ出していた。ジェームズはそこで、テーブルの下に隠れて、うなり声を上げ、出てくることを拒んだ。その先生は前にあるセラピストから、その行動に注意を払うとその行動を強化してしまうので、それを避けるために、無視するよう提案されていた。私は、その代わりに、ジェームズが好きなビーズクッションと、落ち

着く必要があるときに好んで抱えていた重いカエルのぬいぐるみを勧めた。私は、それらを、テーブルの下で胎児のように丸くなっているジェームズの方に滑り込ませた。

「ジェームズ」私は穏やかに言った。

「今日は体育館に行けない。それで心がざわざわしていると思う」

「体育館に行けない」ジェームズは繰り返した。

「僕は運動しなくちゃ」

私は、ゆっくりと身をかがめ、テーブルの下に入り、サッとジェームズの元に行った。ジェームズのそばに座って、私は混乱や怒りの気持ちを認め、励ましの言葉をいくつかかけた。

「君の心がざわざわしているのを知っているから、みんな悲しんでいるよ」

私の言葉を聞いて、ジェームズは徐々に落ち着き、私の方を見た。

「明日は写真はなし？」ジェームズはついに言った。

「明日は体育館に行く？」

「うん」私は言った。

「明日は体育館に行けるよ」

ジェームズは自分でテーブルの下から出てきて、その部屋を静かに出て、廊下を散歩したいと言った。先生は、ジェームズを無視していたときよりもかなり早く回復したと言っていた。

ジェームズに必要だったのは、無視されることではなかった。ジェームズの反応は、明らかに私にそのことを伝えていた。頼りにしていた調整のための日課は妨げられていた。ルールは警告なしに変更されていた。ジェームズの期待は満たされなかった。そばにいて、自分の気持ちに耳を傾け、認め、肯定してくれる人を必要としていた。

その日の終わり近くに、一人の学校支援員が廊下で手を振って私を呼び止め、カエルのぬいぐるみを持ったジェームズを私のところに連れてきた。

「バリー先生、さよならを言いたかったんだ」ジェームズは言った。

「あと、このカエルもさよならを言いたいって」

私は、何度となく、愛おしい子どもの何気ないしぐさや言葉に涙している。

親や先生は、単なる声のトーンや勢いの違い、あるいは予測をもてるようにするか、不意を突くか、受け入れるか、押しつけるかによって、状況をポジティブな方へもネガティブな方へも変えることができる。もし見知らぬ人が、あるいは親族であっても、何の前触れもなく自閉人である子をハグしようとしたら、その子どもは身構えてしまいかねない。しかし予告すれば、同じ子でもハグを気にしないかもしれない。かつて、友人のロス・ブラックバーンがアメリカを訪れたとき、私は彼女の講演会の仕事に同行し、そこで私はロスを知人に紹介した。

「ロス！　あなたに会えるなんて**とっても**最高だわ！」などととても興奮し勢い込んで人がパーソナルスペースに近づくと、ロスはしばしば後ずさりし、たじろぎさえし、体を強張らせ、防御姿勢をとった。しかし、人が遠くに立ち、ゆっくりと体を動かし、ゆっくりと穏やかに話せば、ロスはよりたやすく自信をもって応答することができていた。

時に、最善の支援を提供することは、自分の反射的な情動反応を抑えることを意味する。バーバラは、毎日午後3時にプレスクールに4歳の息子のニックを迎えに行っていた。ある日、途中でタイヤがパンクし、レッカー車を45分待たなければならなかった。バーバラは学校に連絡し注意を促したが、ニックは決まったルーティンをとても頼りにしていたので、バーバラはその間ニックがどう反応するか心配だった。パニックになるだろうか？　メルトダウンするだろうか？

バーバラがようやく着いたとき、ニックは教室の静かなエリアでマットに座り、とても激しく体を揺らしていて、周囲とのつながりを断ち、我を失い、取り乱しているようだった。他の子はみんな迎えが終わっていて、ニックは最後の一人だった。先生はバーバラに、ニックはお母さんが迎えに来ることを分かっていると言ったが、バーバラ自身も不安を感じて、ニックを安心させるた

めに走っていきたいという衝動に駆られた。しかし、そうしないで、立ち止まって数回深呼吸をし、ゆっくり歩いて穏やかにニックの隣に腰を下ろした。

「ニック、お母さんはここよ」と、柔らかく抑えた口調で言った。

「もう大丈夫よ」

ニックは母親の方を見て、徐々に体を揺らすのをやめ、「**お母さんは**ここよ、お母さんはここよ、お母さんはここよ」と繰り返した。ニックは立ち上がり、母親の手をとり、静かにドアの方へ連れて行った。バーバラはニックの回復を助けるためには、自分自身が十分に整った状態を保たなければならないということを分かっていたのだ。

自分に対する自閉人の方の反応の仕方を変えようとするのではなくて、自閉人の方に対する**自分の**反応の仕方に細心の注意を払う必要がある。バーバラが自制した瞬間は、この重要な考え方をよく示している。

✤耳を傾けることの力と信頼を築くことの力

私は、8歳のジェシーとの体験からより大きな観点での教訓を学んだ。前の学校で、ジェシーの難しい行動が問題なのは間違いないと言われていた。私がコンサルタントをしていた新しい学校では、信頼を築き、ジェシーが学校を楽しいと前向きに感じられるようにするための仕事を行う必要があるのは明らかであった。私のやり方は、いつであれ答えをすべてもっているとでしゃばるのではなく、チームのメンバーとして働くことである。協同することで、親、先生、セラピスト、管理者、子どもの人生にかかわるその他の人たちは、可能な範囲の最良の計画を立てて実行することができる。新しい学校のチームは、ジェシーが来てすぐに最初の集まりをもち、ほぼ全員が、ジェシーは攻撃的ではなく、防衛的で、怯え、混乱しているということで一致した。

「私たちは、信頼を築いていかなければならない」と私はチームに言った。

ジェシーは話し言葉がなく、以前の学校が、優先事項として、社会コミュニケーションではなく、コンプライアンス・トレーニングをしていたので、効果的なコミュニケーション方法をもっていなかった。子どもが準備をするのを助け、物事の予測をより可能にする視覚スケジュールを先生が利用していなかったので、時間の使い方に対するコントロールがなかったし、予期すべきことの理解さえなかった。先生とセラピストは、ジェシーに行動させることに集中していたが、彼は自分自身を表現し、困難な状況で何とかやっていこうと戦っていた。

ジェシーは日常的に調整不全になり、自分がどのように感じているか、あるいは必要としていることを伝える手段がなかった。人に引き下がってもらうしかなかった。

新しい学校のチームは、すぐに絵画シンボルや写真のカードを用いたコミュニケーションツールを使うことと、ある程度の自律と尊厳を確実に感じられるよういつも選択肢を提示することに重点的に取り組んだ。予測をしやすいようにスケジュールを用意した。厳しい感覚の困難があることが分かっていたので、作業療法士は身体の調整を援助するための様々な感覚方略を含む計画を立てた。例えば、朝のルーティンの一部として、教室の静かなところでロッキングチェアーに座り、作業療法士にローションを使って手や額をマッサージしてもらった。ジェシーは強く圧を加えられると落ち着くのが分かった。私は、その部屋のことをスパ・ジェシーと呼ぶべきだと冗談を言ったものだ。

数週間以内にチームは、ジェシーの写真や絵画シンボルをコミュニケーションブックに整理し、欲しいものややりたいことを指差して自分の気持ちを表すことを助けた（これは iPad が使えない頃である）。そのブックには、体育館で走ること、両手で頭を強く押してもらうこと、マッサージ、音楽を聴くことなど、ジェシーが調整できる活動が含まれた。セラピストはマッサージをしてほしいのは手か腕かジェシーに選択させた。また、自分でマッサージできるように教えた。これまでとても不安で怯え、近くに来た人をピシャッと叩いていたよう

なジェシーが、今はコミュニケーションでき、長い時間クラスメイトや先生と安心してかかわれるようになった。支援員に支えられ、一日の一部を通常のクラスで過ごした。ジェシーが来てほんの数か月のことであった。新しい学校に来て、初めてジェシーは満面の笑みを輝かせることができた。人生で初めてジェシーは毎日喜んで学校に通っている、と先生からよい報告があった。

　何が違うのだろうか？　以前の学校では、職員はジェシーを従わせ、自分たちの計画に沿わせることに焦点を当てており、彼の言葉に耳を傾けることやコミュニケーションは重視していなかった。今の焦点は社会コミュニケーションを育てることと、十分に整った情動状態を支える方法を見つけることである。新しいチームは、ジェシーに自分の生活に対するコントロール感を与えている。それは条件や際限のないコントロールではなく、予測できる構造内での選択である。チームは、コントロール感を感じ、十分に整った状態を保つために自分でできることを教えた。先生たちはジェシーをコントロールしようとしているのではなく支えようとしているということを、ジェシーが理解するのを助けた。

　確かに、ジェシーはまだそれなりに苦戦をし、困難な日もあった。しかし、徐々にその頻度は減っていき、ジェシーは気持ちを開き、明らかに自分のクラス、周りの人々、自分自身をより快適に感じるようになった。中学校でもジェシーは成長し続け、2種類の係をした。定型発達のクラスメイトと協力して、各教室から出た紙をリサイクルのために集めていた。また、ジェシーは文字をうまく読めなかったけれども、職員が手紙を仕分けるのを助けるために色分けのシステムを築いたおかげで、手紙を各教室に配達していた。その過程で、大人や同年代の仲間とかかわる機会をもった。毎日、手紙や小包を運ぶとき、音声産出機器の助けを借りて、ジェシーは先生と簡単な会話をしていた。

　メルトダウンも、叩くことも、抵抗することもなく、たくさんの信頼に基づいた多くの笑顔があった。

　とても怯え、傷つき、独りぼっちに見えていたその少年は、今や、学校の売店で働き、クラスメイトや先生におやつや飲み物を売り、お金を受け取ったり

両替をしたりするまでに至った。中学校の修了は、一人の友人と年度末にダンスに参加して祝った。それから、かつては職員が廊下で避けるほど不安が高く見通しがもてなかったあのジェシーが、高校では化学の先生のアシスタントを務めた。ジェシーは棚にビーカーや試験管を整理するのがとてもうまかったので（視覚的なガイドの助けを借りながら）、先生は、実験室がこんなに整っていたことはなかったと言っていた。

私は、ジェシーが10歳のときのチーム・ミーティングのことをはっきりと覚えている。その2年前、ジェシーを「問題児」として扱っていたことに不満と怒りをもち、以前の校区に見切りをつけた母親がそのミーティングでは涙を浮かべて、テーブルについたセラピスト、先生、職員を見回し、皆に言った。

「皆さんは息子の人生を救ってくれた」

私たちがしたことが仮にそうだとしても、それは思い切った手段や見事な洞察によるものではない。それは、私たちがジェシーを変えようとするのではなく、耳を傾け、観察し、なぜと問い、その見たり聞いたりしたことに基づいて自分たちのアプローチを変えたからである。何がジェシーに調整不全を感じさせているかを認識し、ジェシーが対処したり自分の生活に対していくらかコントロールを働かせるためのツールを与える助けをした。最も重要なのは、人々は自分のことを気にかけてくれていて、信頼に値するということをジェシーが理解するのを助けたことである。

このアプローチがジェシーに対してうまくいったとすると、それは多くの子どもの助けとなる可能性がある。

❖ **訳者解説**

● **情動（emotion）とその調整（regulation）**：本書においてemotionは、基本的に「情動」と訳している。「感情」や「気持ち」の方が馴染みがあると思われるが、「自閉人の子の"気持ち"に対応しましょう」という言葉を聞いたとき、楽し

い／苦しい、好き／嫌いといった主観的な感情のみを想像し、生理学的な状態や覚醒水準というところまで想像が及ばないことがある。p.161 にもあるように、情動は認知的反応と、生理学的反応を含むものとして理解する必要がある。実践においては、自閉人の方の顔色や表情、姿勢、言動（常同行動を含む）からその人の情動状態や調整不全の程度を常にモニターし、情動調整を支えることが必要である。情動調整とは、「高まった不安やおそれや怒りを抑え、落ち着くこと」という意味だけではない。本書での情動調整という言葉の本質は、文字どおり「調子を整えること」である。ぼんやりしたテンションの低い子どもの覚醒水準を上げることもまた情動調整の支援である。また、喜びといった肯定的な情動もまた情動調整の対象である。情動は、子どもが学習したり活動に参加したりすることに影響を与え、子どもが学習するためには「整った状態」にあることが前提であるため、情動調整の支援が不可欠である。

● 他者からの働きかけに応じられないほど何かに圧倒されている状態を表す言葉には様々なものがある。厳密に使い分けられているわけではないが、よく用いられる用語をいくつかあえてそのニュアンスで使い分けると、**癇癪**は「自分の思いどおりにならない時の怒りや悔しさの表出、場合によってはそうすることで思いどおりになった経験から手段として学習されたものの場合もある」、**パニック**は「予測性や同一性を強く求めることとそれが破綻したことによるおそれや混乱の表出」、**メルトダウン**は「感覚的、認知的、感情的な過剰負荷に圧倒されている状態」、**フラッシュバック**は「心的外傷的記憶が突如としてよみがえることによる反応」とすることができる。突発的な反応に見えても、実際は負荷が徐々に蓄積されてそのような状態に至っている場合もある。また、激しい行動や情動の表出が伴わず、しくしく泣くような場合やフリーズしたようにシャットダウンする場合もある。

第**2**章

耳を傾けること

　デイビッドは、耳を傾けることの大切さを教えてくれた。

　デイビッドは、あちこちに跳ねるピンボールのように常に動き回っている、元気いっぱいで明るい4歳児である。この仕事を始めたばかりの頃、プレスクールの教室でデイビッドを観察していたとき、たくさん話をしていたけれども、そのほとんどがオウム返しのようであることに気づいた。自由に言葉と言葉を組み合わせる典型的な発話ではなく、デイビッド独自のコミュニケーションであった。例えば、聞いたことを口まねしたり、その状況にまったく関係のない、意味不明とさえ思われるようなフレーズや文を発したりするのである。聞いたことを即時に繰り返すこともあれば数時間、数日、数か月後のときもあった。

　デイビッドは、触り心地のよいものに心惹かれるところがあり、私が着ていたセーターに対しても特別な親しみをもっていた。ある日、順番にパズルのピースを置くことを促していたが、集中力が切れていることが分かった。デイビッドは、小さな子どもがするようにお構いなく、私のウールのセーターの袖や胸の部分から毛玉をつまみ取り、目のすぐ前で親指と人差し指の間で転がしてじっと見ていた。私は止めずに彼の関心に合わせることにした。

　「デイビッド見て？　それはねー毛玉」

「それはねー毛玉、毛玉、**け・だ・ま**」と、自分を魅了するものに私が興味をもっていることに興奮しながら繰り返した。

小さな毛玉で遊ぶことを楽しんでいたが、今度はその言葉自体で遊ぶことを楽しんでいたので耳を傾けてみた。唇に伝わる感覚〈毛玉"fuzz"を発音する際の〉を楽しんでいるようだった。

「それはねー毛玉、毛玉、毛玉！　それはねー**け・だ・ま！**」

手ざわりと音の組み合わせをとても楽しんでいるのは明らかであったので、デイビッドとつながり、注意をより引きつけるために使えるのではないかと考えた。次の日、コットンのボールを持ってきてみたところ、デイビッドはとても喜んだ。私はコットンのボールを部屋の様々なところに置き、「椅子の上」や「動物のぬいぐるみの下」といった言語的な手がかりに応じてボールを集めるゲームを考えた。明らかに、その感触のおかげで、デイビッドはわくわくし、より長く活動に参加し、熱心に私とかかわることができた。関心のない活動をさせられると参加しないかもしれないが、関心や熱意に合わせることで、デイビッドが動機づけを高め、さらには自分なりの方法でなんとか粘り強くコミュニケーションすることに気づいた。彼の学習はストレスの多いものではなく、喜びの多いものになった。

ある日、子どもたちのために絵筆ではなくスポンジを使って、お絵かきをする時間を設けた。後で、デイビッドは教室の床にあるスポンジのかけらを見つけた。毛玉を持つように、一つずつそれらを拾い始め、指の間でこすり感触を味わいながら入念に見ていた。

「それはねースポンジ」と私が言うと、

「それはねースポンジ」と私の方をちらっと見ながら繰り返した。

「それはねースポンジ、スポンジ、**ス・ポ・ン・ジ！**」

再び、素材の感触と自分が発する言葉の音を組み合わせ、自分の発見を私と共有するのを楽しんでいる姿を見ることができた。デイビッドはスポンジのかけらを両手でそっとつかみ、さらに別のかけらを見て、私の方をこっそりとち

らっと短く見ながら踊るように部屋中をつま先立ちで動き始めた。

「それはねースポンジ、スポンジ、**ス・ポ・ン・ジ**！」

デイビッドは何度も「それはねー**ス・ポ・ン・ジ**」と言った。

次の日、本当に思いがけない驚くべきことが起きた。その日までに教室の掃除が済んでおり、みんなで制作物を片づけ、整頓をしたり掃除機でゴミをきれいに吸ったりしていた。けれども、デイビッドは教室に着くと、再び昨日まさにスポンジのかけらがあった場所へと行った。再びダンスを踊り、こちらに視線を移して、「デイビッド、それはねースポンジ、スポンジ、スポンジ！　それはねースポンジ！」と言っているのを私は目の当たりにした。

初めて子どもの観察に来た人が、教室でそのような光景を見たらどのように思うか、考えてみてほしい。やる気に満ちた少年が部屋に入り、スポンジのダンスと歌を披露したとする。その人は場にふさわしくないと見なしてその行動をやめさせるかもしれない。ばかげている。自由気ままだと。デイビッドは幻覚を見ている？　現実をつかめなくなっていた？　あるいは単に**スポンジ**という言葉を理解していなかった？

しかし、前日にこの部屋にいて、デイビッドとスポンジで遊び、その熱中ぶりについて知っていれば、そのように振る舞う理由を理解できるだろう。デイビッドは前日の体験を思い出し、再現していた。体験した事実（お絵かきの時間に使った材料）だけではない。それは、もっと重要なことである、体験において感じた興奮と私とのつながりを伝えていた。

デイビッドはストーリーを話していたのである。

❖エコラリアに対する見方を変える

発話のある自閉人の方と過ごしたことのある人ならば、単語、フレーズ、文や歌そのままを繰り返す、それもしばしば際限なく繰り返す傾向をよく知って

いるだろう。実際、エコラリアは自閉の定義的特徴の一つである。話すことができる子どもが、自分の言葉で話を始めたり応じたりするのではなく、他者の言葉やフレーズを借用して繰り返す場合（例、「ねえ、あなたは外に行きたいのね？」という母親の言葉に対して娘が「あなたは外に行きたいのね？」と返す）、それが自分の子どもはどこかおかしいのではないかと親が感じる最初のきっかけの一つであることはよくある。

　元々のやりとりには様々な形態がある。例えば、子どもは、見たビデオの断片、地下鉄のアナウンス、先生にされたあいさつ、動物の鳴き声、家での両親の口論の一部でさえも繰り返す。どのようなものもオウム返しになり得る。子どもが大きな興奮、苦痛、不安、喜びを感じた瞬間に聞く発話は、それ自体が一つの形になり、オウム返しの源となり、子どもはその発話がなされたときに付随した瞬間と情動を追体験しているように見える。

　以前ある同僚から、エリザという名の自閉人の5年生の子どもについて見極めてほしいと、小学校への訪問を依頼された。エリザの観察のために教室に行ったとき、先生に中に入り座るように手招きされた。しかし、私が中に入ると、エリザは突然心配そうな表情を浮かべ、用心深く私の方を見て、「とげが刺さった！」と言った。

　私は、自分が聞いたことに確信がもてなかった。とげ？　しかし、私は柔らかな物腰で近づき、そばに座った。結局、エリザは不安そうに私を横目で見ながら「とげが刺さった！　とげが刺さった！」と同じ言葉を繰り返すだけだった。

　私は手に傷がついていないか確認したが、先生はエリザに「心配ない、バリーはいい人。今日は訪問に来ただけ」とはっきりと伝えた。

　エリザは、一言一句そのまま繰り返した。

　「バリーはいい人。今日は訪問に来ただけ」

　エリザは落ち着いたように見えた。しかし、エリザが体験していた気持ちは何か、「とげが刺さった」と言わしめている頭の中に浮かんだことは何か、ただ不思議に感じた。何について話しているのか？　私に何か関係があるのか？

ただ気ままに言っているのか？　なぜ先生はそのように対応したのか？

　後で先生に聞いたところ、エリザは2年前に校庭にあったとげで痛い思いをして苦しんだそうだ。それ以来、不安や恐怖を感じたときはいつも「とげが刺さった！」というフレーズを使うようになった。

　先生がエリザの意味していることを知っていたように、私がデイビッドのスポンジの祝いの言葉を十分に理解し喜んだように、親や子どもの身近な人は、子どもが言っていること、そしてその理由をしばしば正確に理解している。

　「あー、去年見た『スポンジボブ』の話のセリフだね」、「先月学校で行われた避難訓練のときに担任の先生が言ったことです」、「私が先月お風呂に入ったときに言ったことです」、「それは、『The Price Is Right』〈アメリカCBS放送のクイズ番組〉のアナウンサーが言うことです」

　しかし、このように捉えられている親でも、「専門家」が病理のレンズを通してエコラリアについて話すとき、つまり、専門家にエコラリアは学習の妨げとなるよくある「自閉的行動」であり、子どもの力を「普通」に合わせたり、「普通」に見えるようにするのに支障になると見なされ、問題のある特徴であると伝えられるとき、不安が募る。

　それは誤った判断であり、正しくない。

　確かに、表面上はそのように見えるし、一部の専門家の誤った助言に基づいて、多くの親は、しつこいオウム返しは、子どもが他の子とつながったり、関係を築いたり、言語を学習したり、学校で過ごしたりすることの邪魔になると心配する。風変わりで異質で奇妙な存在として目立ち、子どもを孤立させると言われることもある。

　不勉強の専門家の中には、この種のコミュニケーションを「おかしな話」や「ビデオトーク」（多くのフレーズは映画やTV番組から生じているので）とレッテルを貼ることでその信念を強める人もいる。エコラリアには何の価値もないと親を説得し、やめさせるための方略でもって親を戦わせることに取り組む。私が勤め始めた頃は、教育者や専門家がこれらのパターンの音声言語をやめさせ

るために厳しくネガティブなテクニックを使うことが一般的であった。セラピストは、子どもの「おかしな話」に対して、家の中で吠える犬に忠告するかのように、子どもの顔の近くで手を叩くなど、（子どもにとって）大きく不快な音で応じていた。私が訪問したある学校では、先生は「望ましくない」行動に罰を与え、自分の話す番や、話題に戻ることに気づかせるために子どもの口にレモンジュースを注いでいた。最近は、厳しさや嫌悪性は少なくなってきていて、例えば、子どもを無視するという実践（「計画的無視」として知られる）もある。専門家の中には、人差し指を立て「静かに！」、「しゃべらない！」、「おかしなこと言わない！」と断固とした命令をするよう親に指導する人もいる。これらのアプローチはすべて目標が共通している。話をやめさせることである。子どもの頃にこうした行動の「随伴性」にさらされた自閉人の成人の多くは、それが動揺させ、恐怖を与え、トラウマにさえなったと語っている。

　私は、そのような指導は間違っていて、このような専門家はエコラリアについて誤解しており、彼らが規定している対応は、間違っているだけでなく、むしろ害となる可能性さえある、と長い間信じてきた。これらの「専門家」は、子どもをより「普通」に見えるようにする試みにおいて、明らかに正当なコミュニケーションの試みをまったく無視している。そして、さらに悪いことは、子どもがコミュニケーションをしたり、世界とつながるための学びのプロセスを邪魔している。

❖ エコラリアを理解するようになった経緯

　言語病理学の修士号を取得してすぐ、夢のような仕事を得た。必須のクリニカルフェローシップの一部として、バッファロー子ども病院の自閉プログラムに配置された（そのようなプログラムが1975年に存在していたと言うと驚かれることがあるが、私は、その存在と優れた品質を保証することができる）。その年、

言語聴覚に関する専門職として5人全員がスペクトラムにいる男子のクラスで働いた。それに加えて、彼らを観察し、コミュニケーションと言語発達にエコラリアが果たす具体的な役割を理解することを目的に試験的研究を進めた。

エコラリアについて研究したいと思った理由の一つは、自閉人である子どもについての評価や判断が、子どもの言語やコミュニケーションの発達、あるいは全般的な子どもの発達についてトレーニングを受けておらず知識をもたない人によってなされることが多かったからである。彼らは望ましくない行動を減らし、望ましい行動を増やすためのプログラムを展開することを専門とする、行動療法家である。エコラリアを本当に理解しようとすることなく、エコラリアは「望ましくない」行動の部類に入るという信念が最も共有されていて、今でもそうであることが多い。ロス・ブラックバーンによれば、彼らは「なぜ？」と問うことをしていなかった。彼らは自分たちをエキスパートと見なしており、子どもや親の視点を理解しようとする敬意を示さなかった。

私は、エコラリアは単に気まぐれな行動や病理的な行動に留まるものではないと疑っていた。私の観察と、心理言語学と言語病理学のトレーニングから、エコラリアは「無意味なオウム返し」というよりは、もっと複雑で目的のあるものであり、おそらく多くの異なる目的があるだろうと思われた。私はこの仮説を検証したかった。

その当時、エコラリアに関する研究は限られていて、実験室のような人工的で不自然な条件の中で行われていた。私の研究は、社会語用論的研究であった。つまり、毎日の活動や場面という文脈の中で子どもが使う言語を研究した。教室の中の子どもたちを観察した。家庭でも観察した。友達やきょうだいとかかわっているところをビデオに収めた。要するに、それぞれの生活の中で生きる子どもたちを観察し、耳を傾けた。

エコラリアを示す多くの子どもを対象に働くことは初めてだったが、彼らのことをよく知るにつれて、意味のない音声言語などないということに気づくことができた。その小さな男の子たちは、コミュニケーションしていたし、その

うえ、他の目的のためにもエコラリアを使っていた。彼らの母親や父親と話をしているとき、親も同様の見方をしていることが分かった。

　私がそれを初めて見たのはデイビッド（スポンジのかけらに心躍らせた子ども）においてであった。先生あるいは支援員の一人が「ダメ！」と言うとき、デイビッドはいつも同じように反応するのであった。強い否定的な情動を伴う声で「ドアをバタンと閉めません。壁におしっこをしません」と繰り返し言いながら、部屋中をスキップしていた。

　その短い言葉は、すべてを物語っていた。デイビッドは他の誰かに対する指示として言っているのではなかった。気ままでも愚かでもなかった。けれども正直なところ、部屋にいた大人たちは、とても面白いと思っていた。デイビッドがドアやおしっこのことで怒られたのは過去の出来事なのだが、「ドアをバタンと閉めません。壁におしっこをしません」と繰り返すことが、彼にとっては、大人が認めなかったこと、自分が怒られているということを理解していると周囲に示す手段になっているのだった。デイビッドが「ダメ！」と言われたときにしていたことは何でも、ドアをバタンと閉めることや排尿と同じカテゴリーに入っていた。つまり、教室でしてはいけないことというカテゴリーである。デイビッドは、メッセージの背後にある情動に同調し、自分なりの方法で「分かりました」と示していた。

　またオウム返しは、重要な情報や気持ちを伝えていることも学んだ。ある日の午後、クラスの別の少年ジェフは、いつもに比べて元気がないように見えたが、まだ直接伝えてくることがなかったので、その理由が分からなかった。ジェフは教室にいる様々な大人たちに接近して顔を近づけ、聴いたこともない音声を発した。「ドゥーー、アーーー！　ドゥーー、アーーー！」大きく口を開け、「アーーー」と続けながらあごを下に伸ばした。

　教室の中を行ったり来たりし、アイコンタクトをして、「ドゥーー、アーーー！　ドゥーー、アーーー！」という二つの音声を午後の間ずっと繰り返し発していた。私の最初の印象は、様々な音を口から発する際の感覚を確か

めながら、音で遊んでいるように見えた。ジェフの接近、意図的な表出、固執から、何かを伝えようとしていることは明らかであり、一生懸命理解しようと試みたが、何を言わんとしているか見定めることができなかった。ジェフは私たちに反応を求め、期待していた。

ジェフは次の朝もまた「ドゥーー、アーーー！」と繰り返しているので、先生が母親に電話し事情を聴いた。母親はすぐさま解明した。

「風邪を引いているかもしれません」

「どういうことですか？」　私たちはまだ分からず、さらなる説明を待った。

「多分、ジェフの体調が悪いかなと思ったとき、口を開けさせて『アーー』して、と私が言うので」

完全に合点がいった。ジェフは自分の体調がよくないことを知らせようとしていたのだ。ジェフは風邪を引いていて、もしかしたら喉が痛かったのかもしれない。ジェフの発達段階を考えると、自分なりの言葉でそれを説明することができないので、家で聞いた母親の「Do 'Ahh!'（アー、して）」を思い出して、そのシーンを再演していた。

その文脈でないと意味は分からない。それはジェフが発したおかしな音である。しかし、私たちは「なぜ？」と問い続け、注意深く耳を傾け、よく調べて、ジェフについて見事に理解した。

その年、私は本当にたくさん耳を傾けた。教育省の障害児者教育局の助成金を得て、学校での遊びの時間、昼食、個別や集団のセラピーのセッション、きょうだいや親との家庭場面など、毎日の活動の中でクラスの少年たちを1年にわたって25本のビデオテープに記録した。子どもたちの発話、ジェスチャー、動作の分析に何か月も費やし、1,009のオウム返しを特定し、（よい研究に倣い）それを七つの機能カテゴリーに分類した。即時エコラリア（即座に繰り返される言葉やフレーズ）と、遅延エコラリアあるいは「スクリプト〈台本の意。映画やお話の中のセリフが用いられることが多いためそのように呼ばれる〉」（数時間、数日あるいは数か月や数年後に繰り返される発話）を区別し

た[*1]。

　少年たちはあらゆる種類のコミュニケーションをしていた。これが結論である。理解したことを確認している場合、会話における一つのターンとして、自分の番がきたときに応えている場合、後に言おうとしていることのリハーサルとして言葉を繰り返している場合、呪文を唱えるように自分自身を落ち着かせる音を繰り返している場合、自信や安心を得られるように、声に出して状況を論理的に考えたり、一連の行為のステップを自分に言い聞かせている場合があった。時には、不安や怖さを感じないようにと、情動調整を支えるために繰り返し、自分自身に言っていることがあった。

　言い換えれば、自閉人である子どもたちは、私たち皆と同じ目的で言語を使用していた。

　周りの人はただ耳を傾け、観察し、注意を払わなければならない。

❖ コミュニケーションの代替手段

　私は何年もの間、エコラリアを使う自閉人の子どもや成人に耳を傾け続け、オウム返しについての認識と理解を深めてきた。周りの人が意味や目的を読み解くことができないという点では、エコラリアはそもそもほとんどコミュニケーションの価値がないように見えるのではないか？　もちろん、そのとおりである。例えば、無発話の人が単語やフレーズを口走ることがあるが、これは今は「不確かな発話 unreliable」と呼ばれ、コミュニケーションのために言葉や音声を使っているわけではないとされる（第11章参照）。しかし、多くの場合、注意深く耳を傾け、仮説を立てたり推理したり少し探偵のようなことをすれば、その

＊1　私はこの研究において即時エコラリアに焦点を当てたが、その後、私の学生であるパトリック・ライデル（Patric Rydell）と遅延エコラリアについて研究し、私たちは同様の結論に達した。

子ども（あるいは成人）がユニークな方法で伝えていることが明らかになる。私の研究はそのことを明らかにした。他の研究者も同様の結果を報告している[*2]。

　例えば、エイダンはかわいらしい子で3歳のときには話す力は期待されるように発達していないが、複数の言葉のかたまりをそのまま覚える才能を示していた。典型的な発達をしているほとんどの子どもは、自分の語彙（**ママ**、**パパ**、**ベビー**）に、一つずつ単語を追加して、単語同士を柔軟につなげて短い文を組み立てる（「ママだっこ」、「パパ、クッキー食べる」）。そうではなく、エイダンは、フレーズや文をそのまま、時にはとても洗練された文法で話し両親を驚かせていた。4歳のときには、会った人に「ハーイ」や「こんにちは」ではなく、お気に入りの映画のセリフであいさつをした。首をかしげ、キラキラした目を細めて「あなたはよい魔女？　悪い魔女？」と尋ねていた。

　もちろん、それは、『オズの魔法使い』で、北の魔女のグリンダがドロシーにあいさつする有名なシーンである。それはドラマチックな瞬間である。ドロシーがオズの国に到着したとき、輝く小さい泡が現れ、接近しながら徐々に大きくなり、突然弾けて、杖を持ちドレスを着た妖精のお姫様のようなグリンダが現れる。グリンダは、ドロシーに近づき、不朽のセリフを言う。

　「あなたはよい魔女？　悪い魔女？」

　人と人の出会いにおいて、こんなに印象的な例があるだろうか？　エイダンはちんぷんかんぷんなことを話しているのではない。人が他者に会う際のあいさつの意味の本質を捉えていた（後に、先生とセラピストはより慣習的な「こんにちは。私の名前はエイダンです」と言うことを教えた。母親は感謝の気持ちと同時に、子どもの独特のあいさつがなくなったのをさみしく思った）。

　子どもは、経験を順序立てて述べ、その経験をスムーズに進めるためにオウム返しをするときもある。それは、とても日常的な経験でさえも見られる。

＊2　私たちの研究を受けて、マージ・ブラン（Marge Blanc）はこの問題に取り組み、その研究は、*Natural Language Acquisition on the Autism Spectrum: The Journey from Echolalia to Self-Generated Language*（Madison, WI: Communication Development Center, 2013）にまとめられている。

第2章 ❖ 耳を傾けること

バーニーは、元気いっぱいの幼児で、コミュニケーションの多くは母親など、明らかに誰かから聞いたことを熱心に繰り返すことによって成り立っていた。話し手のアクセントを再現する不思議な力があった。数十年前に学校で働いていた頃、バーニーと男子トイレで一緒になったとき、突然、母親そっくりの声が個室から聞こえてきた。

「出たわね。今度はお尻拭いて」

アフリカ系アメリカ人であり、都市部で育ったバーニーのオウム返しは、当時はブラック・イングリッシュ、現在は AAVE（African-American Vernacular English）と呼ばれるものの特徴を反映していた。私が言ったことを彼がオウム返しするとき、私が「New Yawk」出身であることを知った彼は、私のブルックリン訛りをはっきりと反映した話し方をした。

しばしば、子どもは自分が考えていることを伝えるためにオウム返しを使うが、すぐに分かるようなものであることはめったにない。自閉人の少年であるカイルの父親は、以前、ロードアイランド州のナラガンセット湾でヨットを一緒に楽しもうと私を誘ってくれた。昼下がりの心地よい頃、私たちは小さな入り江にいかりを下ろしていたのだが、カイルがデッキの上を行ったり来たりし始め、水の中にいる子どもの方へ心配そうに身を乗り出した。

父親の方を振り返って、「犬は嫌！　犬は噛む！」としきりに繰り返した。

犬は嫌？　私たちは水の上にいるし、近くに他のボートもない。人も動物もいない。ただ波と風がなびいているだけである。何を言いたいのだろう？　父親は何を意味しているかよく分かっていた。

「カイルは泳ぎに行っても大丈夫か聞いている」

私は父親に説明してもらった。カイルは犬が恐いということらしい。自分の身が安全かどうか不安を感じたとき、それを「犬は嫌！　犬は噛む！」と表現していた。今、カイルは浅い入り江へ泳ぎに行きたいが、そこが安全な場所かどうか確信がもてないでいたので、質問したのである。このフレーズにより、カイルは三つのことを達成した。恐怖を表現したこと、父の許可を要求したこ

と、安全を確信したことである。父親が「OK、安全だよ！　犬はいないよ！」と応えると、カイルはとても喜んで海に入っていった。

❖ 家族特有の言語

　ここまでに例示した話のように、エコラリアからは言語やコミュニケーションの発達だけでなく、子育てについての教訓も得られる。多くの親は、医師やセラピストがエキスパートであることに期待を寄せ、自分の子どもについて説明するよう懇願する。しかし、自閉人である子どもや成人に効果的で有意義な支援を提供するための最良のアプローチは、家族や、家族に近しい人たちが中心であることを、私は長い時間をかけて実感するようになった。多くの場合、親は他の誰よりも自分の子どものことをよく分かっている。成人したきょうだいや祖父母が、人生の多くをともにしてきた自閉人の家族について、とても深く理解していることも多い。多くの時を過ごし、数え切れないほどの経験を分かち合う中で、独自の身近なフレーズ、用語、略語など、独自の言語を発展させる。言い換えれば、各家族は、相互に伝え合い、理解し支え合うことによって、独自の文化を発展させるのである。

　どの家族も、家族由来の文化をもち、ほとんどの場合、家族以外の者はその文化のよそ者となる。だから物事を理解するために、親が専門家などの外部者を頼るというよりはむしろ、専門家が親、きょうだい、その他の家族などの内部者をもっと信頼する必要がある。私は親に子どもがフレーズや言葉（または理解しにくい行動パターンについて）を繰り返す習慣があることについて説明を求められると、始めに決まって次のように問い返す。

　「あなたはどのようにお考えですか？」と。たいてい、親は答えることができるし、あるいは少なくとも経験に基づいて推測することができる。いずれの場合も、私が気づかないような子どもについての情報を提供してくれることが

多い。また、このプロセスの中で、わが子についての親自身の見解を認めるようにしている。そうすることで親は専門家との協力的パートナーの一員として尊重され、大切にされていると感じるのである。

　ある研究で、私は親にエコラリアについてのアンケートを実施した。エコラリアを使う自閉人の子どものほぼすべての親は、自身の言葉でエコラリアの説明をしていた。例えば、「自分自身の理解を助け、心に留めておくために使っていることがあります」、「時々、何かを要求するために使っています」、「分からなかったときに、話す番を交替する方法です」、「オウム返しをするとき、それは『イエス』と言っています」などである。ほぼすべての親が、自分の子どもの慣習的ではない発話の中に意味があることを見出していた。

❖学習方略としてのエコラリア

　実際、エコラリアは多くの自閉人である子どもにとって、言語獲得の道を進む大きな原動力とさえなることに私は気づいた。簡単に言うと、エコラリアは次のような機能がある。多くの自閉人である子どもはコミュニケーションに苦戦するが、とても強い記憶をもつ傾向がある。だから言語を聞き、即座にあるいはいくらか後でそれを繰り返すことで言語を学習している。そのような子どもは、社会性、認知、言語が成長するにつれ、言語の規則を認識し始めるが、部分的には、「全体型」の学習スタイルであるエコラリアの使用を介して、記憶された発話のかたまりを分割することで言語の規則を認識し始める〈p.63の訳者解説も要参照〉。

　もちろん、エコラリアを受け入れることが容易であるという意味ではない。私がいつも親に伝えていることは、エコラリアは機能的であり、言語発達の足がかりとなり、子どものコミュニケーションの発達の原動力となるというだけで、エコラリアが時にはあなたを苛立たせるものであるということを否定して

いない。『アナと雪の女王』の中の同じセリフを 50 回も繰り返されたら、さすがに怒るかもしれない。「ドアをバタンと閉めません。壁におしっこをしません」と 100 回繰り返されたら、あなた自身がドアをバタンと閉めたくなるかもしれない。しかし、心に留めておかなければならない重要なことが二つある。一つ目は、このようなコミュニケーションによって子どもは何らかの目的を果たしていること、二つ目はエコラリアが常に進化し続ける発達プロセスに相当することである。もちろん、子どもによって速度やタイミングは異なるけれども、オウム返しは時間とともに少なくなっていく可能性が高い。

　子どもが使っている言語を単純化すること、エコラリア的な言葉のかたまりを単語やより小さなフレーズに分割すること、ジェスチャーを加えること、視覚支援や文字を取り入れることなど、様々な方略を通して、親や子どもにかかわる人は、子どもがオウム返しの代わりに、より創造的な言語を使用する〈単語を柔軟に組み合わせる〉ようになるのを助けることができる。例えば、父親が娘に「冷蔵庫のところに行って、牛乳とクッキーを取ってきて」と言ったとき、その子は単にその文、あるいはその一部をオウム返しすることで、会話で自分の話す「番」を埋めるが、実際には行動に移らないかもしれない。そこで、父親は「（指差ししながら）冷蔵庫へ行って。牛乳を取って。棚を開けて。クッキーを取って」と複雑な文を区切って単純化してもよい。

　他には、ただ話し言葉を使う代わりに、視覚的な表示や iPad を使って、写真、絵、文字を導入するという方略もある。これは子どもが容易に迅速に理解するのを助け、理解するための方略としてエコラリアを使用する必要性を少なくする。

　自分の伝えたいことを、書いたり情報機器に入力したりすることが助けとなる子どももいる。これは、記憶している言葉のかたまりを検索することに頼ることよりもむしろ言語を組み立てる力を向上し得る。自閉人の方々の多くは、ただ純粋に聞いたり話したりすることでコミュニケーションするよりも、言語を表現したり理解するために視覚的な手段を使用することが得意である。はっきりとした発話がなく、より自動的で不確かな形のエコラリアがある自閉人の

方の中には、複雑な考えや感情を伝えるために、文字を入力したり綴ったりすることができる人もいる。エコラリアの意図や機能、様々なタイプを認め、理解することはきわめて重要であるが、発話や補助的な手段や代替的な手段を通して、より創造的で自分で生成する言語やより慣習的なコミュニケーション手段に子どもが移行するのを助けることもまた同じように重要である。

　エコラリアを使用する多くの子どもたちは、幼いときよりも成長するにつれてその使用は少なくなるが、困難な状況や調整不全などの難しい状態に直面したときにオウム返しが再び出るときがある。中学校に通うイライジャは、ブロードウェイミュージカル、特に『ライオン・キング』の熱烈なファンである。イライジャは特に難易度の高い抽象的な言葉の理解が求められる授業において、大きな学業面の困難があったが、定型発達の同年代の子どもと時間を共有し、関係性を発展させることから利益を得られるように、公立の中学校の通常の授業に参加していた。より困難な学業面の課題に圧倒され不安になるときを除いては、多くの場面で成功していた。しかし、不安が増してくるにつれて、イライジャは歴史の授業中に立ち上がり、始めは英語で、続いてドイツ語（インターネットで見つけたビデオから学んだ）で声高らかに「サークル・オブ・ライフ」（『ライオン・キング』の劇中歌）を歌い出すのであった。

　その学校の先生たちは、イライジャの創造性豊かなところを高く評価していたが、一人の生徒が歴史の授業中に急にメロディーを発することは、規律を乱すものとなり得る。そのため、私はイライジャになぜ授業中に歌うのか聞いてみた。すると、イライジャの説明によると、先生がとても速く話すのでついていけず、集中することが難しく、歌うことで自分の情動を調整し、不安を減らしていたのだ。この歌はエコラリアの一種であり、「スクリプト」と言及する専門家もいる。彼は奇妙でも気ままな行動をしていたのでもなく、対処していたのである。それは、別の人が退屈であったりストレスを感じたりしたときに、（人前には出さないが）自分の頭の中でお気に入りの曲を流して歌っているのと同様である。

私は先生や親、学校関係者と協同して、イライジャが自分を落ち着かせるための、より適応的な方法を探した。歌を歌うことに加え、イライジャは『ライオン・キング』のキャラクターを描くことも好きであった。だから私たちは、不安になったら、授業を妨害する代わりに静かに絵を描くことができるように、教室にスケッチ帳（後には小さなホワイトボードとペンにした）を持ってくることを提案した（数年後、イライジャはアーティストとなり、クラフトフェアで作品を売ったり、グリーティングカードを作ったりするようになった）。

　美術の才能があるジャスティン・カナ（Justin Canha）という別の青年も、このような代替的な感情のはけ口によって恩恵を受けていた。ジャスティンが11歳のとき、地元の小さなカフェが彼の作品の展覧会を主催することに賛同してくれた。両親は社交上のあいさつを学ぶためによい機会であると喜び、展覧会に来てくれる友達や初めて会う人にあいさつをするリハーサルを行った。オープンの夜、ジャスティンは最初の頃お客さんが少なかったときには握手をして適切にもてなしたが、多くの人が来るにつれて、圧倒され不安が高まってきた。そこでジャスティンは、標準的なあいさつをする代わりに、「お気に入りの漫画のキャラクターは何ですか？」と質問した（ジャスティンはアニメを愛していて、彼の作品の多くは漫画であった）。よく知っている人が来場したときでさえも、事前に準備していたあいさつを忘れ、代わりに回答にはほとんど関心を示さずにその質問を口走っていた。繰り返すたびに、ジャスティンの声の中の不安が高まっているようであった。ジャスティンが親しみある質問を繰り返すのは、イライジャが『ライオン・キング』を歌うのと同じようであった。それぞれのケースにおいて、オウム返しは不安な気持ちにもめげずに対処する方法となっていた。

　ジャスティンの一風変わったあいさつをより慣習的なものに置きかえるため、両親は社会的状況で何を言うべきかを書いた索引カードを準備した。それは台本ではなく、自分の親しみのある質問に立ち戻らずに、会話を続けることや友人が来てくれたことに感謝することを思い出させるためのキーワードが書かれ

ているものであった。視覚的に書かれたメモを持っていると知ることは、圧倒され不安に感じる社会的状況からジャスティンを助けるのに十分であった。

エコラリアはまた、基本的な発達的な目的を果たしている。子どもが覚えた言葉やフレーズを単に繰り返し、創造的に、十分に機能的に言語を使えていなくても、エコラリアはひとつの始まりである。多くの子どもにとって、それは、欲求、ニーズ、観察したこと、気持ちを表現する発語を産出する手段として自分の身体を使うことができるという基礎概念を理解する最初のステップである。また、そのようにして子どもは他の人間とつながることができるのである。

エコラリアの段階を経て、より創造的で会話的な言葉を話すようになった自閉人の成人でさえ、自分が話すことの多くは「スクリプト」に基づいていると言う人もいる。自閉自己権利擁護ネットワーク（ASAN）のエグゼクティブ・ディレクターであるジュリア・バスコム（Julia Bascom）は、自分が言いたいことを「発話の貯蔵庫」から取り出していると話している。

✤ 耳を傾けることはコミュニケーションを促す

以上のことから、親は自閉人である子どもや家族に耳を傾けることが重要であり、エコラリアのようなコミュニケーションを軽視すべきではない。私の初期の指導者で言語聴覚学のスペシャリストであり、オレゴン健康科学大学に勤めていた、故ウォーレン・フェイ（Warren Fay）博士は、「もし、私たちがまだエコラリアに関するすべてを十分に理解していないとすれば、少なくとも、疑わしきは罰せずの原則を子どもに与えるべきではないのか？」と表現している。

社会不安、過剰な感覚的負荷、しばしば言語処理の困難など、自閉に付随する神経学的困難にもかかわらず、必死にコミュニケーションしようとする人の立場で考えてほしい。子どもの初期のコミュニケーションの試みが、「静かにしなさい！」、「おかしな話はやめなさい！」といった、ある専門家が推奨する

厳しい命令にあうとき、それは有用でないだけでなく、実際はコミュニケーションしたり、話すことや言語やコミュニケーションがどういうものか理解する困難なプロセスに向き合ったりすることを試みる気をそいでしまう。さらには、このようなコミュニケーションの試みをシャットダウンすることは、とても大きなストレスや混乱を引き起こすかもしれない。そのためその人を避けたり、シャットダウンしたり、あきらめたりするという反応を示すのは当然のことである。前述したように、極端な例では、エコラリアを抑制しようとしたり、「消去」しようとしたりされた経験のある自閉人の大人は、そのような経験をストレスフルなもの、あるいはトラウマにさえなったと振り返っている。

　私からの簡単なアドバイスは、よく耳を傾け、観察し、「なぜ?」と問うことである。

　親や先生、思いやりのある専門家はそうするとき、つまり、言葉とジェスチャーや文脈に細心の注意を払うとき、エコラリアはコミュニケーションを学ぶプロセスの一部であることをしばしば直感的に理解する。私はそれをナーミアに起こったのを見た。初めて会ったとき、彼は2歳半の小さな男の子でディズニーのビデオに夢中になっていた。

　それは私が対象にしてきた子どもたちに共通してよく見られるテーマである。他のほとんどのものには興味を示さなくても、様々な種類のアニメ映画は自閉スペクトラムにいる子どもの心を特に引きつけて離さない。なぜなのか?　多くの子どもは、アニメのキャラクター(やその音楽)の予測性や一貫性に快適さを見出し、日常の中の現実の人々が本質的に予測不能であることとの際立った違いを快く思う。『怪盗グルーシリーズ』や『マダガスカル』において、キャラクターの声、顔、身振りは誇張されており、そのような子ども、そして大人にとってさえ情動を読み解きやすくなっている。また、多くの自閉人の方々は、正義と悪のキャラクターの明確な描写が、現実の生活で会う微妙なグレーな領域に代わるものとして魅力を感じる。そして、繰り返し見ることで、安心を感じるような親近感や達成感が沸いてくる。

多くの親が自分の子どもが『ライオン・キング』や『シュレック』に集中してあまりに多くの時間を費やすことを関心事として挙げ、それが発達に悪影響ではないかと心配する。セラピストや他の専門家はしばしば、これらの映画を何度も見ることは、行動を悪化させ、いくらかその子の自閉を強める働きをする可能性があると警告し、そのおそれを助長する。親はしばしば、私にこれらの映画は子どもの「おかしな話」や、オウム返しのネタを増やしているだけなのではないかと聞いてくる。

　私はナーミアとその両親から、より細やかに、またより長い目でこの問題を捉えることを学んだ。3歳のナーミアは、ディズニー映画の世界に迷い込んだようだった。彼の口から出てくることの多くは、お気に入りの『ピーター・パン』の断片から構成されていた。他者とかかわるために言語を使用する代わりに、その映画のセリフを自分自身に向けて繰り返していて、時には自分の周りにいる現実の人間に無頓着なようであった。

　他の人は、そのような発話をやめさせるために、「オウムのような無意味な繰り返し」は成長を妨げるとナーミアに納得させようとするかもしれない。だが、ナーミアの両親はナーミアに耳を傾け、加わった。『ピーター・パン』のアクションフィギュアを買い、そのおもちゃを使って架空のシーンを演じるように、ナーミアとかかわった。両親はナーミアの関心を称賛し、人や活動と結びつくこと〈p.363参照〉を支援したので、ナーミアは聴いてもらえたという思いをもち、尊重されていると感じた。

　そのうちに、ナーミアは進歩していった。ナーミアは自分が言っていることについての理解の増加を示した。『ピーター・パン』から聞き拾ったフレーズをまだ使っているが、適切な社会的文脈でディズニーの対話を使用する方法を見つけた。あいさつに『オズの魔法使い』のセリフを採用していた少年のエイダンのように、ナーミアは、頭の中で繰り返されるその発話の断片を、他者とつながるための手段として統合し始めた。

　ナーミアが言語をより創造的に使用することを学ぶにつれて、社会的文脈と

自分の意図に適切なように、より選択的に、「ディズニートーク」を使用するようになった。例えば、誰かに離れてほしいとき、「ティンカーベル、君を永久に追放する！」とナーミアは言っていた。コミュニケーションするためのユニークな試みを励ますことで、両親はナーミアの発達を劇的に支援した。プレスクールと小学校の間に、気ままにスクリプトを言って一人遊びの世界に没頭していたように思われた少年は、他者とかかわることができる社会的な少年に姿を変えた。

　4年生の先生が、子どもたちに有名なアメリカ人に関する調べ学習の課題を出したとき、ナーミアはウォルト・ディズニーを選んだ。彼が素晴らしいレポートを創作したとき、両親は自分の息子について、そして自分の子どもを信じることの価値について祝福する機会を改めて得たのであった。

◆◆訳者解説
● **見方を変える（reframe）**：ある枠組み（フレーム）で捉えられている物事を、その枠組みをはずして、違う枠組みで見ること。ここでは、エコラリアを病理という枠組みで捉えるのではなく、コミュニケーションの手段や言語発達という枠組みで捉え直している。子どもの言語獲得のスタイルには、分析型（耳にした発話から単語を分析して取り出す）と全体型（耳にした発話を全体的に捉える）の二つのスタイルがあるとされ、エコラリアは全体型の極端な形と捉えることができる。分析型と全体型の連続体を想定したとき、エコラリアをその連続体からはずれた"特異"なものとして見るのではなく、連続体上にある"極端"なものとして見ている（参考：Ｃ・Ｍ・ショアー 著，佃一郎 監訳，岩田光児・岩田まな 訳『言語発達ってみな同じ？：言語獲得の多様性を考える』学苑社．2009．）。
● **かたまり（chunk：チャンク）**：エコラリアを話す子どもは、長い文を言っていたとしてもその文を一つのかたまりとして認識している場合もある。その場合は、長い文を話していたとしても一つの単語を話していると捉えた方が適切である。

第 **3** 章

熱中

　時に、たった一つの言葉によって、物事に対する見方がまったく変わることがある。

　かつて、私は故クララ・クレイボーン・パーク（Clara Claiborne Park）に、私が企画を手伝っていた自閉のための資金調達（ファンドレイジング）を目的とする年次大会での講演を勧めたことがあった。クララは、絵の才能をもった自閉人のジェシー・パーク（Jessy Park）の母で、ウィリアムズ大学で英語教授をしていた。クララとその夫デイビッドは、自閉の世界の先駆者だった。1960年代、アメリカ自閉症協会（Autism Society of America）の前身であり、権利擁護団体の類としては初めてである、全米自閉症児協会（National Society for Autistic Children）の設立者に混じり、そして、1967年には、クララは自閉人である子どもを育てる親が書いた体験記として初めて広く読まれた『The Siege』〈邦題：自閉症児エリーの記録（エリーはジェシーの仮名である）〉を出版した。私は、キャリアの浅い頃にクララとデイビッドと知り合いになるという幸運に恵まれ、ともに過ごす一時一時を大切に楽しんできた。

　ジェシーは多くの典型的な自閉の特徴を現していた。社会的かかわりや、言葉で自分について表現すること、警告なく誰かに触れられることが苦手であった。長年にわたって両親は、建築様式、素数、雲、走行距離計、石英管式の電

気ストーブ、星座、街灯、ATMなどなど、ジェシーの深い興味によさを認め、サポートしてきた。これらの多くが、ジェシーが描く鮮やかな虹色の絵のテーマになっている〈ジェシーは画家として全米で認められており、虹色のカラフルな絵が特徴である〉。

年次大会でのスピーチの後、70代後半であったクララは、参加者から質問を受けた。

「私はあなたの娘さんの強迫観念について知りたいです」参加者の一人は言った。

「あなたはそれにどのように対処してきたのですか？」

「強迫観念」クララはその言葉を繰り返し、少しの間その問いに思いを巡らせた。

「うーん、私たちはいつもそれを**熱中**と考えています」

クララとデイビッドは、娘の焦点を引きつける多くの事柄に対して、それがどんなに独特であろうと、とりわけ建設的な心構えをしていた。クララは、もしジェシーの注意を本当に引きつけて離さない何かがあったら、自分とデイビッドは、ジェシーの助けとなるように、興味をよい方へ方向づけるための方法を探すだろうと説明した。

ジェシーの好みはとても意外性があるので、それはいつも簡単ではない。あるとき電気ストーブに心を注いでいた。そのデザインに見惚れ、型やブランドを分類し、注意深くパーツについて吟味した。その熱中はロックバンドのロゴに取って代わった。念入りに文字とグラフィックを吟味しながら、アルバムカバーや雑誌の写真をじっくりと見たがった。電気ストーブとロックバンドのロゴを絵に組み入れ始め、その多くが美術館やギャラリーに展示された。クララは、ジェシーを興味あるものから引き離すのではなく、むしろ、なぜ引きつけられるのかを推し量り、敬意をもって接した。すべてジェシーにとっては意味のあるものだった。

自閉人である子どもや成人は、超高層ビルや動物種、地理、特定の種類の音

楽、日の出・日の入り時刻、高速道路の出口など、様々な物事に熱中し、ノンストップで話をしたり、際限なく集中したりする。もしかすると、その子は予測できずおそれを感じる世界の中で、ある話題に集中することで予測性と安心によるコントロール感を得ているのかもしれない。

❖ 熱中を足場にする

　それでも、親や専門家の中には、そのような深い興味をまだ自閉の望ましくない症状として考える者もいる。そのことが、さらにいっそう、子どもが適応するのを難しくする。しばしば親や専門家は、直感的に、やめさせようとしたり、注意を向け直させようとしたりして、より社会的に受け入れられる平凡な幅広い興味を提案する。しかし熱中するのをやめさせることは、興味や、人や活動と結びつくことを支えたり、自閉人の方々から気を楽にするための助けとなっていたりする方略を取り去ることになりかねない。周りの人が興味や喜びの根源を抑えたり取り除いたりしようとすると、学びや信頼関係を築く機会を逃してしまう。もっと役に立つアプローチは、ジェシー・パークの両親がやったように、熱中することをその人の視野を広げ、QOLをよりよいものにする方法として使うことである。

　それは、小学4年生のエディにも当てはまる。エディは、標準のリーディングのカリキュラムの一部として先生が指定する読み物に、ほとんど興味を示さなかった。読みに難しさがあるようではなかったし、通常、学校の勉強を避けることもなかった。むしろ、その主題があまりにも抽象的で、その読み物が自分の生活経験と無関係であると思っていた。

　私が、地域のコンサルタントという役割で、力のある特別教育の先生であるケイトと出会ったとき、私たちで学業にエディを引き寄せることができるような取っかかりを見つける努力をしようと提案した。きっと、私たちは読み書き

をする気を起こすような**何か**を発見することができるのではなかろうか。エディが取り組んでみたいと思うようなものはないか？　そう考えて、ケイトは一つのことに気づいた。エディは、学校の敷地内にある車のナンバープレートを念入りに時間をかけてチェックすることが好きだった。それから後で、記憶を頼りにナンバープレートと車を一致させることを楽しんでいた。

　無頓着な人や不慣れな先生なら、車のナンバープレートのようなありふれたものに対する子どもの興味が実際はひとつのチャンスとなるとは思いもよらないだろう。私は、ケイトにその特別な興味に注意を払うよう提案した。おそらく、そのことで、エディが熱心に取り組めるアイディアを見つけることができるのではないかと思われた。

　1か月後に再訪したとき、ケイトは興奮した様子でエディがつい最近完成させたという研究課題を見せてくれた。エディは、ケイトの助けを受けながら計画を立てることから取り組み、学校の敷地内で、時間をかけて一つひとつの車とナンバープレートを写真に撮った。担任の先生と学校の事務所の助けを借りて、それぞれの車とそれを所有する職員を一致させた。それから、それぞれの車の所有者に会うと、写真を撮り、その人のことを知るためにインタビューを行った。

　「あなたはどんな趣味をもっていますか？」

　「結婚はしていますか？」

　「子どもは何人いますか？」

　エディは少しずつ写真を集め、インタビューを記録し、そして自分のクラスのためにパワーポイントのプレゼンテーションを作成した。その研究課題は、読み、書き、調査し、そして資料をまとめることに集中する機会をエディに提供してその目的を達しただけでなく、その経験が子どもを変貌させる力があることを証明した。読むことに上の空でやる気がないように見えたあの子どもが、自分のプロジェクトについて先生とかかわり合い、情報を集め、自分のクラスにそれを分かち合うために整理することを熱心にこなした。それはまた、エ

ディが自信をもって完成した研究課題について発表し、それからクラスメイト
からの質問にうまく受け答えをすることで、ソーシャルスキルやコミュニケー
ションスキルを学ぶ機会にもなった。

　両親は、このうえなく驚き喜んだ。次のチーム・ミーティングで私たちはエ
ディの進歩について振り返ったが、そこでケイトがその研究課題とその目標に
ついて説明すると、エディの父親の目は驚きに見開かれた。

　「エディが**何を**したって？　**先生たちに**インタビューをした？　信じられな
い！」父親は言った。

　エディが教室いっぱいのクラスメイトに自分の研究発表をしている写真をケ
イトが見せたとき、父親は圧倒されていた。エディは自分の両親が想像もでき
ないことを成し遂げていた。エディは学業の面でも、対人関係の面でも進歩し、
そして自尊心が高まっていた。

　別の親は、ナンバープレートのようなつまらないもので自分の子どもとかか
わる先生を好ましくないと思うかもしれない。別の先生は、エディが好もうが
好むまいが、他のクラスメイトと同じ読み物を読むように言い張るかもしれな
い。別の学校は、学業面に対する個別の代替案を取り入れようとせず、標準的
なカリキュラムに苦戦を強いらせる（そして多分失敗させる）かもしれない。
エディの成功に必要だったのは、資金の追加や抜本的な改革ではなく、しっか
りと注意を払い、熱中を強みとしてみる素質をもったたった一人の先生であった。
ケイトは、エディにとって最も動機づけの高いことに焦点を当てることでこれ
を成し遂げ、興味を学ぶための強力なアイディアとして使った。熱中すること
を邪魔者や問題としてではなく、むしろ可能性の源として考えた。

✤熱中を呼び起こすもの

　なぜ自閉スペクトラムにいる人は熱中するものをもつようになるのか？　そ

れに答えるためには、いろいろな人々がどのように趣味や情熱、コレクションに慰めを見出すのかしっかり考えることが役立つ。もしあなたが私の家に来ることがあれば、私が百を超える様々な形状やサイズのセイウチの牙をガラスの棚に飾っているのを見て驚くだろう。数年前、バンクーバー島を訪れた際に、私は初めてイヌイットのアイボリー色の彫刻を見かけ、その何かに魅了された（使用されているアイボリーのセイウチの牙は、食料や衣服、道具、現地の手工業の素材としてセイウチを狩った先住民によって合法的に入手されている）。おそらく、牙の輝く様子や、手のひらで感じた滑らかな質感であろう。私のコレクションを説明するのなら、その魅力の一部は、確実にその彫刻の細部装飾や見た目、つまり工芸職人が原材料の素材をセイウチや熊、鯨の形に彫刻した手法であった。理由の組み合わせが何であろうと、私は作品の収集を始め、そしてその過程に精神的満足を見出している。

　私は、自分自身のことを度を越しているとは思わないが、多くの人のように、様々なものを収集してきた。30代の頃、アメリカ中西部に住んでいたときは、週末にはアンティーク家具を探して古道具屋と農園のオークションに車で向かった。その後は、古いキルト、それからナバホのラグ、アンティークの時計とピアノスツールに、そしてアンティークのスラググラスのランプへと興味が移っていった。

　それらのささやかなコレクションを保持しているからといって、私は異常ではない。そして、それこそが肝心な点なのである。ほとんど皆、情熱と興味をもっている。それらは欲求を満たし、私たちに喜びを与え、いつも理解できるとは限らないが何かの理由があって私たちを心地よくしてくれる。それらは、人間に不可欠な要素である。

　そうは言うものの、なぜとても多くの自閉人の方々は他の人たちよりも強い情熱をもつ並はずれた傾向を見せるのか？　なぜ、その熱中はしばしば他の人たちの興味よりも強く飛躍的に見えるのか？　趣味や娯楽と同じように、それはたいてい情動的なつながりや反応で始まる。没頭したり、美しさに価値を認

めたり、肯定的な情動を体験したりといった基本的な神経学的欲求が何らかの体験によって満たされる。自閉人の方がある興味を深めたとき、その興味の特有の対象が神経生理学的にその人によく合っていて、重要な機能を担っていると想定する必要がある。多くの自閉人の方々は社会的につながることが困難なので、エネルギーを自分の興味のある分野に向け、場合によっては、それが強力でより集中的な情熱に通じることもあると、あるアスペルガー障害の成人は私に説明した。

　マイケルの興味の対象は音楽だった。8歳のときには、マイケルは不自由なく会話をすることはまだまだできなかったが、絶対音感の才能は顕わにしていた。マイケルは通り過ぎる車のクラクションを聞き、自然に音符と結びつけることができた。突然、音に気を取られ、上を見上げて大きな声で「Bフラット！」と言うこともあった。ラジオで歌を聞いた後、それからピアノの前に座り、一発でそれを再現したりもした。リクエストに応じて、別のキーで曲を移調して演奏することもできた。

　自閉人の方々の15パーセントに当たる人がサヴァンスキルとして知られている、高いレベルの天性の才能や資質を示すが、大半はそうではない。多くのその他の人々は「断片スキル」（その人の全体的なプロフィールと比べると際立っている力。例えば、機械的記憶や芸術的才能や音楽的才能など）をもっている。そのような独特な力は、脳がどのように情報を処理し、保持するかの違いに基づく学習スタイルが異なっていることに根差している。学習スタイルと合致する情報、活動、課題に引かれる子どもや、容易に覚えられる具体的で事実に基づく情報を好む子どもがいる。また複数のものをぴったり組み合わせるなど、優れた視空間的判断を要する活動を楽しむ子どももいる。ある年長児は、恐竜やスポーツチームについて無数の事実と詳細な情報を楽々と記憶できるかもしれない。あるよちよち歩きの子は、複雑なパズルを簡単に完成させるかもしれない。

　幼い子どもやより大きな発達的な困難のある子どもの親の中には、自分の子

どもがそのような驚くべきスキルや才能や興味を少なくとも今はまだ見せないと打ち明ける人もいる。それでもやはり、子どもは特定の種類の感覚刺激に対するはっきりとした好みを示しているかもしれない。おそらく、目の前で指を小刻みに動かすことや特定の声のパターンを発すること、独特の手触りを探索することによって、視覚や聴覚や触覚の刺激を求めている。子どもたちはしばしば、あるおもちゃに引き寄せられる。なぜなら、そのおもちゃから感覚的な刺激を得られるからである。私が担当したよちよち歩きの子は、あらゆる種類の扇風機に磁石のように引き寄せられていた。もし部屋の中に扇風機があると知ったら、それを見て感じるために近づこうと実にがんばっていたし、近くで見られるときには、あらゆるアングルからそれを綿密に調べていた。感覚についての何か、例えば微風を感じること、回転しているのを見ること、振動を感じること、あるいはそれらすべての組み合わせが、その子を興奮させ注意を引きつけ、覚醒を高めた。

❖ 洗車場の王様と注目に値する情熱の物語

　ひとたび子どもがそのような好みに気づくと、楽しい感覚の知覚として始まったものは、しばしば注目、興味、没頭の焦点へと変わっていく。その子どもは肯定的な気持ちをもたらしてくれるものを追い求め、四六時中それが心を占めるようになることもある。

　アレクサンダーの注意を引いたのは洗車機であった。アレクサンダーは、幼い頃から、父親が時々自家用車を洗車するときの音や、はねる水、ブラシ、通り抜けていく車からの光景に、うっとりするとともにドキッとした。アレクサンダーは理由を説明できなかったが、光景や音を求めて、両親に何度も繰り返し戻るように頼んだ。とても頻繁に地元の洗車場を訪れたので、オーナーは家族と親しくなり、アレクサンダーがドライバーを洗車機に誘導するために入口

のところで手を振る手伝いをすることを快く認めてくれた。

　両親は、何がアレクサンダーの強い関心をかき立てるのか分からなかったが、それが息子をどれほどわくわくさせ幸せにしているかは分かっていた。よその子どもたちは、遊園地や速い車、スキーのゲレンデを楽しんだが、自分の息子は洗車場に大喜びした。家族が旅行するときはいつも、洗車場を探し、それに応じて地図に旅路を計画し、フロリダ州からメイン州までの洗車場に寄った。旅行中にそれぞれの洗車場で、アレクサンダーは興奮して外に立ち、その場を観察し、他の子がNBAの試合やアクション映画を見るときと同じようにその動きを食い入るように見つめた。

　10歳のとき、両親はアレクサンダーが喜ぶかもしれないと思い、国際洗車協会へ連絡をとり、パンフレットを請求した。予期せぬことに、それはアレクサンダーと家族にとっての夢の旅行をもたらした。ディズニーランドやハワイへの旅行ではなく、協会の年次会議の名誉あるゲストとしての、ラスベガスへの旅行。アレクサンダーは大変な興奮に満たされ、三夜の間ほとんど寝られなかった。その関心は大人まで続いた。父親は、アレクサンダーを「洗車場の王様」と呼んでいる。数十年後、大人になった今でも、アレクサンダーは洗車場に行くのが大好きである。

　それから、チャドという子がいた。チャドの情熱は、ガーデンスプリンクラーだった。子どもの頃から10代までの間、ポップアップ式のスプリンクラーが置いてある場所を探してどこにでも行った。祭日に上がる花火で混雑した公園でも、チャドの視線はスプリンクラーのヘッドを探して、地面に注がれたままだった。チャドはそれを見つけると、メーカーを確認するために引っ張り上げた。8歳で、トロ製か、オービット製かレインバード製かを判断することができた。図画の授業で絵を描くときは、動物や木と一緒に、空中へ水を噴霧している、地面から飛び出したスプリンクラーヘッドをいつも加えていた。

　チャドのガーデンスプリンクラーに対する愛情を呼び起こしたものは何だろうか。多分、それは感覚体験に端を発する。おそらくチャドは、地面からぱっ

と飛び出すスプリンクラーの光景と音、それから神秘的に視界から消え去ること、草に降りかかる水の穏やかな感じに興味をそそられるのだろう。次第にその興味はひときわ大きくなり夢中になるようになった。馴染みの少ないところへ行くと、そのエリアを調べ、スプリンクラーを見つけるまで、他の何かに集中することが難しかった。同い年ぐらいの他の子どもたちの関心の的になるのは確かにそれではないのだけれども、両親は、息子が自分に喜びをもたらすものを見つけたことの価値を認めていた。他の父親は、自分の子どもを野球の試合や魚釣りに連れて行く。チャドの父親は、eBay〈インターネットオークションのウェブサイト〉の出品を見て回り、中古のスプリンクラーヘッドを購入した。チャドはそれらに名前をつけ、自分のバックパックに入れて学校へ持っていった。父親はスプリンクラーヘッドにニコニコマークを描いた。時々チャドは、夜に動物のぬいぐるみを連れて行くようにそれをベッドに運んだ。

　これらの深い興味は子どもがより多くかかわりをもち、活動し続けることを助けてくれる。深い興味を利用することで、学習する気を起こし、それがなければ参加が難しいような状況にも参加することができる。それは自閉人の少年のケンにも当てはまった。ケンは幼い頃から、描くことのとりこだった。それは芸術的なものではなく、ただ単に紙に線を描くことに集中するものだった。時を経て、迷路を解くことに関心をもち、その迷宮を通り抜けるためにペンや鉛筆を使いながら1枚のページを一心に見入るようになった。ケンにとっての魅力は単に線を引くことではなく、問題を解くことだった。一つひとつの迷路から、始まりと終わりという、秩序感や筋道が通る感覚を得ていた。

　家族が行くところならどこへでも、ケンは迷路の本を持っていった。話すことを通してはほとんど通じ合うことができなかったが（音声産出機器を使うことを学んでいた）、両親は、ケンが言葉にできることよりもはるかに多くのことが理解できることを知っていたので、いつも教育チームの会議に連れて行った。ただ座って会議に耳を傾けていることは困難であることは分かっていたが、迷路の本はケンが部屋の中に居続けられることを助けてくれた。迷路を解いてい

る間じゅう、ケンは会議にかかわっていられた。会話に興味をもったときは夢中で見物しているし、そうでないときは注意は迷路に戻っていた。この方略によって、会話についていくという、より負荷がかかる課題から、ケンがより有能感を感じる活動に注意を移すことでうまく整った状態を保ち、集中し続けることが可能になった。

　多くの自閉人の方々は、レストランや家族イベント、学校での大きな集団活動のような困難をもたらすかもしれない環境で、熱中するものに関連した、おもちゃや他のアイテム、あるいは活動があることが助けとなると感じている。ほとんどのどんな熱中も、次の話と同様に助けとなり得る。5歳のヴィニーの興味はオレック製の掃除機にあった。学校でいっぱいいっぱいになったとき、ヴィニーはしばしば、尿意に関係なく、トイレに行ってよいかを尋ねた。個室の中に避難し、時には教室に戻ることを拒絶した。母親は必要な際、特に大人数の集団活動の際に休憩を与えるための方法としてヴィニーの興味を使ってユニークな方略を考案した。母親はオレック社のカタログを集め、掃除機の写真を切り取った。そして「ヴィニーのハッピーブック」と題した本に整理した。ヴィニーは、教室での大人数の集団活動からの休憩を必要としたとき、そのハッピーブックを求めた。そして数分間、隅に座り、ビーズクッションにもたれて、スティック型やキャニスター型の掃除機の写真を観察し、クラスメイトのところに戻るためのエネルギーをためていた。

　熱中は、段階を通過するように移り変わるものもあれば、何十年も続くものもある。特定の深い興味が、将来の趣味に明確につながる可能性がある。マットは時間に関するすべてのことに夢中だった。マットが幼い頃に学校コンサルタントとして私が教室を訪れたとき、勢いよく私に近づき、腕時計を見ようと腕を握った。

　「バリー先生」マットは私の方を見もしないで言った。

　「午前9時15分です！」

　それが、マットの社会へとつながる入り口だった。5歳を過ぎた、ある12

月の朝、マットは最新の発見を興奮に包まれながら私に話した。

「バリー先生は12月31日の午後11時59分の後に何が起こるか知っていますか？」

「何だろう？」と、私は尋ねた。

マットはつま先立ちでぴんと背伸びし、手は鳥の羽のように羽ばたいていた。

「大きなボールが落ちて来るんだ！」〈ニューヨーク市のタイムズスクエアにあるタイム・ボールのことで、年越しのカウントダウンに使われる〉マットは喜びに顔を輝かせながら言った。

「そして、**新年**になるんだ！」

それがマットの熱中するもので、会話をし、自分が知り関心をもったことについて分かち合うための方法であった。数年後、青年となっても、マットは時計や時間への情熱を忘れず、（野球のような）時間がかかわらないものより、（ホッケーのような）時間的要素のあるスポーツを好んだ。

9歳のダニーの熱中するものは、料理に使われるスパイスだった。幼い頃、よく母親が台所で働くのを見ていた。特に改まって教えたわけではないのに、母親の使うスパイスに興味をもつようになった。ダニーはアルファベット順にスパイスを整理する習慣を作り、後にはテレビの料理番組を見たり、ウェブサイトで食べ物を検索したりし始めた。ダニーは地方のバーベキューのバリエーションの専門家になり、テキサス、ケンタッキー、ルイジアナ、そしてノースキャロライナのスタイルの違いを淀みなく語った。両親は、何が最初にこのトピックへの関心をそそり、なぜわが子を引きつけたのか分からなかった。しかし、明らかにダニーは満足していた。母親は、ダニーが調理学校に通い、シェフになるように導けるかもしれないと思った。わが子の方向を変えたいということから離れて、両親はダニーの専門的知識を誇りに思い、その熱中が広がっていく可能性を見出した。

私はブランドンに初めて会ったときにも同じように感じた。セラピストの一人が、とてもかわいらしく、素晴らしくはきはきした4歳の子を紹介したのは、

私が定期的な学校コンサルテーションで教室を訪れていたときだった。その子は、私にすぐに自分の家族がちょうどこの町に引っ越してきたばかりだと話しかけてきた。

「あなたはどこの州から来たのですか？」とブランドンはすぐに尋ねた。

私は、ロードアイランド州に住んでいると話した。

「ロードアイランド州の州都のプロビデンス？」とブランドンは尋ねた。

プロビデンスの郊外だと、私は言った。

「プロビデンスはどちらかというと、小さな都市ですね」とブランドンは言った。

「大きな都市は好きですか？」

私はニューヨーク市で育ったことを話した。ブランドンの瞳は瞬く間に輝いた。

「あなたはニューヨーク市で育ったんですって?!」ブランドンは尋ねた。

「僕の家族はニューヨーク**市**に行くのが好きです。僕もニューヨーク市が**大好き**。僕たちはタイムズスクエアのマリオット・マーキス・ホテルに泊まるんだ。僕たちはいつも 16 階に泊まるんだよ。なぜなら、16 階はタイムズスクエアのすべての看板を見るのに一番いいからね」

ブランドンは、最近訪れた際に家族が泊まった様々な部屋の番号やどの部屋が眺めがよいかを話し続けた。

私は、ホテルの部屋の窓から何を見るのが好きなのか尋ねた。ブランドンは答えるとき、まるで自分の心の中でビデオを流しているかのように遠くを見る目つきをした。教室の壁を指差しながら、「向こうに、コービー・ブライアント〈元 NBA のバスケットボール選手〉の写真のついたナイキの広告板がありました」と始め、それから、心の目の中のすべてのパノラマを描写し続けた。まるで、その体験を追体験しているかのように。

❖つながりを築くために興味を生かす

　ブランドンのニューヨークのように、子どもあるいは成人がある話題に執着し、周りの人が話題をともにしたとき、熱中を関係や信頼を築くための基礎とすることができる。多くのスペクトラムにいる人が特定の話題に集中する大きな理由の一つは、それが会話を始める安全地帯となるからだ。たとえ、どんなに意図が分かりにくく、脈絡のない、一見見当はずれの質問（「あなたのお気に入りの犬の種類は何？」、「どんな種類の冷蔵庫をもっていますか？」）でも、つながりをもつための方略となり得る。ブランドンは私に会うときはいつも、ニューヨークについて語る機会をもった。

　「あなたはマンハッタンに住んだことがありますか？　他の四つの自治区のどこかには？　ブルックリン？　どの区？」

　それは、私たちが通じ合うことを終わらせるものではなく、スタートさせるものだった。しばしば、熱中するものは、子どもが活動や会話に参加するための魅力をもち、自分の知識を示したりや興味を共有したりすることに誇りをもつようになり、子どもとつながるためのきっかけとなる。一度つながると、私たちはだんだんとその話題を変えたり広げたりして、さらに会話を深めることができる。もちろん、どのくらい可能かは大いにその人の発達的な力や歓談に対する関心による。しかし、親や先生が創造性をもつことで、子どものある話題への情熱を、楽しくもっと社会と結びついたり、問題解決をするためにコミュニケーションを使ったりする気を起こすために使うことが可能である。

　例えば、5歳のマットは幼稚園のインクルーシブクラスに在籍していたが、先生は、そこに所属すべきかどうか疑問をもっていた。マットは集団活動に集中し続けることが困難であるという問題があった。マットがクラスの朝の会に参加していたのは曜日を尋ねられたときに復唱するときだけであり、朝の会の

他の部分には関心を示さず、物思いにふけっているようだった。

　母親は、マットが**本当に**注意を向けるものを知っていた。クマのプーさんである。マットはディズニー映画を愛していて、そのキャラクターについて、際限なく語ることができた。母親は、先生にプーさんのキャラクターの様々なステッカーをいくつか持ってきた。

　「もし、先生が朝の時間にこれらを取り入れる方法を見つけることができたら」と母親は言った。

　「マットはもっと参加できるようになるかもしれないです」

　先生は、各曜日にキャラクターを割り当てることで朝の会にステッカーを取り入れた。月曜日はティガーの日、火曜日はルーの日、水曜日はメーヨーの日。それにより、マットは以前よりはるかにしっかりと参加できた。そして、クラスの他の子どもたちも曜日にキャラクターの名前を使うことでマットが仲間に加わることを喜んだ。

　その先生は、マットの執着を仲間との間を隔てる有害な要因として考える代わりに、クラスメイトや自分の教材（曜日や月）とマットとをつなぐ方法として使うことに成功した。以前よりずっと同年代の子どもに積極的に加われるようになり、注意が逸れることが減った。マットが前進し続けられるように先生がマットを引きつける方法をとったからである。

　6歳のジョージは、子ども向けのテレビ番組からジョークを言うことを覚え、先生やクラスメイトとの Zoom 会議でそれを繰り返すようになった。それが適切かどうか心配になった母親は、やめさせようと考え、ある日その様子を座って見ていた。先生やクラスメイトはジョージの新しい才能を気に入り、ジョージの最新のネタをリクエストするようになっていた（「なぜテディベアはデザートをいらないと言ったのか？　stuffed〈満腹とぬいぐるみの両方の意味をもつ〉だからさ！」、「雪だるまと吸血鬼を一緒にするとどうなる？　凍傷になります！〈（雪だるま→ frost 凍った）＋（吸血鬼→ bite 噛む）＝ frostbite 凍傷〉」）。ジョージの誇らしげな様子や、クラスメイトがジョージの新しい社交性を喜んでいる様子を見

て、母親の心配は消えた。また、そのジョークはジョージが友人関係を発展させることに役立った。先生の励ましもあり、ジョージとクラスメイトは自分たちでジョークを作るようになった。

『ユニークリー・ヒューマン：ポッドキャスト』のコーナー「今週の熱中」で、共同司会者である自閉人のデイブ・フィンチは幼少期に数字に熱中していたが、同じような熱意をもつ8歳のライアンと長くつながっていた。そのコーナーでライアンは数学の先生になるという目標を明かした。

同じような成長や発達は、家族が子どもの特定の興味を認め、敬意を払うやり方を見つけ、それを家族で共有し、家族の日常に統合するときに生じる。ライアンの6歳になる妹は、数字と数字ゲームに対する愛を共有し、何時間も楽しい遊びの時間を共有している。また、私はそれを数年前に12歳のハキームという少年に会ったときに見た。ハキームは、クウェートのインターナショナルスクールの生徒であり、父親は学校と家庭の両方についてアドバイスを求めて私を招いた。ハキームは自閉によく見られる困難がたくさんあったが、観察していると、多くの自閉人である子どもたちよりもはるかに多く柔軟性や弾力性があることがはっきりと分かった。私は間もなく、その大部分は、息子の熱中を広く受け入れようとする両親の取り組みのおかげだと気づいた。

家を訪ねたとき、始めに私はハキームが列車、特に時刻表に魅了されていることを教えてもらった。両親は、毎年8月の休暇に家族で行くヨーロッパ旅行の計画を立てることに関してハキームが積極的な役割を担うよう促していると説明した。両親は息子に、目的地の選択について発言権を与えていた。それから詳しい情報を収集し、地図やガイドブック、そして計画に必要なすべての資料を集めることに数か月をかけた。家族が旅の全体図を決定した後、どの列車に乗るのか、一つの町に何日滞在するのか、いつ次の目的地へ出発するかなど、詳細を考えるのは、ハキームに任せられた。

まだインターネットが普及する前のことであるため、計画には綿密かつ集中的な取り組みが必要だったが、ハキームにはチャレンジ精神があった。両親は、

それぞれの旅行で集めた写真やパンフレットの切り抜きのスクラップブックを見せてくれた。その本の各セクションは、時刻表で始まっていた。それは家族がどれだけハキームの興味を讃えているかをはっきりと象徴していた。自分の息子が時刻表に集中することを認め、敬意を払うことによって、成し遂げたことへの健全な自負をもって、家族や世界と深くかかわれるようになることを助けた。ハキームは、ヨーロッパの町や史跡について驚くほどの幅広い知識をもっただけではなく、自分を家族の大切な一員だと感じることができた。

❖ 人 に 対 す る 熱 中

　子どもの焦点は何かのトピックではなく、人が対象になることもある。多くの子どもたちのように、自閉人の方々はしばしば特定の映画スター、ミュージシャンやアスリートに引きつけられるようになる。時に子どもは、10代の若者が恋し互いに惹かれ合っていくように、同年代の仲間に注目するようになる。その違いは、自閉人である子どもはたびたび、他者が知覚する境界を直感的に理解できないことであり、そのため熱中が厄介なことになり得る。自閉スペクトラムにいる子どもは、一般的には他者への強い気持ちをその人や他の人に対して表に出さないことが理解できないかもしれない。そのような状況はトラブルになり得るが、同年代の仲間への熱烈な興味は、先生や親が友情と社会的な境界について教える機会にもなる。

　タイラーはプレスクールに通っているアスペルガー障害とADHDの診断がある子どもで、併設の小学校の校長先生と、その校長先生が毎日何をしているかに執着していた。コンサルタントとしてプレスクールで初めてタイラーに会ったのは活発な年少児のときで、集まりの時間にクラスメイトのみんなと一緒にならず教室の床によく転がっていた。金髪で小柄、賢くておしゃべりなタイラーが、プレスクールで最初に注目したのはロボットとレゴだった。

幼稚園〈小学校に附属している〉に入ってわずか数週間で、タイラーは、校長のアンダーソン先生に心をグイグイ引きつけられた。アンダーソン先生を見たときには、すぐ矢継ぎ早に質問をした。

「どこに座るの？」

「何をするの？」

「何の仕事をするの？」

「子どもはいるの？」

　アンダーソン先生はタイラーに特別な関心をもち、校長室に招くことでタイラーの関心に応えた。その深い興味を学校に参加するのを支援するために使う機会と考え、アンダーソン先生は、約束を申し出た。もし、あなたが1か月間、クラスの活動に参加するために最善を尽くすことができたら、一日校長として自分の仲間にしてあげましょう、と。タイラーにとって、その意味するところは、机の下を這いまわるよりも集まりの時間に参加すること、取り乱すよりも助けを求めることなど、いくつかのことを改善できたら、この特典を得られるということだった。

　タイラーは気持ちを引きつけられ、すぐに同意した。担任の先生とともに、日々の達成状況を振り返った。十分に整った情動状態を保つための方略として、必要に応じて助けを求めたり、休憩をとったりする練習をした。タイラーは教室でとても注意深くなった。そして、適切に参加するために最善を尽くした。その月の終わり、校長先生との約束が成立し、タイラーは特別な日を迎えた。学校はその経験をアルバムに記録した。タイラーはスーツとペイズリー柄のネクタイで正装し、校長先生の周りや会議に影のようにつき従った。そして、校長室の角の小さな机に座った。タイラーは喜びにあふれ、学校の大切な一員になったように感じた。そして、自分にとって重要なことを追求し、うまく整った状態を保ち、必要に応じて支援を求める自分の力について学んだ。

❖熱中がトラブルの原因になるとき

　子どもの注目の対象が、どう考えても問題であるという場合もある。ガブリエルの特別な興味は、女性の足首だった。他の人なら、それはフェチだと見なされるかもしれない。しかし、10代の少年にとって、それは単に近づいて調べたい、引きつけられる対象だった。時折、ショッピングセンターや通りで、足首があらわなハイヒールの女性を見つけたとき、180センチメートルを超える身長のガブリエルはしゃがんでその女性の足首に触れようとした。ガブリエルのことを知っていて、彼が優しくて、穏やかな人間だと理解していても、当然、注意を引く足首をもつ女性たちは、どう応じればいいのか分からなかった。ガブリエルの行動の動機は悪意のないものだが、その行動は猥褻、脅威あるいは危険として解釈されるのも無理ないだろう。ガブリエルが黒人であったことから、彼の行動は、残念ながら、仮に彼が白人であった場合とは異なるレンズを通して多くの人に見られた（自閉と人種の問題については第11章の議論を参照）。

　そのような状況では、その人が自分自身を悪く思わないよう、本人の力に適切なレベルで、許される行動の範囲に関するルールや期待を理解するのを助けることが大切である。理解力の高い人に対しては、社会的状況の中で許容される行動や期待される行動のリストを作ることや、他者がどのように状況を受け止めるのか話し合うことが役に立つ場合がある。小さな子どもや理解が限られている人に対しては、何をすべきでないのかより、むしろ何をすべきかを強調して、より単刀直入にルールを伝えることが大切である。どのようなレベルの力の人に対しても、会話に頼るよりはむしろ、写真や絵、あるいはビデオのような視覚支援を用いることが役立つ。長期的なゴールは、たとえそれが情熱や興味に関連しているものだとしても、様々な社会的状況に適切に応じる感覚を

深めるのを助け、衝動的な反応を抑制し、うまく整った状態のままでいられるようになることである。また、自分の行動が他者からどのように見られているか、あるいは他者にどのような影響を与えるかを理解するのを助けることも重要である。

　子どもの深い興味がもっと他者にとって受け入れやすいものであったとしても、熱中が困難をもたらすことがある。私が最もよく聞く親の悩みは、自分の子どもが過度に恐竜、列車、アニメ、エレベーター、道順などの話題について話し、やめようとしないことである。親や友達は、その人の特定の興味を理解し尊重している場合でも、特に友達や大人が不快感を示したり、ただ聞くことをやめたりしていても、絶え間なく話すことは適切でないと本人が理解しているとは思えない場合は、やはりフラストレーションを感じるかもしれない。

　私たちは皆、好みの話題をもっているが、過剰に伝えていないか学ぶ必要がある。私がニューヨーク・ヤンキースのファンの人に会ったときには、二人で昨夜の試合のハイライトを思い出し1時間話すかもしれない。しかしファンでない人は、1、2分後にはうんざりして、どうして話をやめないのか不思議に思うかもしれない。もし私が、社会的手がかりをすらすらと読めるなら、両者の違いが分かり、自分の行動を変えることができる。しかし、もし、それらの微妙なサインを理解することが難しければ、私はその人が必死になって逃げようとするまでの間、すべてのイニングについて一球ごとに詳細に話し続けるかもしれない。

✣ 「時と場所」を教えること

　このことを理解するのを助けるのに、私が「時と場所」方略と呼ぶものを使うと役に立つ。他者は、特定の興味について聞きたいと思っているときもあれば、あまり興味をもてないときもある。親、先生、ジョブコーチはその人に、

列車の時刻表や朝食のシリアルに熱中することは悪いことではないが、その興味が「イカした」ものであったとしても、算数の授業や歯医者の予約の間や、その他の社会的かかわりのさなかずっと話すべきことではないと、説明できるだろう（例えば、「私たちは親族で集まってブランチを食べているのだから、皆、君が学校で何をしているかを聞きたがっている。しかし、1時には列車の時刻表について聞くことができるよ、いいかい？」というように）。それは、社会的理解を深めるための機会になる。一つの興味に集中することが適切か不適切か、そしてそれについて話すことが大丈夫な人かどうか、時と場所のリストを本人と一緒に作成することは有用である。単に話すだけでなく、カレンダーやタイムスケジュール表など、視覚支援を使うことで、理解を深めることができる。また、ロールプレイングやスマートフォンのリマインダーといった追加的な支援も理解を促進する可能性がある。目標は、熱中を封じ込めることではなく、望ましい会話の相手や遊びの相手として思われるようにするのを助けることである。

　実際には、練習や支援があったとしても、まだ「熱中を抑える」ことに問題がある場合もある。子どもであれ、10代の若者であれ、成人であれ、社会的かかわりがより流動的でうまくいくようになるのを助ける社会的な慣習やルールを理解することが発達的にできる段階にまだない場合もある。理解していても、その場その場で自分自身をモニターして衝動を抑制すること、他者の視点を考慮すること、あるいは情報を分かち合いたいという気持ちを抑えることが難しい人もいるだろう。近しい家族は、ある話題や興味に過度に集中する衝動をコントロールするのを助けるための方法を見つけたくてたまらないと思うことがある。仲間との違いを目立たせていることを心配している。家族や他の近しい人は、同じテーマについて何度も繰り返し聞くことに疲れているかもしれない。私は何度も、親の中でも特に忍耐強い人がついには「ただただやめてもらいたい」と言うのを聞いたことがある。

　そのような反応に関する問題は、**動機づけ**は何なのか問うことをしないで、**行動**に焦点を置いていることである。次のように問うことが不可欠である。他

のときよりもその話題に集中するときがあるか？　パターンがあるか？　もしかして、その人がストレスを感じるときではないか？　ストレスをもたらしている可能性があるものは何か？　どのようにプレッシャーや不安を軽減することができるか？　自分自身を落ち着けるために、その種の話を使っているのではないか？　もし、それがその人にとってそのような機能があるなら、この種の話を取り除くことは本当に優先すべきことか？　その人は自分自身の行動に気づいているか？　どうしたらもっと気づけるように助けることができるか？

　つまり、それは行動をやめることほど単純ではない。実際、それが第一の目標であってはならない。常に、初めの一歩は、行動の背景にあるものや動機づけは何か、そして可能ならばその人が体験している情動を問うことである。

　もし、絶えず自分自身の興味のあることを話すことで会話を始める人がいるなら、それはしばしば会話を始めるのに安心できる部分だからだということを覚えておくこともまた大切である。自閉人の方にとって、社会的かかわりは固定的な構造をもたず、他者が何を言うかいつも予測できるわけではないので、不安と混乱を引き起こさせ得る。だから、自閉人の方は自分の精通する領域に話題を限定することで、会話における予測性と快適さを生み出そうとする。

　子どもや10代の若者が、会話のスキルを身につけたり、磨いたりすることに助けを必要としたときは、社会的理解や関連する社会的コンピテンス〈様々な対人的状況において、社会的に是認された方法を用いて効果的な相互交渉を行う能力〉に焦点を当てたグループが助けとなり、会話の折り合いのつけ方や他者に耳を傾け他者への興味を示す方法についての気づきを得るための、安全で支持的な場となる。子どもを叱責し、自尊心を傷つける代わりに、すべての参加者が楽しめるような方法で、会話のスキルを練習したり、日常のかかわりのロールプレイングをしたりする機会がある活動やゲームのような、もっと前向きな選択肢を提供することが好ましい。訂正は、どんなによかれと思っても、時として、より繊細な人を「しっかりできていないんだ」と思わせてしまうことがある。それでやってみようと思えるだろうか？

❖ 強みを築くこと

困難も伴う可能性もあるけれども、熱中はしばしば自閉人の方々にとってとても大きな可能性となる。強い興味や情熱で始まるものは、よく似た興味をもった人や、生涯の趣味や、多くの場合キャリアにつながる手段となり得る。音楽への情熱と、一度聞いた曲をピアノで再現できる超人的な力をもった、マイケルのことを思い出してほしい。マイケルは40代の今、半ば独立して暮らしながら、自分の教会でオルガンを弾き、聖歌隊で歌っている。

マット・サヴェージ（Matt Savage）は幼い頃、母親がピアノを弾いていたら、耳を覆って叫びながら逃げ去るくらい、とても音に過敏であった。セラピーでその困難を克服すると、マットは優秀な音楽的才能を現し始めた。私がマットに会ったとき、まだ11歳だったが、すでにデイヴ・ブルーベックやチック・コリアのような伝説のジャズミュージシャンにその素晴らしいピアノの才能を認められていた。現在、マットは20代だが、国際的に知られるジャズピアニスト、作曲家、レコーディングアーティストであり、寛大で人を引き込む魅力をもっている。マットは自閉人である子どもに音楽を教える時間も作っている。また、チャリティ・イベントにも出演し、『ユニークリー・ヒューマン：ポッドキャスト』にも快く楽曲を提供してくれている。

ジャスティン・カナ（第10章参照）はよちよち歩きの頃、まだ話すことができなかったが、アニメ映画や漫画を見ることが大好きで、早くから絵を描く才能を見せていた。現在、成人した彼は、ニューヨークのギャラリーで作品を展示したり、ストーリーボードのアーティストとして働いたり、幼い子どもたちに美術を教えたり、ケーキ屋でバースデーケーキのデザインとデコレーションをしたりしている。

「ジャスティンの作品は、洒落っ気があり、満ち足りた気持ちにさせ、時に

は不思議な感動をもたらします。ジャスティンは一緒に働くアーティストたちを、よりよいアーティストに、よりよい人間になるよう鼓舞してきました」とジャスティンがインターンをしていたニュージャージー州のビデオ制作会社を経営するランドール・ロッシリ・ジュニアは言う。

　私のお気に入りの熱中にまつわるストーリーの一つは、自閉人の若い男性であるスタンフォード・ジェームズ（Stanford James）の話である。スタンフォードは、シカゴの公営住宅で、強い決意をもったシングルマザーに育てられた。幼い頃から列車への情熱をもっていて、高架線を列車が通り過ぎるのを見るために祖母のアパートの窓辺に立つことが大好きだった。

　「息子にとって列車の何がよかったのか分かりません。しかし、それは確かに彼をとりこにしたのです」と母親のドロシーは、『シカゴ・トリビューン*1』〈アメリカ中西部における主要な新聞〉の記者に語った。

　ドロシーは若く貧しくて、自閉について知識がほとんどなかったが、息子のために奮闘した。ドロシーはスタンフォードの興味を励まし、シカゴの広範囲に及ぶ交通網のルートとスケジュールの多くを暗記し極めていく、注目すべき力を息子が使うのを見守った。スタンフォードは20代前半のとき、シカゴ地方公共交通機関管理センターに就職し、旅客のニーズに合ったルートとスケジュールを見つけるのを助けている。

　スタンフォードはその仕事にうってつけであるだけでなく、地方公共交通機関管理センターの年間優秀社員に選出されるほど、やる気、集中、そして責任感を見せた。

　「スタンフォードは、どんな天候でも出勤しますし、いつも礼儀正しいのです」と監督者は新聞社に語った。

　「几帳面で、そしてそれはお客様の求めるものなのです」

　さらに大切なのは、スタンフォードが、自分の属する集団の中で自身を重要

＊1　『The Man with the Map in His Head』*Chicago Tribune*（2000年6月11日）

で価値のあるメンバーと感じていることである。スタンフォードが幼い頃、母親は、息子はどうなるのだろうかと思っていた。スタンフォードは客を助けた後に言う。

「私は想像の中で、『スタンフォード、お前は何でもできる、すごい男だ！』と言って、自分自身を祝福しています」

スタンフォードは、熱中に沿うことが導きとなり得ることのひとつの証である。

❖訳者解説

● 「こだわり」という言葉は、一般的には少なくとも、本章にある「熱中」と、次章にある「コントロールを働かせるためのもの」の二つを指して用いられている。両者を混同しないように本書では「こだわり」という言葉は用いていない。しかし、好きだから求めるものと、おそれや不安から求めるものとの境界線は曖昧な場合がある。結局のところ、適切な支援のためには、周りの人の都合を押しつけないこと、「なぜ」と問うこと、自閉人の方が世界との結びつきを広げたり深めたりしているかを見極めることが大事であり、本人の姿に学ぼうとする謙虚な姿勢が必要である。

● **ジェシー・パーク（Jessy Park）**：彼女自身や描いた絵についてはこのウェブサイトを参照。http://goodpurpose.org/portfolio/jessica-park/

● **弾力性（resilience：レジリエンス）**：「復元力」、「回復力」などと訳されることもある。困難な状況においても、しなやかに生きていく力であり、脆弱性の反対の概念。

第 **4** 章

信頼、おそれ、コントロール

　数分過ごしている間に、何かがドレイクを悩ませていることは分かったけれ
ども、それが何なのか、確かなところは分からなかった[*1]。

　数年にわたって、私は毎年何度か、両親にアドバイスや指導をするためにド
レイクのところを訪ねていた。家と学校とでドレイクの観察を行い、その後、
両親や学校のチームと懇談をしていた。秋の訪問は決まって9月で、学校が始
まって数週間経ったときだった。しかし、8歳になる年には訪問するのが数週
間遅れた。それまでは、ドレイクはいつもすごくうれしそうにしていたり、そ
うでなくても控えめな笑顔であいさつしたりしてくれていた。しかし、このと
きは私が着いたときから何か不安げで、私にかかわろうともしなかったし、私
がかかわろうとすると繰り返し抵抗を示していた。そこで、しばらくしてドレ
イクに尋ねてみた。

　「何かあったの？　私といることが、居心地悪そうに見えるよ」

　「バリー先生、いつも最初に来るのは9月だけど、なぜ10月なのにここにい
るの？」とドレイクはすかさず答えた。

　いつもより2週間遅くなったのだが、月が違うことが、ドレイクの心には大

＊1　本章の構想や洞察のいくつかはすでに、2009年の *Autism Spectrum Quarterly* に書いている。

きな違いと感じられていた。話し合ったわけでもないのにドレイクは、私の訪問の周期を自分の中で定めていた。そのことを誰も理解していなかったので、私がいつもより遅く来ることをドレイクに説明しようとする者はなかった。そのために、ドレイクは自分の世界の秩序に変更が生じる理由を理解することができていなかったのだ。

そのことを知らなかったために、私はドレイクの信頼を損ねてしまった。ドレイクは、物事がいつもどのように起きたかという事実、あるいは少なくとも、それについての彼なりの記憶に基づいて、物事の起こり方についての理解を深めていた。しかし、そのとき、私のことを、あるいは自分が理解していた世界を信頼できるのかどうか、疑問に思う理由を得たのだった。

❖ 信頼の障害

ドレイクの反応は、自閉の中核的な困難を浮かび上がらせてくれる。スペクトラムにいる人々の大多数にとって、まさしく自閉は信頼の障害として理解することができる。神経学的な困難から、自閉人の方々は三つの大きな壁に直面している。自分自身の身体を信頼すること、自分を取り巻く世界を信頼すること、そして最も大きな困難は、他者を信頼することである。

『Born on a Blue Day』〈邦題：僕には数字が風景に見える〉の著者であるダニエル・タメット（Daniel Tammet）は、1週間で一つの言語を習得し、22,000ケタ以上の円周率を想起する記憶力の持ち主として知られている。『60 Minutes』〈アメリカのテレビのドキュメンタリー番組〉のインタビューで、ダニエルは子どものときに周りに溶け込むことがいかに難しかったかを語った。周囲の子どもたちの行動を予測することが難しく、居心地が悪かった。社会的かかわりの微妙なニュアンスが分からずに、困ってしまうことが多かった。それで数字に慰めを見出した。

「数字は友達で、決して変わらない。彼ら（数字）は頼りになる。私は彼らを信頼できる」と語った。

　私の友人で、成人のアスペルガー障害でもあるマイケル・ジョン・カーリー（Michael John Carley）は、自閉人の方々のための自己権利擁護運動のリーダーでもあるのだが、かつてこのように述べていた。

「不安の反対は平穏ではない。それは信頼である」

　この洞察に満ちた言葉は、スペクトラムにいる人だけではなく、すべての人に生じる不安が何によって作られているのかを述べている。そして私たちがなぜおそれに対応し、しばしば人体、環境、人間関係をコントロールする方法を模索しているかも説明できる。そして、これらの傾向は自閉人の方々によりいっそうよく当てはまる。

❖身体への信頼

　定型発達の人々が普通の風邪を引いて目覚めたならば、少し不都合を感じるだろう。あなたは以前に風邪に罹（かか）ったことがあるだろうから、経験上、また調子がよくなるまでに数日間は咳や鼻水が続きそうだということを知っている。しかし自閉人の方々が同じような症状を経験したときには、不安やおそれの反応を示すかもしれない。私に何が起きているの？　なぜいつものように息ができないの？　これが永遠に続くの？

　そのような反応は、より重い病気に罹った際にほとんどの人がとる反応と変わりがない。数年前、私は重い手根管症候群を発症した。家の暖房のために、長年薪割りをしていたことが大きな負担となった。私は幼い頃からドラムを演奏していたが、そのときは演奏しようとしても手が麻痺していて、ドラムスティックを握ることができなかった。新聞を読もうと手に取ると、針で刺したような痛みが指を襲った。私の腕と手首は、それらを普段信頼していたときの

ようには感じたり動いたりしてくれなかった。突然、私はその状態が引き起こす将来について焦りと不安を覚え、**自分の身体を信頼できなくなった。**幸い両手首の手術は成功し、症状は軽減した。きりきりする痛みはどこかに消え、麻痺は軽減した。私は自分の手を信頼でき、再びドラムを叩くことができた。

　がん患者は、しばしば似たような困難を経験する。ある意味ではがんは、自分自身が自分の身体を攻撃していると考えることができる。疾病によるストレスの多くは、身体に変化が生じることと将来起きることへの不確かさと、そして、再び自分の身体を信頼することができるのかという、先ほど挙げたことと同じ疑問によるものである。

　自閉人の方々のうち、かなりの割合の人が運動障害に対処していて、様々な身体部位に不随意運動が見られることもまれではない。マーティンは、特に調整不全を感じたとき、あごが動き手を突き出してしまうこと、そしてその他の予測できないチックに戸惑い、母親に訴えた。

　「僕はおかしくなってしまうの？」

　「どうしてそう思うの？」と母親は返した。

　「自分ではコントロールできないことを僕の身体がするんだ」とマーティンは答えた。

　同様に、無発話の自閉人の方々は、運動障害のために、明瞭な言葉を発することに苦戦していることをしばしば報告する。バージニア大学で、文字盤やキーボードを使ってコミュニケーションをとる、無発話の自閉人の方々のグループ「トライブ」のメンバーに会ったとき、多くの人が、日常生活の中で自分の身体をコントロールすることがいかに難しいかを指摘していた。子どもの頃、知的に障害があると見なされ、ひどく攻撃的だと見なされていたイアン・ノードリング（Ian Nordling）は、20代前半までに身体のコントロールに取り組み、文字盤で言葉を綴ることでうまくコミュニケーションがとれるようになったという。

　「私が進歩したのは、自分の狂った身体がどのように働くかを教えられてか

らです」とイアンは言った。

「私は文字盤と、目的をもった運動作業の練習を通して、自分の身体をコントロールすることを学びました。言葉を綴ることから始まり、今では全身をコントロールする作業へと変化しています」

懸命な努力の結果、イアンは補助代替コミュニケーション（AAC）を通じて流暢なコミュニケーションができるようになり、自分の身体をよりコントロールし信頼できるようになった。そして、彼は自分の多様なコミュニケーション手段に発話を加えることに取り組んでいる（自閉スペクトラムにいる無発話の方たちについては第11章を参照）。

アスペルガー障害の3年生のコリンは、以前、とても緻密に描かれた二つの図式を見せてくれた。一つは自分の脳の図面で、もう一つは「普通」の脳と名づけられた図面であった。その普通の脳は左右対称の行と列が大脳全体に描かれ、整然としたイメージのきちんとした格子状になっていた。コリンの脳の図面は騒がしくて混沌とした散らかりようで、様々な形と大きさで凸凹に部位が分けられていた。そこには、絶えず自分の心を奪っている映像の配信元として映画館が表現されていた。コリンは脊髄を自分が苦しんでいる「けいれん」の発生源として位置づけていた。脳の中の最も大きい部位を「おかしな場所」と名づけ、思考や行動をコントロールできないときに、その部位を非難した。

明らかに、コリンは自分の脳を信頼できないということを表現しようとしていた。

✤ 世界への信頼

たとえあなたが自分自身の身体は信頼できるとしても、私たちを取り巻く世界を信頼するのは難しい。私は幼い自閉人である子どもをもつ親にしばしば問いかける。

「あなたの子どもは何に対して最も心を乱しますか？」

しばしば欲求不満の源は機械のおもちゃが動かなくなることだったりする。おもちゃの車の電池が切れたり、iPad がフリーズしたりといったことが、本格的なメルトダウンの引き金となる。それぐらいのことで、子どもがそのような強い反応をするので、親はしばしば不可解に思う。しかし子どもの立場から見れば、自分のもっている物の働きについての秩序感が乱されたことになる。その子どもは信頼できない世界に直面しているのである。

そのうえ子どもたちは、このような体験をより微妙なやり方で表現する。シャロンは、6歳の息子が秋のある週に明らかに調子が悪くなると気づいていた。しかし、その変調は学校や家庭での日常とは無関係のように感じていた。息子のドミトリは実際には慰めようもないほど混乱し、食事もとれないほどであった。間もなくして、シャロンには原因が分かった。その変調はサマータイムから標準時に切り替わった直後に生じていた。ドミトリの習慣が損なわれていたのである。数か月間、家族はまだ外が明るい時間に食事をとっていたが、今度は、急に、暗い時間に食事をしなければならなくなった。

「昼間とは何か、食事はいつすべきか、信頼ができなくなったようです」とシャロンは言った。両親が予告なしにルールを変更したとドミトリは思ったのである。混乱したのも不思議はないだろう。同じような理由で、多くの親が他の家では待ち望まれる期間であるはずの学校の長期休みをおそれる。習慣の変更が、自閉人である子どもをひどく混乱させるからである。

15歳のマシューは、また違った自分を取り巻く世界への信頼が揺らいでしまう経験をした。私が家を訪ねたとき、彼は興奮気味に最近家族でニューヨーク市に出かけたことを話してくれた。

「旅行は楽しかった？」と私は尋ねた。

「楽しかったよ。95号線の87番出口で4分遅れ、それから54番出口で3分遅れたことを除いてはね」とマシューは答えた。さらに、家族が遭遇したすべての遅れと回り道を母親が止めるまで話し続けた。マシューが三日間の旅行で

覚えていたことは、事が想定どおりに起きなかったときのことだった。つまり、それは世界は信頼できないということに気づいたときのことだった。

　私が発達障害のある子どものためのサマーキャンプでカウンセラーを務めたときにお気に入りだったキャンプメンバーの一人は、大柄で元気なスペクトラムにいる12歳の子で、カーリーヘアーで赤い頬をしたデニスであった。ある月曜の朝、私たちのグループはバスで遊園地に出かけた。デニスはジェットコースターと観覧車が大好きで、数日間、この旅行の話に執着していた。しかし遊園地にバスが着いたとき、残念なことに駐車場が空っぽなことに気づいた。運転手はブレーキを踏み、私と相談しようともせずに、うっかり悪い知らせを口に出した。

　「悪いね、きみたち。遊園地は閉まっているよ」

　デニスの反応は爆発的であった。私に詰め寄り金切り声で「嫌だ！　嫌だ！　**嫌だ！**」と叫んだ。デニスの視線はさまよい、突然、私に拳を打ちつけてきた。私は仲間の安全を確保しながら、デニスをかわそうとした。デニスは逆上して私を揺すぶり、服を破き、爪を私の腕と胸に食い込ませ、深い引っかき傷を作った。それは普段は楽しげな子どもがコントロールを失った状態で見せた、痛ましくゾッとする様子だった。

　私は仲間の助けを借りてデニスを椅子に移した。そこでデニスはクッションに顔をうずめ、激しく体を揺すっていた。明らかにこの事態に混乱し、ショック状態にあった。うまく整った状態のときには、楽しげで周囲の誰にも笑顔を見せるかわいい男の子である。しかし不安やおそれ、あるいは混乱の高まりを経験しているときは、メルトダウンにつながり、しばしば親しいと感じている人を強く求めた。どうしてか？　そのとき、世界がデニスの信頼を打ち砕いたからだ。それは、あたかもハンマーで打ちつけられているかのようだった。私たちは、この日の遊園地を約束していた。思いがけなく、そして唐突にデニスの期待はかき乱されてしまった。

　幸運なことに、私は素晴らしい介入によってその状況を取り繕うことができ

た。デニスが落ち着き、私も自分を取り戻してから遊園地は閉まっていると説明した。そのとき、天から言葉が降りてきて、次の瞬間にはこう口にしていた。

「でもね、私たちはマジカルミステリーツアーに行こうとしているんだよ」（それはビートルズのアルバム『マジカル・ミステリー・ツアー（Magical Mystery Tour）』が発売された数年後の1970年のことであった）。瞬時にデニスは私を見上げ、「マジカルミステリーツアー？ マジカルミステリーツアー！ マジカルミステリーツアー！」と繰り返した。

私たちカウンセラーは、慌てて新しいプランを考えた。すぐに運転手に近くに他の行き先があるか尋ね、そして午前は小さな動物園に、その後はミニチュアゴルフに出かけるよう予定を立てた。このプランを子どもたちに伝えたときには、デニスは気分をもち直し、その日一日、最後まで楽しむことができた。そして、改めて遊園地旅行に行くことを約束した。

私は感情の爆発が、デニスのコントロールとさらには意識までも完全に超えたのだと理解した。神経学的な基盤がある障害ゆえに、予期せぬ出来事が極端な反応を引き起こした。しかし私はその日の教訓を忘れることができない。自閉人の方々の中には、予兆なしにいきなり激昂する人がいるということ、ひどく調整不全になったときに、最も信頼している人々に不満や混乱を表出するということ。そして、いろんな形で信頼は破綻してしまうということ。

このような混乱は、新型コロナウイルスの大流行の始まりにより世界中の人々が感じたものであり、日常生活をしっかり送るために築いてきた習慣や世界を信頼できなくなったときに生じる不安の確かな表れであった。健康と安全が最優先される中、私たちの多くは予測不能な事態を経験した。学校は対面式なのか、それともバーチャルなのか？ 休暇のためにわざわざ飛行機に乗るか？ 宗教行事や冠婚葬祭など、人と人とのつながりが重要な行事は中止されたり、オンラインに移行したりした。ワクチンは効くのだろうか？ 不安症やその他のメンタルヘルス上の課題が、神経発達の違いのある人たちだけでなく、人々全体に蔓延したのも不思議ではない。

❖ 人々への信頼

　自閉人の方々にとって、信頼に関する最も明らかな困難は他者を信頼することである。多くの人は身振りを直感的に読み、他者の行動を予測する力を神経学的に備えている。人の身体のありようや、人が他者に向ける視線や、あるいは社会的文脈に基づいて、潜在的に判断を行っている。そうすることで、人の意図や、かかわりをもちたいかどうか、さらには一緒にいて安全かどうかさえ見定めている。しかし、それはしばしばスペクトラムにいる人にとっては難しい。ロス・ブラックバーンは、毎日、他者が自分に近づくたびに他者の意図を理解しようと試みながら生活していると説明した。

　「なぜなら私はスペクトラムにいない他人の行動を予測することが難しいからです。人は突然私の前を横切り、私を脅かします」

　ロスの洞察によって、クリストファーに見られた防衛反応を説明することが容易になる。高校生のクリストファーは、機器を使わないタイプのコミュニケーションボードの絵を指差したり、iPad の音声出力を使ったり、フレーズを繰り返したり、一度に一つの単語を発したりするなど多様な形態でコミュニケーションしていた。高校の廊下で、同級生や先生から突然「ハイ！　クリス」と声をかけられると、まるでナイフをいきなり突きつけられたかのように反射的に後ずさりし、びっくりした様子で隠れてしまう。

　信頼できるのは誰か、周囲の人が次に何をするのか分からずにいるということは、爆弾処理班で働く兵士のように、常に警戒状態で生きていることを意味している。あらゆる物や人を用心し、厳戒態勢を取り続けている生活を想像してみてほしい。もしあなたの神経機能が常に高い警戒状態にあったとしたら、周囲のあらゆることに注意を向けられるだろうか。じきに疲れ切ってしまい、うまく注意が働かなくなるであろう。あなたのすべてのエネルギーは、自分を

守り抜くことだけに使われることになってしまうであろう。

　それとは逆の困難を感じている自閉人の方々もいる。他の人よりも動きや反応が鈍く、警戒心が薄く、周囲の人や出来事に無頓着なように見える人である。そのような人の気持ちを読み取るのはより難しいことも多い。なぜなら表情があまり変化しないからだ。覚醒の低い状態にあるときは、まるで寝ぼけて焦点が定まらずうろうろしているようである。専門家はそのような人を「低覚醒バイアス」をもっていると言う。問題行動が少ないために、うまく整った状態であるように見え、とても行儀がよいように見えるので「良い子」や「問題がない」と思われることが多い。しかし、それは、不安を感じていないことを意味するのだろうか？　必ずしもそうではない。そのような子は調整不全を感じているときには、不安を外に表すのではなく、自分の内部にため込んでいく傾向にあるのである。その不安な気持ちは徐々に高まっているのだが、不安や調整不全のサインがとても微妙なもので、外からは見えにくかったり、ごくわずかな表れであったりするために、感情の爆発やメルトダウンを予測することは難しい。

✛ おそれの役割

　私たちは誰でも、よく分からない状況や脅威を感じる状況に直面する。私たちが危険や危機を感じるときの通常の反応はおそれであり、戦うか逃げるかである。自閉人の方々は同じように生得的な反応をもっているが、反応の閾値がより低く、特に反応性の高い特徴をもつ人はそうである。強い情動反応が簡単に引き起こされる。不安の原因は必ずしもライオンや炎や銃を持った人というわけではない。信頼が破綻したときや頼りにしている秩序が崩れたときに、おそれが襲ってくる。

　テンプル・グランディン（Temple Grandin）は、おそらく世界で最も知られて

いる自閉人である。動物学の教授でもあるグランディンは、自信と平静について伝えてくれる非常に優れた語り手である。しかし、自分自身の人生における主たる情動について「私の基本的な情動は、今も昔も常におそれである」とよく表明している。グランディンのおそれの最も大きな源は感覚の感度にある。例えば、雷にはほとんど影響を受けないにもかかわらず、トラックのバックの警告音には心臓がドキドキしてしまう。また、予期せぬ日常の変化も、彼女にとって大きな不安の引き金となる。

このようなおそれは、私が初めて出会うスペクトラムにいる子どもたちにもしばしば見られる。それは子どもたちの瞳の奥や身振りの中に現れている。学校の混雑したざわめく食堂や騒々しい体育館のような過剰な感覚的負荷にさらされているときなど、子どもたちが不安だと感じる状況に直面しているとき、私はその子たちがおそれを感じていることを見出す。

私はある春の日、休み時間に、極端な不安を瞳の中に表す2年生のジェレミーに会った。それはクラスで校庭に出て遊ぶ時間のことで、ちょうど他の子どもたちが休み時間で楽しくウキウキとしているときに、ジェレミーは強く抵抗し、抗議し、そこに入って行くことを拒んでいた。

理由は後から分かった。校庭を囲む植込みにチョウが集まっており、ジェレミーはそれに怯えていたのだ。なぜジェレミーはチョウを怖がっていたのだろう。ほとんどの子どもはチョウを美しいとか魅力的だと感じるのに。チョウは噛んだり、刺したり、音も出さない。ジェレミーがコントロールを失うほどの怖さとは何だろうか。それは、ジェレミーはチョウが何をしでかすのか予測できなかったからなのである。おそらくは、以前チョウが手か顔に止まったとき、追い払えなくて怖い思いをしたのだろう。チョウというものが、どんなものか理解できなかったのではないか。そして、チョウはどこからともなく飛んできて、予測不能な動きで飛びまわり、自分を驚かせるものと感じてしまっていた。ジェレミーの発達段階では、チョウが鼻に止まっても自分を傷つけることはないのだと考えることができなかった。コミュニケーションのスキルがとても限

られているために、ジェレミーをよく知らない人は、彼のことを訳が分からない、気持ちがひどく動転した子どもであると判断するかもしれない。しかしジェレミーの行動には意味があった。きわめて原初的なレベルで、ジェレミーは安全を守ろうと試みていたのである。

ジェレミーを助けるために、紙で作ったチョウを近くに飛ばし、「チョウさんバイバイ」と言うことや追い払ったりする遊びを通して、コントロール感を得られるよう、担任の先生に助言した。また、チョウが有害でないことを理解するためにチョウについて書かれている本に目を通したりした。時間をかけて見方を変えるこの取り組みはジェレミーを不安から解放した。

リリーにはユニークなおそれがあった。リリーは彫像を怖がっていたのだ。7歳のときにクラスでランチタイムに公園を散歩しているときに、リリーは馬に乗った男の像を見つけた。すると、リリーの顔に恐怖が表れた。なぜ動かないブロンズ像を怖がったのだろうか？　それは理屈に合わないからであった。人のようにも**見えるし**、馬のようにも**見える**。しかし、リリーが知っていて理解している法則では人や動物は動くものである。公園の像は、人とは何か、動物とは何かというリリーの概念を壊してしまった。そのためにリリーは落ち着かず、不安になり、怖がっていたのだ。像のように止まっていたり、ロボットのように動いたりする上手なストリートパフォーマーを見つけて、つまり、本来とは違う振る舞いをするのを見て同じような反応を示す自閉人である子どもを見たこともある。

✥ 子どもがおそれを克服するのを助ける

自閉人の方々が何かしらのおそれを感じたとき、それを克服することは難しいものとなる。ネッドはニューヨーク市の学校に通う5年生だが、先生からフェリーに乗ってスタテン島へ行く遠足がもうすぐあるということを聞いたと

きに恐怖が募った。その計画はクラスメイトにとっては想像をかきたてるものだった。興奮した雰囲気の中、ある女子が水の中に放り出されるくらいの波のことについて尋ねた。ある男子はフェリーからクジラを見ることができるか知りたいと求めた。ネッドはといえば、ニュースで聞いたあるボートの事故のことに執着した。そしてもう一つの不幸についても話した。それは「タイタニック号」の沈没事故のことである。それらの連想がスタテン島へのフェリー旅行は、とんでもないことだということをネッドに意味づけた。ネッドは、クラスの遠足への参加を考えることすら頑なに拒否した。

　遠足の日が近づくにつれ、ネッドの頭は、ますます「タイタニック号」のことでいっぱいになった。ネッドは災害の映画や写真を見たがり、魚が泳ぎ回る海の底で何が起きそうかについて先生と両親に繰り返し尋ねた。明らかに、そのことでますます遠足に参加することが難しくなってきていた。

　アドバイスを求める先生や両親に私が会ったとき、その難題、つまりネッドが安全を感じていないことについて話し合った。私たちは、確かに安全だと思える情報を与えることが大切だということで一致した。私は一緒に、フェリーの上ではライフジャケットを着ることと、もし問題が起こっても救命ボートが使えることを説明した。ネッドは**問題**という単語が出るまでは落ち着いて聞いていた。しかし、その言葉を聞いたときに突然「どんな**も・ん・だ・い!?**」と口にした。そして、不安や緊張がより強まってしまった。

　ネッドを落ち着かせるために、そして励ますために二つの解決策を提案した。一つ目は、ニューヨークのバッテリーパーク〈海岸沿いにある公園〉にあるカラフルな旗を見つけたりして、船の上で友達と楽しめるよと伝え、ネッドが前向きな気持ちと結びつけられるように努めた。二つ目は、勇気という考え方を伝えた。

　「勇気があるということは、怖いと感じても挑戦することだよ。それは君が一緒にいる人を信頼することだよ」と私は話した。

　私たちは行くことを強要はしなかった。ネッドは怯えていた。そのおそれの

ためにネッドは調整不全を引き起こしていた。ネッドの意志に反して無理に遠足に参加させることは、悪い事態をもたらすだろう。周囲の大人への信頼も崩れるだろう。遠足に行こうと思うことが、ネッド自身の選択であることが大切である。両親との相談の後、私たちはネッドに、おそれに向かう勇気をもつという選択肢について話した。一方で、その日に母親と家で過ごすという選択肢も与えた。ネッドが決心するために、遠足まで数日間待った。ついに出発の日、ネッドは結論を出した。

「僕は勇気を出すよ」

ネッドは遠足に行き、クラスメイトと楽しい時間を過ごした。1か月後に再会したとき、大きな声で私に伝えてくれた。

「バリー先生、僕はフェリーに乗ったよ。船が揺れたときは少し怖かったけど、僕には勇気があったよ」

私はネッドが満足感を抱いていると感じたし、両親も感じていた。ネッドは自分がうまくやれたと思った。その後、ネッドは勇気をもつことがこれまで避けていた困難に立ち向かう助けとなるという考えを、頻繁に快く受け入れられるようになった。そして、より支援が必要なときには他者を信頼できることも知った。

ネッドの不安は、ほとんどの人が楽しいと感じるであろうことが、自閉人である子どもにとってはおそれを感じさせることになり得るということを思い出させてくれる。以前、私は自閉人である小さな子ども向けのホリデーパーティーの企画を手伝った。ホリデーパーティーに参加することがとても難しかったりできなかったりする子どもたちに特別な場を作ることが狙いだった。私たちは親に、自分の子の行動について説明したり謝ったりする心配をせず、くつろいでいてくださいとお願いした。先生、親、そしてこの企画のボランティアスタッフは、子どもたちが居心地よく楽しめるように、刺激が少ない静かな雰囲気を作るように心がけた。子どもたちが快適に過ごせるように、お気に入りのおもちゃを持ってきてもらったり、好きな活動を選べるように視覚支

援を提供したり、プレスクールのプログラムで馴染みのある過ごし方を組み込んだりした。

　すべて順調だった……サンタが来るまでは。サンタクロースの役を頼まれたボランティアは、ある父親の同僚であったが、自閉について知識がなかった。突然、サンタはドアを激しくノックし、眩しいほどの赤い服で「ホーホーホー！」と叫びながら部屋に走り込んできた。サンタの不意の乱入に子どもたちはびっくりし、部屋中に散らばった。床に伏せて泣き叫ぶ子どももいれば、親の元や部屋の隅やクローゼットに逃げる子どももいた。ただでさえそんなに慣れてもおらず、刺激の強いイベントの中で、サンタは子どもたちの感覚に津波のように押し寄せ、子どもたちにはなんともできなかった。どんなに準備をしていても、どこにでもサプライズはあるのである。そして多くの自閉人の方々はサプライズに対してうまく対応できない。私たちはその状況にできるだけの対応をし、子どもたちが落ち着くようにできるだけのことをした。

　予期せぬ出来事でおそれや不安に陥ったときに、自閉人の方々は様々な反応を示す。逃げる、パニックになる、時にはシャットダウンし、ヘッドライトに驚いた鹿のように固まる。先天性筋剛直症のヤギは、興奮や脅威を感じると失神し、足の筋肉が固まり、地面に崩れ落ちる。それは、多くの自閉人の方々に起こることと似ている。圧倒されたり、不安や恐怖を感じたりすると突然その場に固まってしまう。たいてい目を閉じ、耳をふさぎ、外界をシャットアウトしようとしたり、恐怖で逃げ出そうとしたりする。ロス・ブラックバーンが話しているように、非常に不安な状況で働く救急隊員やその他の人々は、自分の反応を管理し、精神的に安定した状態を保つための多くのトレーニングを受けているが、自閉人の方々はそのようなトレーニングを受けていない。

　このような反応は、親や親しい友人たちに明らかな矛盾を疑わせる。なぜ怖がる**べき**他の多くのものには怖がら**ない**のに、ありふれた像やチョウといった無害なものに怯えた様子を示すのか？　なぜ像に怯える少年が、何のおそれもない様子で道に飛び出したり、高い屋根に登ったり、ジェットコースターに乗

りながら立とうとしたりするのか？

　本当は恐ろしいはずの状況なのにおそれを感じない子どもや一部の成人を理解することは大切である。確かに本人はおそれていない。自閉人である6歳の女の子が屋根に登っているとき、その子はその状況を分かっておらず、その危険性を考えていない。**登らないと見られないものがあるから登ろう**というように、直感的に行動している。リスクを感知していないから、そのリスクを考慮していない。身をもっておそれを感じておらず、実際に興奮や喜びを得られそうな場所に身を置いてしまう。脳はこれが危険になり得るという警告を発していないし、行為が危険につながる可能性を予期していない。同じ子でもチョウについては、それをコントロールできないので、怯えてしまうかもしれない。しかし、20フィート〈約6メートル〉下の地面に落ちることは予測に入ってこない。一瞬の感情に焦点を当てているため、起こるかもしれない悪い結末を心配していない。このような問題に取り組むために、自閉人の方々へのプログラムでは、安全の問題を取り上げ、危険にさらされるような状況や有害となる可能性がある状況の理解を促すものも多い。

　こうした試みは、自閉人の方々が警察やその他の救急隊員に対する反応を理解するうえで非常に重要だが、それは双方向の関係にある。自閉についてあまり知らない警察官が迫ったり、大きな声で話したりすることで、自閉人の方々が強い不安を引き起こし、引きつったり逃げたり、指示に従わなかったりという反応を示すことがある。警察官は、こうした反応を罪の意識の表れだと解釈し、より過激な対応をすることがある。このような問題を認識し、現在では多くの警察機関が自閉に関する研修を徹底している。自治体によっては、状況を把握し、差し迫った危険がない場合にはサポートを提供するために、警察官ではなく、トレーニングを受けたメンタルヘルスの専門家を第一対応者として派遣している。

✤ コントロール　おそれと不安に対する自然な反応

　信頼感が揺らぎ、おそれや不安を抱いたとき、コントロールを働かせようとするのは自然な反応である。自閉の専門家の中には、コントロールに関して否定的な言葉を使って話す者もいる。

　「あー、また周りをコントロール〈支配〉するような態度をとっているよ」

　「会話をコントロール〈支配〉しようとしている」

　しかし、その根底にある動機づけを理解すると、多くは不安や調整不全に対処するための方略に当たる行動であることが明らかとなる。専門家の中には自閉人の方々がコントロールしようとするのをやめさせ、自分のコントロール下に置くことに力を注ぐ者もいる。しかし、それをしてしまうことは助けとならない。むしろ、十分に整った状態を保つための方略を妨げ、**ますます**調整不全になってしまう。

　列車や恐竜や自動車といった深く関心をもつことについて絶え間なく話すことは、コントロールを働かせるひとつの方法である（第3章参照）。子どもは、他者が何を言い、何を聞いてくるか予測できずに、社会的関係の中で不快や不安を感じているのかもしれない。しかし自分の興味のある分野について長時間一人で話して沈黙を埋めるとき、その子はある種のコントロールを感じている。話すことによって、知らないことへの不安を避け、オープンエンドな会話の予測不能性を弱めることができる。

　不安に対して極端にしゃべることで応じる子どもがいる一方で、沈黙という保護に入り込む子どももいる。11歳のグレースは新しい学校に転校したところだった。グレースは学校の食堂で過ごしたり、クラスメイトに受け入れられたり、セラピストとゲームをしたりしてうまく参加していた。しかし決して話をせず、笑いもしなかった。

話す能力がないということではない。グレースは前の学校では話をしていた。しかし新しい学校という状況では、しゃべらなくなってしまい、その代わりに、自分のニーズを伝えるためにジェスチャーを使った。7週間で聞いたのは、ある場面で「チーズ」とささやいた1語だけであったと職員が報告した。

母親は、グレースが家ではオウム返しが多いもののよく話をしており、音読もできると報告した。ホームビデオの中では、グレースは微笑んだり声を上げて笑ったりしていた。母親は職員に、娘に話をするようプレッシャーをかけることはグレースの不安を増やし、効果よりもダメージが大きくなるおそれがあるので、そうしないよう依頼した。私は、校区のコンサルタントとして様子を見に行ったとき、これに賛同した。グレースの意志に反して話すことを強要するよりも、活動への積極的な参加や、（話し言葉でなくても）彼女自身がコミュニケーションしようとすることを励ますことが、グレースとの信頼関係を築くために重要であった。

グレースは自分の意志で頑なに話すことを拒んでいるとして、「横柄」、「サボっている」とか「避けている」と決めつけてしまう専門家もいるかもしれない。しかし私には、何を信頼すべきなのか、誰を信頼すべきなのかまだ分からずに、新しい環境についての不安をもち、警戒心を解いていない賢くて能力のある女の子に見えた。話さないということは、コントロールを働かせ、新しい環境に順応し、快適に過ごすためのチャンスを自らつかむという、うまく対処するための手段であった。グレースは選択性緘黙のいくつかの兆候を表していた。それは、自閉スペクトラムにいない子どもにも見られる。それは発話や言語の問題ではなく、明らかな不安の問題の表れである。

徐々に、先生やセラピストはグレースと信頼関係を築いていった。グレースの気持ちが楽になって準備が整ったとき、彼女は学校で声を出し始め、徐々にクラスメイトと笑いながら交流し、話し始めるようになった。信頼関係が打ち立てられた。強要しないという母親の直感は正しかったのだ。

❖ どのように人はコントロールを働かせようとするのか

　世界を理解するための自分なりのルールを作り出し、自分なりの理屈で行動しようとするような、直接観察できないやり方でコントロール感を得ようとする人もいる。2年生のホセは、8歳の誕生日会の計画を立てていた。参加者リストを考えたが、クラスの男の子のあるグループだけを招待しようと決めた。両親や先生は、女子や学校外の生活で会う子どもたちも含めた方がよいと提案した。しかしホセは男子だけで、かつ自分のクラスメイトだけだと言い張った。ホセが他の子どもたちが好きでないということではない。ホセは生活で会う多くの子どもたちにたくさんの興味をもっていたが、ある理由で特定の範囲だけに招待客を限定した。

　ホセの小学校での月例相談の間に、母親、先生、そして、ホセにかかわっているセラピストの一人と、誕生会に臨むのをどうしたらうまく助けられるかを話し合うために会った。多くの大人は、なぜホセが招待客についてとても頑なのだろうと言って不思議がった。ホセは無関心で排他的なのだろうか？　私はそうは思わなかった。私は単に彼が圧倒されていたのだと思った。ホセはこれまでこのようなイベントを計画したことがなかった。生活で出会う人々全体を考えるということに圧倒されているように感じられた。コントロールを働かせようとするためのホセなりの方法は、思いつきのようにも見えるが、今後起こり得る圧倒されるような可能性を狭めるためのルールを作ることであった。そのルール作りは物事をシンプルにし、不安を落ち着かせるものだった。

　両親はホセがパーティーにより多くの子どもたちを招くよう勧めたいと思っていたが、私は、長々とした説明でホセの論理に訴えかけることや、理解できないルールを課すことではうまくいかないことは分かっていた。私たちは、ホセがボードゲームを好きだということを知っていたので、いとこやクラスメイ

ト、野球のチームメイト、男子、女子など、子どもたちの様々なカテゴリーが書かれたゲームのようなマスを作成した。先生とセラピストは「誕生会ゲーム」のルールをいくつか提案した。クラスメイトから1人の男子、いとこから男の子1人と女の子1人のように、各マスの中から少なくとも1人を選ぶというルールである。彼が理解しているルールのあるゲームだったので、ホセは楽しんで遊んだ。各マスから少なくとも1人選んだ後に、望むなら他の子どもも選べるようにした。このカテゴリーはホセにとって分かりやすく、論理的で予測しやすく、楽しいと感じるプロセスであった。最も大事なのは、その構造によって、かつては脅威であった選択が容易になったことである。要するに、ホセはコントロール感と当事者意識を感じられた。私たちは、ホセが誘う子どもたちのバリエーションを増やすことを押しつけたのではなく、彼自身がより誘いやすいと感じるような状況を作っただけである。

　コントロールを感じたいというニーズは、自閉に関連したより厄介な困難の一つである食習慣について説明することを助けてくれる。親はしばしば、なぜ自閉人である子どもがそんなにも食べ物を選り好みするのか不思議に思う。特定の色の食べ物（たいていはベージュ）を選ぶ子もいれば、皿の上でチキンにブロッコリーが触れているだけで食べない子もいる。私が勤めていた自閉人である子どものための就学前プログラムでは、子どもはサンドイッチの中身の好みが各々に違っていて、ほとんどの子どもが毎日、昼食でサンドイッチの具を食い入るように見ては、嫌いなものが混入していないことを確かめていた。ブライアンという男の子は、チーズを食べなかった。母親がこっそり小さなかけらを入れたとしても、注意深くそれを取り除いていた。

　これらの好みは、しばしば感覚の困難と関連している。子どもたちは特定の食べ物の舌触りや温度、匂いや味に悩まされている。食べ物の選択や給仕のされ方や食べることにまつわる儀式は、すべてコントロールを行使する方法であり、世界をより安全で信頼できると感じるための試みである。

　実際、無発話の自閉人の方々が、食の好みについて、派手に伝えようとする

ことがしばしばある。私が19歳のとき、2回目のサマーキャンプで出会った15歳のロンの話である。ロンは体が大きくがっしりしていて、うれしいときや苦痛のとき以外は話をせず、甲高い喃語のような音を出す以外はほとんど声を出さなかった。暑い8月の日に、短パンに紐なしの黒い軍用ブーツを履いていた。ロンは自分の安定を保つための細かな儀式をたくさんもっていた。居室から食堂へ向かう道中では、いつも敷石の道の石に合わせてどたどたと歩き、楓の木の樹皮を擦るために立ち止まり、繰り返しさえずりのような発声をしていた。ロンは、幸せそうに甲高い声を出しながら、指を目の横でクネクネと動かすことも好きだった。私はロンの静かなたたずまいと、儀式的行動の細やかさに惹かれた。

　私の初仕事の日、ロンを知るカウンセラーは、**何があっても**彼にマヨネーズの類を与えてはいけないと指導してくれた。次の日の昼食のとき、私は考えることなく、素早く昼食を配り、自分の役目を果たしていた。私はロンの前にポテトサラダの容器をおいて、体の向きを変えた。突然、私の頭にしっとりしたぬるぬるとしたものが飛んできた。ロンがポテトサラダを私に投げつけたのだ。私は急いでいたので、それにマヨネーズが入っていることに気づいていなかった。それは暴力でも攻撃でもなく、自分の好みを私に気づかせるものであった。ロンは私に与えられた食べ物を拒否することで、コントロール感と自分らしさを主張したのだ。それは「僕はロンだ。キャンプへようこそ！」と伝える手段であった。

❖ 関係性におけるコントロール

　混乱したり圧倒されたりするような世界への直面に際し、コントロールを得る試みというのは、たいていの場合、人との関係性へも及ぶ。ミゲルとウィリアムは幼稚園児で、二人ともスペクトラムにいる子どもである。互いに引かれ

合っているようでもあり、それぞれ別の仲間とも楽しんでいた。ところが担任の先生が、ミゲルが阻害行動をし始めて気がかりであると述べた。ミゲルが園庭や教室でウィリアムにぴったりとくっついて回っているというのである。

「ミゲルはウィリアムに隣に座るよう命令することがあります。ウィリアムは近くにいたくないのでミゲルを押しのけます」と先生は話してくれた。

「なぜ?」と問うことは、常に価値あることである。そこで私はその園のアドバイザーとして先生に会ったとき、最近ミゲルにとって何か変わったこと、おそらく家庭で非日常的な出来事がなかったか尋ねた。すると、やはりあった。ミゲルの父親がスキーのケガで、足を骨折し、数日病院に入院していたのだ。ミゲルは、突然、家庭でいつもの生活が送れないという事態に直面していた。父親は不在だし、母親はお見舞いに行くときに、ミゲルの世話をベビーシッターに委ねなくてはならなくなっていた。そのことによって、物事は著しく変わってしまい、ミゲルは毎日あてにしていた人々を信頼できなくなっていた。あてにできる関係性に、つまりウィリアムに文字どおりにすがることで、その場でできるコントロールを働かせようとしていたことに何の不思議があろう。

❖信頼を築く

担任は、ジョーナは中学校が始まってから大きな難しさを抱え、徐々に友達や先生から離れるようになったと報告した。親友と呼べる友人がおらず、教室でしばしば机に突っ伏していた。賢くてはきはき話す少年で、小学校ではうまくやっていた。学校でのコンサルティング業務の折、ジョーナが私と話すことを了承してくれたとき、よく悲しみを感じていると話してくれた。担任が好きでない、そしてかつては自分の興味あること、恐竜や野球やゲームについておしゃべりを楽しんでくれていたクラスメイトたちがもういないのだと話した。

「学校に誰か信頼できる人はいないのですか?」と尋ねると、

「全然いない！」と答えた。

私は、信頼できる新しい友人を作るには何が必要だと思うかと尋ねた。

「ここ1年は知っている人で、少なくとも4回はお互いの家を行き来したことがある人」とジョーナは答えた。

関係性を築くことが難しいスペクトラムにいる多くの人々と同じように、ジョーナは信頼の問題に苦戦していた。私の経験では、信頼関係を発展させることは、自閉人の方々が混乱や見通しのもちづらさや圧倒感を受ける世界に対処することを助けてくれる。多くのスペクトラムにいる人は決まって誤解を経験する。他者の行動を解釈し損ない、自分自身の行動も友達や先生や見知らぬ人や、たとえ親しい人たちからでさえ、いつも誤解される。このような誤解が起きれば起きるほど他者への信頼をより失うようになり、それどころか、**どうしたらいいの？** と感じながらつながりを断つようになるだろう。小学校から中学校への移行など、環境が変わるときに、スケジュールは多くの変化を伴い、関係性はより複雑になって、何を、そして誰を信頼すべきなのかが分かりにくくなる。

そのため、親、先生、友達、ジョブコーチやその他のメンター、雇い主など、自閉人の方々と生活をともにする人々が、当事者の方々と信頼関係を築くことにたくさんの努力をすることは欠かせない。私の長年の経験とスペクトラムにいる友人たちから得た教訓は、自閉人の方に変わるよう要求したり無理強いしたりすることではなく、まず周りの人が変わらなければならないということだ。周りの人が適切なサポートを提供する形で変わったときに、信頼の基盤が築かれることで自閉人の方々も変わるのだ。

しかしながら、逆のことがあまりに頻繁に起こる。周囲の人々が、自閉人の方のストレスを減らす代わりにおそれや不安を増やしてしまう。

しつこく「あなたは変わらなくてはならない」というメッセージを与え、何の気なしに「あなたは正しくないよ。間違っているよ」と伝えてしまう。そうして周りの人は子どもたちの自尊心を損ね、ついには信頼も壊してしまう。子

どもは、支援や理解を提供してくれるはずの人々を信頼することができない。世界が安全であると信頼することができない。あるいは成人の自閉人の方々は、自分が尊重されておらず、幼い子どものように扱われていると感じるかもしれない。その結果、不安や場合によっては怒りが募ってしまう。このような状況は発語がない人、あるいは発語がほとんどない人の場合、さらに悪化することがある。

　自閉人の方が信頼関係を高めるために、周りの人は何ができるのだろうか。

- **コミュニケーションの試みを認めること。**信頼関係の重要な要素の一つは、自分のことを他者が理解してくれていると感じることである。自閉人の方々は、コミュニケーションをする際に、しばしば、言葉を発しなかったり、独特な話し方をしたり、簡単なジェスチャーやより洗練された補助代替コミュニケーション手段を使ったりする。周囲の人々ができる限り耳を傾け、理解し、応答する努力をすることはきわめて重要である。無発話の人は伝えたいことをまとめて表現するのに時間がかかるかもしれず、また、発話のある人もとりわけ調整不全のときには考えや感情を表現するために言葉をうまく想起することが難しい場合があるので、辛抱強さが求められるだろう。辛抱強く続けることで、周りの人は、他のやり方では起こり得ない、ある種の成長の基盤を作れる可能性がある。
- **日常的に自己決定を増やすために、コントロールを共有すること。**結婚生活や親密な関係について考えてみれば分かるが、もし片方のみが常に指図をして支配しようとしていると他方が感じるならば、信頼感が犠牲になる。周囲の人がコントロールを強いるのではなく、自閉人の方々が自分の生活のスケジュールや活動、重要な局面において発言の機会や選択の機会をもつことは大切なことである。尊重され、自分自身の生活に有力感を感じるとき、周囲の人々により大きな信頼を感じる。
- **個人としての情動の状態を認めること。**自閉人の方々は情動の調整不全の

とき、時に不適当であったり破壊的であったり、あるいは安全でないように見える行動をしてしまうことがある。当事者の方を責めるのではなく、周りの人はいったん間を置き自分自身に問うべきである。「この人は今、何を感じているのだろう？　不安を減らすために何ができるだろう？」周りの人が適切に応じることができれば、ストレスを強めるのではなく和らげ、その結果、信頼を築くことができるようになる。

● **頼れること、確かであること、分かりやすいこと。** 自閉人の方々は社会的状況に混乱しやすく、社会で出会う人の行動の意味を読むことが難しいことが多い。周りの人は社会的なルールや期待について、そしてそれが存在する理由について、時間をかけ、説明する努力をする必要がある。言語理解の高い人に対し、単にルールを述べるだけでは不十分である。もしルールが自閉人の方々に理解されないならば、その人は、腹立たしく感じ、従うことを拒む。しかしながら、なぜルールが存在し、なぜルールに従うことを期待しているかについて時間をかけて話し合ったときには、周りの人は当事者の方を尊重していると示すことになる。周りの人の意図が分かりやすく、矛盾していないときに、周りの人は、信頼感を徐々に高めていくのを助けることができる。そして、常に覚えておいてほしいのは、自分が教えようとしていることを、自分自身の行動でモデルとして示していかなければ、周りの人は本当は別のことを教えているということである。

● **成功体験を祝うこと。** 自閉人の方々を対象に働いている人は、あるいは時に親も、うまくいっていないこと、困難なことや難しいことに過度に注意を払ってしまうことがとても多い。絶えず禁止事項や否定的なコメントを返したり、評論家的であったり、あるいは他者を変えよう、直そうと試みる人を信頼するのは難しい。あなたが何かできなかったり、間違いを犯したりすることを思い出すまでもなく、人生とは十分に困難に満ちている。周りの人が成功体験に目を向けたときに、自尊心を得て、その人が周りの人や他者、そして世界を信頼する力を高めることになる。

第4章 ✤ 信頼、おそれ、コントロール

❖訳者解説

- **感覚の困難（sensory challenges）**：単に刺激に敏感であったり鈍感であったりというだけではない。例えば、聴覚刺激であれば、単に大きい音が苦手という場合だけでなく、特定の質の音だけが気になる場合、周囲のすべての音が等しく同じように聞こえてくる場合など、刺激の感じ方は個々により様々であることに留意する必要がある。

- **disability（障害）とability（力）**：ICF（国際生活機能分類）では、障害は、機能障害、活動制限、参加制約を含む包括用語として用いられており、また、それらの他に背景因子（環境因子と個人因子）を想定し、それぞれの相互作用を認めている。つまり、単に個人内の能力障害を意味しているわけではなく、本書での意味も基本的に同様に捉えてよい。また、本書で「力」としているものについては、ICFでいうところの生活機能（心身機能・構造、活動、参加を含む包括用語）と同様で、単に個人内の能力を意味しているわけではない。なお、disability以外で「障害」と訳している箇所については原語を付記している。

- **コントロール（control）**：親や教員はつい子どもに対してコントロールを働かせよう（子どもを自分の管理下に置こう）としてしまうが、そうすることによって、そのような直接的な外的強制力がない場面で子どもが自己コントロール（望ましい結果をもたらす自分の行動を、自ら導き、方向づけ、調整する過程）を重ねる機会を奪ってしまうことがある。子どもが自己コントロール力を得ていけるように、選択の機会を設けるなど、コントロールの共有（shared control）を心がけることが大事なのである。支配、管理、制御など、文脈によって訳し分けることも可能であったが、この関係性をより意識しやすくするために一貫して「コントロール」と訳している。

第5章

情動的記憶

　以前、（ニューヨーク州）バッファローにある学校を訪問した。そこは12年前に私が大学院生として数名の自閉人である子どもと過ごした場所である。見覚えのある校舎を歩きながら、子どもたちとのとても楽しい日々を思い出し、その子たちはどうなっただろうと思いを巡らせていた。小さな厨房がある教室の一つに入ったとき、青年たちは朝ごはんを作るために一緒に作業していた。そのとき、身長180センチメートルを超える、活気に満ちあふれた18歳ぐらいの生徒が部屋の向こうから私を見た。彼はすぐに私に気づいたように感じた。私を見ながら、笑い、つま先で跳ね上がり、それから興奮気味に体を揺すりながらしゃべっていた。

　彼の反応に気づいた先生は、私に近づき「あなたがここで働いていたのは知っていますが、あなたはバーニーのことを知っているのですか」と尋ねた。

　確かに私がここで働いていたとき、バーニーという名の少年がいた。バーニーが6歳か7歳のときだった。

　先生は部屋の向こうの青年に「バーニー、こっちに来て。あなたに会わせたい人がいるの」と呼びかけた。

　再び笑いながら、興奮いっぱいの様子で、バーニーは私の方に飛び跳ねてやってきた。明らかに私を認識している。しかし彼のあいさつは典型的なもの

ではなかった。私のことを快く受け入れ、きつく抱きしめながら言った。

「バリーだ。さあ座って靴の紐を結ぼう！」

私がバーニーのクラスで働いていたときの記憶が甦った。バーニーに数週間にわたって教えた課題の一つが、靴紐の結び方だったのだ。

バーニーは「座って靴の紐を結ぼう」と繰り返した。そうすることで、当時を思い出しているというよりは当時を追体験しているようだった。満面の笑みで顔を輝かせ、セリフを繰り返す声の中に興奮と喜びが感じられた。

「さあ座って靴の紐を結ぼう！」

別の話。ルイスは、自分と妻が14歳の息子であるジュリオの奇妙な習慣に当惑しているとの理由で、私に相談してきた。彼らの乗った車がある特定の停車標識で停まると、毎回、話すことのできない息子さんが、パニックになり、突然悲鳴を上げ、それから頭を拳で叩くらしい。

「それで私たちはとても困っています。何がそうさせているのでしょう」とルイスは私に話した。

私は困惑しながら「その交差点を避けることはできますか」と、あの場所に彼の極度の苦痛の引き金となる何かがあると推測して尋ねた。

「いいえ」とルイスは答えた。その交差点は夫妻が日常的に通る道の途中で、そこを完全に避けるのは簡単ではなかった。

私は具体的な仮説をもっていなかったが、周りの人はしばしば探偵のような役割を果たす必要があるということを彼に知らせ、何でも関係のありそうなことを探し続けるよう提案した。

3日後、ルイスは再び電話をくれた。

「見つけ出したと思います」とルイスは言った。ルイスはジュリオがずっと幼かったときに、かなりの高熱を出して深刻な脱水症状になったことを話してくれた。両親はジュリオを病院に連れて行った。そこでジュリオは抑え込まれ、水分補給のために点滴を射されたときに、激しく怯え、パニックになっていた。

そしてルイスは、ジュリオが悲鳴を上げる場所の交差点には白い漆喰の建物

があり、それはジュリオが点滴を打たれた病院と驚くほど似ていることに気づいた。おそらく彼は幼かったときの経験についての強力な記憶をもっていて、似たような建物を見ることが心的外傷的な記憶を呼び起こしていたのだ。

　バーニーは靴紐を結ぶことを学んだ楽しい経験に導かれただけだが、ジュリオは突然、フラッシュバックを経験したかのように、鋭い痛みとパニックの瞬間を思い出す自分に遭遇したのだ。白い漆喰の建物を見ることは、本格的なパニックの引き金となるには十分であった。

❖ 情動的記憶の影響

　これらは、一つは楽しい記憶、もう一つは心的外傷的な記憶に関する話であるが、自閉人の方々における**情動的記憶**の強力な影響力について物語っている。記憶について考えを巡らせるとき、私たちはしばしば事実、つまり出会ったり知ったりした人や行ったことがある場所など、経験したことについての客観的で中立的な情報を思い出す。けれども、事実以上に、そのことについての気持ちの記憶ももっている。心の中で、私たちは記憶に、楽しい、悲しい、悲痛、失望、喜び、ストレスフル、心的外傷的といったある種の情動にかかわるタグをそれとなくつけている。

　私たちは皆、大なり小なりこの経験をしている。私は『Moon River〈ムーンリバー〉』の曲を聞くと、猛烈に物悲しい気分になる。それは、私がちょうど12歳のときに他界した母のお気に入りの曲だった。私は50年以上経った今でも母親のその歌声を聴くことができる。より一般的な経験としては、高校の同窓会に出席してクラスメイトを見かけたときに、名前を思い出せないがその人のことが好きだったか嫌いだったかはしっかりと思い出せるということがある。事実はつかまえがたいところがあるが、そのことに関連した気持ちは強力に埋め込まれて残っている。私たちには皆、次のような機能がある。人々や場所や

活動について肯定的な記憶をもっていれば、私たちはそれらに引き寄せられる。否定的で、ストレスに満ちた記憶をもっていれば、私たちはそれらを避け、そしてそのことを考えただけで不快な気持ちを引き起こす。

　このことすべてが、自閉人の方々では拡大される。自閉人の方々の記憶想起は、しばしば強烈である。自閉人の方の中にはごくわずかに『レインマン』の映画やダニエル・タメットのような有名な人物でよく知られるようになったサヴァン症候群のようなスキルを呈する人がいて、多くの親や先生は自分の子どもや生徒の驚くべき記憶力の芸当に驚嘆する。しばしばこのような子どもたちは誕生日や地理、あるいは自身の生活に関する出来事についての膨大な記憶をもっている。あまり頻繁には議論されないが自閉人の方々を支援する際に理解すべき重要なことは、**情動的**記憶の明らかな影響であり、それはよい面もあれば悪い面もある。

　それはパーフェクト・ストーム〈一つひとつはさほど大きくはないが、いくつか重なることで事態が重篤になること〉である。自閉人である子どもは、過去を記憶する強力な力をもっている。神経学的な困難のために、その子は自閉に伴う感覚的な問題、社会的な行き違い、混乱があることで同年代の典型の子どもたちよりもよりストレスフルな経験を蓄積することとなる。それが白い建物や旧知の先生の顔を見るといった表面上は小さなつながりが、過度に劇的な反応となってしまうことの引き金となり得る理由である（残念ながら、私たちは**皆**肯定的な記憶よりも、ストレスフルな記憶や心的外傷的な記憶を、より正確に、より長く記憶し、思い出す）。

✣ いかに記憶が行動を説明するか

　周りの人がある人の行動を不可解で説明がつかないと思うとき、それはしばしば、目の前にいるその人があたかもある出来事がもう一度起こっているかの

ように鮮明で刺激的な記憶に巻き込まれていることによる。バーニーが靴紐を結ぶという私と共有された経験に喜んでいるとき、彼は遠い昔の思い出を語っていたわけではない。その記憶は、あたかもそのとき、その場所にバーニーがいるかのように刺激的で圧倒的であった。

ジュリオのように、ある子どもや成人が明らかな理由や前兆なしにひどいパニックや突然のメルトダウンになったときには、一つの理由として、認識されていない否定的な心的外傷的な情動的記憶があるかもしれない。きっとジュリオは病院でのあの痛かったときへ**押し戻されたくはなかったが**、白い漆喰の建物の光景によって、我を忘れ、おそれに満ち、痛くて叫んだ、その場所に存在した。おそれや不安の増加のシグナルとなる、本人の行動から観察できるような前兆が何もないことが多い。そういったものがあれば誰かが収拾がつかなくなる前に介入や支援をすることができるが、情動的記憶はそうはいかない。ジュリオは通院はずっと前のことで、違う建物で、そことは場所も時間も異なるとは理解できなかった。視覚的なイメージが記憶の引き金となり、おそれが心に押し寄せ、それを遠ざけることは易しいことではなかった。

名前のような単純なものも引き金になり得る。ミゲルは、話し言葉のコミュニケーションに難しさのある 11 歳のスペクトラムにいる子どもである。シングルマザーのレスリーが家や学校で手助けをしてくれる新しい介助者を雇ったと伝えたとき、ミゲルは「ジェニファーはだめ！」と即座に声を上げた。

「ジェニファーはだめ！」

ミゲルはその女性に会ったこともなかったので、レスリーはなぜそのようにとても強く反応したのか理解できなかった。しばらく後に、レスリーは何が感情の爆発の引き金だったか分かった。ミゲルがまだよちよち歩きの頃、ジェニファーという名のベビーシッターがいた。レスリーは仕事から帰宅すると、ミゲルがしばしば取り乱し調整不全になっていたため、やがてジェニファーを辞めさせ、別のシッターを探した。レスリーが「どうしてジェニファーはダメなの？」と尋ねると、ミゲルは最初のシッターに身体的虐待をされていたことを

必死に口にした。

「ジェニファーがミゲルを叩く。ジェニファーがミゲルを傷つける！」

今度のジェニファーはまったく違う人物であるにもかかわらず、関係なかった。ミゲルがその名前を聞くと、情動的記憶が引き起こされ、避けることはできなかった。

私の仕事では日常的に、たった一つの言葉によって自閉人である子どもの心的外傷が明らかになる経験をする。子どもたちの中には私が「ドクターバリー」と紹介されたとき、私が何かしたからではなく、「**ドクター**」という言葉によってかなり不安になる子もいる。

私は、以前18歳の自閉人のビリーの家を訪問した。私が居間で待っていると、父親が「ドクターバリーが来たよ」とビリーを呼んだ。

ビリーは私にあいさつに来る代わりに「注射は嫌だ。**注射は嫌だ**。ドクターバリーは嫌。ドクターバリーは嫌」と反抗して叫んだ。

ビリーはこれまで私に会ったことはなかったが、「ドクター」という言葉を聞いただけで小児科病院に行ったときの否定的な情動的記憶が引き起こされていた。私は大丈夫だよと安心させようとしたが、ビリーは狼狽してバスルームに逃げ込み、ドアの鍵を閉めてしまった。ドア越しにビリーの叫び声が聞こえ、それからすすり泣きとともに「注射を打たないで、**打たないで**」と言う声が聞こえた。

父親は落ち着かせようと話しかけた。

「ねえねえ、ドクターバリーは注射の先生ではないよ。遊びのドクターだよ」

ビリーが話を受け止めて聞くまでに10分ほどかかった。私たちはビリーが「ドクターバリーは注射の先生ではない。**遊びの**ドクターだ」と声に出して繰り返すことで自分を落ち着かせているのを聞いた。ついにはバスルームから出てきて、一緒に楽しい時間を過ごせた。

もしビリーが話をすることができない子どもだったら、あるいは「注射は嫌だ」ではなく、父親や私には通じない、自分にだけ意味を成す言葉を使ってい

たらどうなるであろうか？　私の訪問に対する突然のおそれの反応は、謎と
なっていたであろう。それを解明することは、より探偵のような作業となって
いたであろう。

　情動的記憶は、必ずしも言語を必要としないことは事実である。言語聴覚士
のナオミは、18歳のマックスを学校にある自分の相談室に連れてくることが
できなかった。ナオミは、その理由が確かに分かっていた。最初の頃のセラ
ピーのときに、マックスをクラスから連れてきた。それは寒い冬の日で、マッ
クスは明らかに感覚の困難をもっていたために、サンダルや靴下で校内を移動
することを許されていた。ナオミは歩き、マックスはすり足で、絨毯の敷かれ
た廊下を一緒に相談室に向かい、ナオミはマックスにドアを開けてと頼んだ。
マックスがドアノブに手を伸ばしたとき、**バチッ**と静電気の衝撃を受けて、ビ
クッとした。危険なことではなかったが、不快な驚く出来事だった。

　その後数週間、マックスはナオミの相談室の近くにまったく来なかった。
マックスはその廊下を通らなければならないときには、反対側の壁に体を押し
つけていた。まるでドアノブが生きていて、マックスに噛みつくかのようだっ
た。マックスがその否定的な情動的記憶を克服し、セラピーのために相談室に
来るまでに3か月を要した。

　なぜナオミはマックスを説得できなかったのか。自閉人の方にとって、情動
的記憶は本能的で原初的である。しばしばこの子どもたちは、あることが以前
あったからといってそれが再び起こることを意味しないということを自分に言
い聞かせ、状況を通して論理的に判断する力が限られている。そうではない子
どもは、「**あー、びっくりした。前もあったけど、もう起こらないだろう。あ
るいはもし起こってもそんなに悪いことにはならないだろう**」と、おそらく文
脈の中で経験を認識することができるだろう。その子は自分の世界探索の一部
として、電気ショックに挑戦すらしようとするかもしれない。しかし自閉人の
方においては、記憶は心の中にそっくりそのまま留まり、しばしば振り払うこ
とができない。

それはスティーブンに起こった。ある年の秋、一つの不幸な出来事までは、スティーブンは新しい学校に慣れていく着実な経過をたどっていた。その出来事とは火災報知器のベルが鳴り、スティーブンが立ち尽くした避難訓練であった。スティーブンは感覚の困難をもっており、特に大きい音に敏感であった。そのため特に明らかなストレスがなくても、再び校舎に入ることができるまでに数週間を要することとなった。

✣あらゆることが引き金になり得る

自閉人である子どもをもつ親の多くが知っているように、何が引き金になるか予測することは難しい。しばしば周りの人はよかれと思って話しかけるが、意図せずそれがすぐさま強烈な反応を引き起こすことがある。スコットを観察するために学校を訪問したときに、体育館の中で周回して走っていたところを見た。スコットが私の前を走り抜けるところで、私はすかさず微笑み「いいね、スコット」と声をかけた。

スコットは立ち止まり、不機嫌そうに私を睨みつけた。

「『いいね』じゃない！」スコットは厳しく言った。

「『いいね』と言うな！」

スコットはただ単に素直でなかったのか？　注目の的になりたくなかったのだろうか？　あるいは独特な方法で私やその場をコントロールしようとしていたのか？

次にスコットが回ってきたとき、私は静止して黙っていた。しかし次に回ってきたときに黙って親指を立てるサインをスコットに示した。スコットは再びすぐに立ち止まり、私を睨みつけた。

「それは『いいね』の意味でしょ。『いいね』はしない！『いいね』はしない！」と繰り返した。

後に、スコットを励まそうとした私の無知な試みがなぜスコットをかき乱したのかを知ることとなった。スコットは以前、長い時間机に向かわせ、指導訓練を行う伝統的なアプローチを用いる行動療法家にトレーニングを受けていた。その行動療法家は、上出来な取り組みに対して賞賛と明確な報酬を与えていた。「いいね」はその行動療法家の決まり文句だったが、当然ながらコントロールされ操られているように感じて、スコットはこの指導の時間が嫌でたまらなかった。体育館で「いいね」と言ったとき、私にとっては親しみの意思表示だったのだが、スコットにとっては、つらい時間に戻し、不愉快で不快な気分にさせるものだった。私が「いいね！」と言う人、あるいは単に親指を立てる人になることは、スコットの役に立つことではなかった。スコットは私に、そのことを知ってほしかったのだ。

　子どもたちは必ずしも、何が自分を困らせているか、このようにはっきりと伝えようとすることができない。年度の最初の頃、2年生の先生は自分のクラスのアリスがなぜ毎日午前中の11時半頃になると泣き出し落ち込むか分からなかった。アリスは話すことができず、誰も何がアリスを混乱させているのか理解することができなかった。お腹がすいているのかもしれないと考え、先生はお菓子をあげた。それは役に立たなかった。先生はクラスでの活動を調整してみたが、依然としてアリスは毎日、混乱していた。それは不可解であった。

　謎解きへの協力を依頼され、私はアリスの前年度の指導者と話をし、アリスの苦戦について説明した。すぐに先生は気づいた。

　「去年、毎日11時半に、アリスを外の遊び場に連れ出し、ブランコで遊ぶ時間を与えていた」と先生は話した。それはアリスが長い午前の終わりに向けて調整し、より快適に感じることを助けるための方法だった。もし外が雨や雪だったときは、誰かがアリスを体育館のブランコに連れて行ったりもしたが、ブランコの時間は毎日11時半だった。

　謎は解けた。アリスはそのことを伝える方法がなかったが、活動についての肯定的な情動的記憶を強くもっていた。夏休みを挟み、教室と先生が変わった

にもかかわらず、アリスの中でブランコに乗ることで肯定的で整った感覚になることと、学校でのその時間を結びついていたのだ。アリスが前年度のスケジュールにおけるその結びつきを意識していたかどうかは分からないが、情動的記憶が果たす明らかな役割を示していた。

　私はそれを同僚の幼い息子であるマイケルにおいても見たことがある。マイケルはしばしば、いろんなやり方で「自己対話」にふけっていた。ある日の午後、私はマイケルをローラースケートのリンクに車で連れて行った。そこで助手席のマイケルはある医師と一方的な会話を始めた。

　「ボイヤー先生、こんにちは」と、彼は特に誰もいないが言った。

　「ご機嫌いかがですか、ボイヤー先生。今日は何をしますか」

　私は、たまたまマイケルが話しているその医師は亡くなっていることが分かっていた。そこで「マイケル、ボイヤー先生はここにいる？」と尋ねた。

　「いいえ、バリー先生」彼は微笑みながら言った。

　「僕はボイヤー先生と話をしている**ふりをしているんだ**。なぜならボイヤー先生はとってもいい人だから」

　それは誰もが行う、亡くなった人との楽しい経験を思い出すやり方とそんなに変わっていなかった。マイケルは周囲の人がどう思うかについて関心がなく、抑制することがなかったので、大きな声で会話を続けた。そのため私はマイケルのとても肯定的な思い出を目撃する特権を得たのであった。このような肯定的な記憶は、愛する人を亡くした人によくかける「亡くなられた方の思い出が祝福となりますように」という慰めの祈りの意味を明確にしてくれる。

✤ PTSDから得られる教訓

　私たちすべてが情動的記憶を経験する一方で、ほとんどの人にとってはその記憶に圧倒されたり、日々の生活や機能する力を明らかに侵害されたりするこ

とはまれである。ゆえに親や先生や養育者が、自分の子どもあるいは家族が
もっている否定的な情動的記憶に対する激しい反応を目撃しても、その人が心
的外傷後ストレス障害（PTSD）の何らかの症状を実際に経験しているかどう
かについては時に疑問に思う。PTSD は否定的な情動的記憶の極端な症状であ
り、ある人が重篤な心的外傷を経験したときに起こる不幸な結果である。例え
ば、暴力的な出来事を目撃したり遭遇したり、身体的虐待や性的虐待を受けた
り、ひどい交通事故で生き延びたりするといった経験である。単発的な強烈な
出来事がトラウマの原因となることもあるが、長期間にわたって繰り返される
ストレスフルな出来事が、「発達性トラウマ」を招くこともある。例えば、繰
り返しいじめられた人は、1 回の出来事ではなく、繰り返される出来事の累積
的な影響によって、学校を心的外傷的な場として経験しているかもしれない。

　否定的な情動的記憶と PTSD には違いもあるが、部分的には重なるところも
ある。PTSD は記憶が追い払おうとしても繰り返し侵入してきたり、機能低下
を引き起こす場合に診断される。脳研究では、情動的記憶を扁桃体で処理して
いることが明らかになっている。扁桃体は辺縁系の一部で、情動や記憶の機能
を担っている。心的外傷的な出来事を想起させる状況が、ストレスホルモンの
分泌を引き起こす。この扁桃体の過活性化は、ホルモンのよりいっそうの分泌
を開始する。その結果、自分ではコントロールできない、意識さえできない、
観念奔逸の症状や怒り、過度の警戒心といった深刻な精神的苦痛を生じさせる。

　この一連のメカニズムのために、戦地からの帰還兵は自分が最も悲惨な瞬間
に押し戻され、その出来事を追体験していると感じる。それは、戦地から遠く
離れた場所で思い出しているのとは違う。周りの人から見ればその人は自宅の
居間にいるのだが、心の中では、〈イラク戦争時の〉バグダッドに戻されている。

　自閉人の方々にとっては、情動的記憶によって PTSD のように衰弱や侵入性
が見られることはめったにない。しかし情動的記憶はしばしば、親や先生を当
惑させる行動上の突然で劇的な変化をもたらす。PTSD に関する研究によって、
親や専門家が、自閉人の方々が否定的な情動的記憶に対処し、管理することを

手助けする価値ある教訓が得られる。それは、いったん心的外傷的な記憶をもつと、それを消し去ることはできず、長期記憶として脳にいつまでも残るという重要な知見である。コンピューターになぞらえれば、記憶をハードディスクから消すことはできない。それは関連する単語やイメージ、匂いによって、あるいは人によってさえ引き起こされ得る。

　近年、心的外傷の影響を理解することが自閉において重要な焦点となっている。オーストラリア自閉啓発団体（Autism Awareness Australia）によると、「心的外傷とは、深い苦痛を感じたり、心をかき乱されるような経験や出来事に、単発的に、あるいは繰り返しさらされた結果である。一般的な記憶は過去の出来事を再形成したものであるため、時間の経過とともに変化し、薄れていくが、心的外傷的記憶はこのようなパターンをとらない。心的外傷的記憶は、形成されたときと同じように恐ろしく鮮明なままである。心的外傷を受けた人は、こうした過去の経験を追体験している感覚をよく訴える」

　しかし、経験のうえでは、心的外傷的な記憶は徐々に弱めていくことができる。あなたがもし赤いボルボの SUV と心的外傷的記憶となるような衝突を経験したなら、すぐに、あらゆる赤い乗り物が近づいてくる光景が強い不安を引き起こすことになるだろう。しかし事故なしで赤い SUV が通り過ぎるのを何か月か見た後にはより安全に感じるようになり、パニックのような感覚は時間とともに弱まり始める。それは引き金になりにくくなり、強度が弱まり、より肯定的な記憶もしくは少なくとも中立的な記憶に取って代わったにすぎない。同じように、人の肯定的な記憶は苦痛で難しい記憶を和らげたり、上書きしたりすることはできるが、取り除くことはできない。

　親やその他の人は、肯定的な情動的記憶を創造することもできる。アンナは、トイレに恐怖を抱いていた幼児である。アンナには深刻な消化器系の問題による痛みや不快感があった。家での厳格に統制されたトイレトレーニングで、アンナは定時におまるに座らされ、不快で、ひどく惨めな気持ちになっていた。最終的には飲食物を変えることが、アンナの消化器系の問題を克服することに

役立ったが、トイレに対する恐怖は克服できなかった。それを助けるために、両親はトイレでアンナの好きな音楽を流すことを始め、そこで一緒に歌を歌った。そして、アンナを自分の好きな本で楽しませた。やがて、この方略は、アンナのつらい記憶より楽しい記憶を優位に立たせる働きをした。

❖ どのように情動的記憶の問題かどうかを見分けるか？

あなたは否定的な情動的記憶が人の行動の原因になっているかを、どのように知ることができるのだろうか。それは必ずしも簡単ではない。よくあることだが、行動の背景にある起源をたどることはある意味、探偵のような作業となる。以下は、三つの重要な手がかりである。

- 行動上の反応があなたが観察できることと関係がないように見える。
- 子どもあるいは成人が一貫して、おそれや不安を特定の人や場所、活動に関連して表現している。
- 子どもあるいは成人がエコラリアに没頭し、その人や場所、活動において経験したストレスとリンクした言葉やフレーズを繰り返している。

❖ 情動的記憶のマネジメントの支援

自閉人の方が否定的な情動的記憶に対処することを支援するために最も重要な要素は、本人の経験を受け入れ、正当性を認めることと情動調整のための支援を提供することである。しばしば親や先生はよかれと思って、反対の反応をしてしまう。ある人はその問題をなかったことにし、忘れ去ることを期待してしまう。また別の人は「気にする必要がないよ」と励ましの言葉をかけて子ど

もの経験を小さくしようと試みる。

　しかしながら、これらのやり方は困難を深刻に受け取っておらず、ストレスフルな感情を和らげるわけでもなく、その人を尊重していない。そして、十分に整った情動状態を保つための方略をその人に教えてはいない。これらのやり方は実効的なレベルではまったく機能しない。その人は理解され支援されていると感じる代わりに、取り合ってもらえないと感じ、おそらくより不安にすら感じてしまうだろう。

　周りの人が否定的記憶が問題を生じさせていると理解した時点で、その問題を引き起こす状況や人から離れ、引き金となることを避けることが有効である。それはごく簡単な方略であるが、とても有用であろう。もし騒がしい部屋が子どもに不安を生じさせていると知ったならば、あなたはそのことに用心深くなるだろう。もしある電動のおもちゃの音によって、それを見ただけで幼い女の子が耳ふさぎをしているのを観察したならば、それを取り除くだろう。そして、問題が生じないうちに、おもちゃが近くにないことを知らせるだろう。

　特定の話題がストレスの原因となる場合は、事前にどんな話がなされるかを聞き手に知らせ、その話題が出たときにはその場にいなくてもよいと許可を与えるのが最善かもしれない。自閉人の成人が参加するカンファレンスでは、身体的虐待や性的虐待といったデリケートな話題や、心的外傷として経験した「セラピー」の話について、セッションの最初に「トリガー警告」を出すのが一般的になっている。これは、精神的な負担を伴う内容であることを参加者に警告し、圧倒されそうになったらその場を離れる許可を与えるものである。『ユニークリー・ヒューマン：ポッドキャスト』のエピソードで、自閉と刑事司法制度との接触について取り上げたときも、リスナーがその話題に関連した個人的な心的外傷的体験をもっている場合に備えて、このようなトリガー警告から始めた。

　しばしば、不安の原因を避けられないことがある。そのような場合は、最もよいアプローチはその人を尊重し、物事を強要しないことである。ジョージと

ホリーは遊園地が多くある地区に住んでいた。二人には自閉人である女の子の
エイミーと三人の定型発達の子どもたちがいた。エイミー以外の三人の子ども
たちは遊園地に行くことが好きで、よく出かけていた。しかしエイミーは行く
ことを怖がっていた。ジェットコースターでの大きな音や人の叫び声、何の前
触れもなく飛び回る興奮した子どもたちなど、エイミーは感覚的な侵入に圧倒
されやすかったからだ。どうすれば、子どもたちを分離しないで家族全員に
とって楽しめる活動となるだろうか。

エイミーに行くことを強要する代わりに、両親はコントロール感を与えた。
乗り物に乗らないでついてくるという選択肢を提案した。出発前にはエイミー
のお気に入りの二つであるメリーゴーランドとフードコートの写真を見せた。
エイミーが学校で使っているのと同じ騒音を抑えるヘッドホンを持っていった。
感覚に関する事情がある子どものためにそのパークが設けている静かなエリア
があることを示した。エイミーが不安そうになったときには、母親が「ヘッド
ホンが必要？」、「静かなエリアで休む？」、「エイミー、ここを出る？」、「今日
はおしまいにする？」と言った。もしエイミーがおしまいにすると言ったなら
ば、両親は要求をかなえた。次に遊園地に来たときには、両親はエイミーにお
気に入りのぬいぐるみを抱えさせて、そして好きなお菓子も買ってあげた。訪
問はエイミーの意向に沿ったもので、押しつけられたものではなかった。

両親は決して強要することなく、このような遊園地への外出を5、6回行い、
常にコントロール感を与え続けた。エイミーは自分自身の意思で選択したこと
を実行に移すことや何も自分を強要するものはないことを理解したので、リ
ラックスして自分から出かけることができた。

徐々に力づけていくこのアプローチは、スペクトラムにいる人が圧倒的だと
感じるようないろいろな経験、例えば、込み合った食堂、教室、ボウリング場
など、つらい時を過ごしたことがある場所なら基本的にどこでも、適用可能で
ある。視覚支援が有効な人には、カードやタブレット型コンピューターを使っ
て、情動調整をサポートするための選択肢を提示することが役に立つことが多

い。私の経験では、問題の決着を強要することは新しい不安とおそれを生み出し、信頼感を損なうだけである。

✤ 肯定的な情動的記憶を創出する

もう一つの有用なアプローチは、否定的な記憶を肯定的な記憶に替えるために戦略的に働きかけることである。つまり否定的な情動的記憶と関連づけられている活動や場所をより喜んで受け入れ快適になるような方法を見つけることである。自閉人の方、そして多くの定型発達の方にとって、例えば歯科医院に行くことは困難に満ちている。ドリルや他の器具の耳慣れない騒音、眩しい強いライト、歯科器具が口の中にある間じっとしていること、次に何が起こるかを予測することの難しさなど。また、前回の受診で痛みを伴う処置があった場合もある。定型発達の方はこれらの要素があったとしても、歯科医は優れた技術をもっていて、故意に患者を傷つけているわけではなく、歯科の治療は健康を維持するために重要なことだと、経験を捉えることができるだろう。多くの人は自分は安全だと自身を安心させることができ、そして目をつぶり、治療台のひじ掛けを握りしめ、思考をどこかに巡らせることで対処することができる。

しかしながら、自閉人の方々は調整不全になったときは、同じような方法では自分を直感的に落ち着かせることができないことがある。**闘争**反応か**逃走**反応をとる可能性もある。つまり、自分を必死に守ろうともがくか、その状況をまったく避けたり逃げ去ろうとしたりするかもしれない。

歯科通院に対処するための二つの異なるやり方から、自閉人の方々が通院に特有のストレスをマネジメントするのを支援することについて示唆が得られる。

マーキスは14歳の自閉人である子どもで通常は一語文から三語文で話し、コミュニケーションに絵カードも用いていた。歯科医院の受診はいつも深刻な不安の引き金となり、母親はマーキスに歯科医院のドアをくぐらせるのにひど

く苦労していた。しかし、時間をかけて母親は息子に必要な支援を与えるための方略を練った。母親は歯科医院の待合室にロッキングチェアーを寄贈した。それによってマーキスは（そして同じニーズをもつ人々も）、待っている間に落ち着くための感覚入力を得ることができた。母親は音楽とヘッドホンもマーキスのために持っていった。加えて、待っている間にいじっていられるお気に入りのおもちゃの一つであるサメの人形も持っていった。最後に、母親は歯科医師に会って、振る舞い方について、ゆっくり動いたり、見通しをもてるように次に何をするかをマーキスに伝えるときは肯定的な言葉を使ったりするとよいと伝えた。マーキスの母親は、自分たちが歯科医に会うことを避けることができないことは分かっていた。そこでマーキスに行くことを強要する代わりに、歯科医院を落ち着いた、整っていると感じられる安全な場所に変えることを助けた。

　現在、歯科医院やその他の医療従事者の中には、要配慮者にとってストレスとなる要素を軽減したり、取り除いたりするための支援や策を講じているところが増えている。例えば、自閉人であるわが子のために、このような支援環境を提唱しただけでなく、その創設に貢献した母親がいる。歯科衛生士であるその母親はもう一人の同じく歯科衛生士の母親と、歯科医と協力して特に自閉などの様態や感覚処理障害（sensory-processing disorders）に関連した恐怖や過敏さをもつ子どもたちを対象とした実践方法を開発した。最初の方略は歯科医院が写っているウェブサイトの写真や動画やそこで働いている人々を見せることで、診察への不安を軽減させることである。さらに、治療の手続きの一部を経験できるように段階的に写真を見せていく。毎週ある午後の時間、予約を入れずに歯科医院を開放し、おもちゃを出して、患者と家族が歯科医院の職員と会って、遊ぶことを歓迎した。つまり、不安を軽減し、反対に作用する引き金となるような場所についての肯定的な情動的記憶を創り出したのだ。

　ストレスフルな記憶は、多くの様々な環境と関連している可能性がある。学校で仕事をしているセラピストはしばしば取り組むことに抵抗したり、過剰に

不安がったりしている子どもたちに出会う。その子どもは以前に同じ教室や同じ机で別のセラピストや先生と活動をしていて、その出会いを支援よりはストレスの源となるものと感じたのだろう。授業の時間になると、子どもは防衛し、**嫌だ！　嫌だ！　嫌だ！**　と叫び、床に突っ伏す。

　解決策は、肯定的な情動的記憶を創り出すことである。何よりも先に、子どもに二つのお気に入りのおもちゃの選択肢を与える。最初の5分から10分はただ楽しんで過ごしてもらう。子どものやり方に従って、時間と場所をより肯定的な気持ちと結びつけ始めるよう楽しんでもらう。楽しい経験にし、少しずつより難しい題材を加えていく。

　より簡単なやり方は、特に幼い子どもたちには、それを「お勉強」と言わないことである。残念ながら多くのセラピストや先生は子どもとそのように過ごす時間を「お勉強の時間」と名前をつける。**今は遊べないよ、お勉強の時間だよ**。時に私たちは子どもにとってその時間がいかに大変かという、自分自身の考えを投影してしまう。子どもは**お勉強**という言葉や私たちの口調を聞くことで、それが否定的記憶の氾濫の引き金となってしまう。そうはせずに、その情動的な雰囲気を楽なものにし、より肯定的で歓迎的な雰囲気を創り出してよいはずである。ミラクル・プロジェクト・ニューイングランドのZoomでの音楽と表現アートのセッションでは、家で参加者に楽しい歌を覚えてもらい、場合によっては作詞作曲を手伝ってもらう。私はチームに、この課題を「ホームワーク」と呼ぶのではなく、楽しいので「ホームファン」と呼ぶべきだと提案した。

　親は、家で同じようなやり方を取り入れることができる。ある母親は、15歳のジュダを毎晩の家族との夕食に加えるのに苦戦するようになったと嘆いた。問題は、ジュダが裏庭のブランコをとても楽しんでいて、母親がジュダを呼んだとき、無視をするというものであった。私は母親に、子どもの立場から考えてみることを提案した。「晩御飯の時間だよ」と聞くとき、ジュダが経験することは、心地よい感覚（揺れること）を得られる大好きな活動から、より困難

第Ⅰ部　自閉を理解する

132

な（座って、話を聞いて、食卓に留まる）活動へと移されることである。

「晩御飯で何かジュダが好きなことはないですか」と私は尋ねた。

母親はフリントストーンのビタミン剤のグミを味わうのが好きだ、と答えた。

「明日、ジュダを呼ぶときに、そのビタミン剤のビンを掲げてください」と伝えた。

翌週、その視覚的な手がかりが役に立ったと報告があった。母親がジュダを呼ぶのと同時にフリントストーンのビタミン剤を掲げたとき、ジュダは家の中に向かって母親の横を走って通り抜け、「晩御飯の時間だよ」と繰り返し、自分の場所に座った。えさを与えたと言う人もいるかもしれないが、そうではない。それは晩御飯に肯定的な連想を結びつける視覚的手がかりである。それから晩御飯の食卓はジュダにとってより望ましく心地よい場所となり、肯定的な記憶が連なり始めた。

もちろん肯定的な記憶に満ちた生活を創り出すことは、すべてにおいて最も役に立つ方略である。親や専門家は、いかなるときも子どもに対してコントロールを働かせる代わりに選択の機会を与え、子どもの関心や長所を別の方向に向けさせるよりもそのまま尊重し育み、喜びや楽しみのある学びや仕事、生活を作り、手助けするのである。周りの人がこのようなことを行ったとき、自閉スペクトラムにいる子どもたち、少年たち、青年たちは対処すべき否定的な情動的記憶をもつことははるかに少なくなり、人生がもたらす楽しみや喜びにより開かれることになる。

◈訳者解説

● **自己対話（self-talk：セルフトーク）**：単なる独り言ではなく、自分自身に向けて言葉をかけること。心の中で行う場合も含む。

● **力づける（empower：エンパワー）**：個人が本来もっている力に気づき、その力を生かして主体性を発揮できるように働きかけること。

● **choices**：本書では「選択肢」や「選択の機会」と訳している。他者からの一方的なコントロール（＝支配）に対するものとして、位置づけられている。選択とは、「選択肢AとB」を提示されたとき、「Aを選ぶこと」、「Bを選ぶこと」だけでなく「AもBも選ばないこと」、「Cを選ぶこと」、「AもBも選ぶこと」も含む。また、他者が提示する選択肢は必須ではなく、自らがもっている選択肢の中から選択することも含む。

第 **6** 章

社会的な理解

　発話のある自閉人である子どもをもつほとんどすべての親が、次に紹介する話と似たような経験をしていることだろう。フィリップが在籍していた5年生のクラスは、ちょうど人間の体について勉強しているところだった。フィリップは食生活、運動、そして様々な体調管理の方法に関するディスカッションに、熱心に取り組んでいた。その同じ週に、両親はフィリップを映画に連れて行った。劇場に到着すると、チケットを買うために人々が長い列を成していた。フィリップは興奮して、新しく得た知識を披露することにした。並んでいる人の列に沿って行ったり来たりしながら、フィリップは一人ひとりを指差し、大きな声で言った。

　「あの人は太った人！　あそこにはやせた人！　あの女の人はすごく背が低い！　あの男の人は肥満で、もうすぐ死んでしまうかもしれないよ！」

　両親はこの話をしてくれたとき、フィリップの社会的な鈍感さをおかしそうに語ってくれた。しかし、事態が起こったときには笑ってはいなかった。

　イーライは高校に入ったばかりの青年で、どのように会話に参加したらいいのかについて、苦戦していた。他の多くの自閉人の方々と同じように、自分の好きな話題については詳しく話すが、他の人が何に興味をもっているかについて尋ねることはまずなかった。私は相手に質問をして、何の話をしたがってい

るのかについての手がかりを得てはどうかと提案してみたが、イーライの表情からはだんだん混乱し、失望していっていることが読み取れた。

「他の人たちにはそれができるよ」とうとう、イーライは言った。

「でも僕には、それは簡単なことじゃないんだ」

「それはどうして？」私は尋ねた。

「それはね」イーライは言った。

「他の人たちは、お互いの心が読めるんだ」

それが、人間社会というものに対するイーライの理解だった。そこでは友達も、知らない人たちも、自分には理解できない方法で難なくかかわりあっているのだということを、イーライはとてもよく知っていた。それが他者にとっていかに易しいことのようであるかを説明する唯一の方法は、定型発達の人たちは自分にはないテレパシーがあるにちがいない、と考えることだった。イーライの苦戦に、他にどんな説明がつけられるだろう？

ある意味、これらの二つの経験（映画の列でのフィリップと、イーライの読心術についての考え）は、目には見えないルールや暗黙の期待、そしてしばしば微妙な言葉の使い方に満ちた定型発達の人間社会と一部の自閉人の方々がどのようにかかわっているかということの、二つの極端な例を示している。ほとんどすべての自閉人の方は、人間社会をうまく渡っていくことに何らかの難しさを抱えている。フィリップのように、社会的慣習に無頓着すぎて自分自身のしくじりに気づかず、また他者が自分の行動をどう受け止めるのかにほとんど注意を払わない自閉人の方がいる。もう一方の、イーライのようなタイプは、また違った形で苦戦している。イーライのようなタイプの人は皆、社会的なルールや期待があることはよく分かっているけれど、直感的に理解しているわけではないので、しばしば不安を感じ、把握しようとしてもできない社会的慣習の世界と必死に折り合いをつけようともがく中で、自尊心が傷つくことがある。常に「自分が正しいか間違っているか」を気にかけることは、不安を呼び起こし、すくんでしまうことさえある。知らない人と礼儀正しく「世間話」をする

といった、定型発達の社会で期待されていることを痛感してきた人にとっては、これらの期待は何の目的もないように見えるかもしれない。

❖ 社会的ルールを学ぶことの困難

　幸せなほど気づいていないグループ、もしくは過剰に悩んでしまうグループ、定型発達の社会的慣習には論理的な目的がないと考えるグループ、このすべてのグループにとって、困難は同じ問題に根づいている。人間には社会的な直感力が備わっているが、自閉における神経学的な違いがこの直感力の発達に困難をもたらす。

　私たちが言語を学ぶ有機的な方法について考えてみよう。母親は、よちよち歩きをするくらいの自分の子どもを座らせて、動詞の活用法や品詞について説明したりはしない。私たちは言語に触れ、またどっぷり漬かることによって学ぶ。私たちは言語についての自分なりの知識を構築するために、聞き、そして観察する。言語発達研究の専門用語では、私たちは言語の規則を**帰納し**、結果として言葉の意味と、また複雑な考えを表現するためにそれらをどのようにフレーズや会話の中で使うかを学ぶ。

　同じことが、定型発達の社会的ルールについても当てはまる。通常、人は社会的かかわりにおいて、しばしば微妙で目に見えないしきたりを**帰納する**〈つまり個別の経験から法則を見出す〉。人は社会に浸されるプロセスを通して自然に学んだり、それと併せて「お母さんがおじいちゃんと話をしている間は邪魔をしないでね」などと、必要に応じて社会的風景をモニターしながらそのつど直接教えられることによって学ぶ。しかし自閉人の方々にとっては、その障害の性質ゆえに、社会的風景を見渡してそうしたルールを帰納することがとても難しい。自閉人の方々はそれを学ぶことはできるが、それは大人になって第二言語を学ぶようなもので、その言語を母国語とする人と同じくらい流暢に話

し、その言葉を使いこなせるようになるのは、とても大変なことなのである。他の人には自然に難なくできることでも、常にある程度の意識的な努力が必要で、奮闘しなければならないことを絶えず思い知らされるのである。より成功している人たちにおいては、このような社会的学習は直感的なものではなく、分析と論理を通して行われる。興味深いことに、他の自閉人の人たちと交流している多くの自閉人の権利擁護者たちは、共有された期待があるため、居心地がとてもよく、コミュニケーションや交流のルールが異なる異文化の中に入っているようであると報告している。

　私が最初にフィリップに出会ったのは、4歳になる自閉人である息子さんの訪問相談をしているときだった。フィリップは40代の成功した投資銀行家で、成人のアスペルガー障害との診断を受けていた。一流のMBAプログラムを優秀な成績で卒業したが、フィリップが言うにはその成果は、定型発達の人間社会のルールの学習と理解に立ち向かうことに比べれば何でもなかった。

　「経済学や金融学を学ぶことは、私にとってはまるで息をするのと同じようなことでした」と、フィリップは言った。

　「けれども、今でも私は人の表情や、あらゆる社会的なニュアンスや含みを伴った会話を人がどのように進めているかを理解するために、本を読み、人の行動について勉強しなければならないのです」

　知らない食堂に初めて入るときのことを想像してみてほしい。食堂にも、いろいろな形がある。まず会計を済ませてからトレーを取って、それぞれの場所から食べ物を選ぶところもあれば、食べ物を選んでトレーに乗せ、列の終わりで会計をするところもある。ナイフやフォーク、調味料、飲み物はどこで取ればいいのだろう？　それも食堂ごとに違う。

　初めての食堂に入るとき、どのようにそこの社会的ルールや社会的期待を知るだろう？　**人を観察するのである**。あなたは他の客が列でどのように振る舞い、どんな食べ物をどこで取るのかを観察して、食堂の明文化されていないルールを発見するのである。

けれども、もしあなたが自閉スペクトラムにいるなら、その状況で本能的に人々を観察することはおそらくないだろう。ただ、目当ての食べ物を取りに直行してしまう（もしかしたら列に割り込みして）かもしれない。何しろ目的は、食べ物を取ることなのだから。自閉人であるあなたは、従う必要があるルールがあるという認識は多少あるかもしれないが、内容が分からないので、どうしてよいのか分からず途方にくれるか、混乱しながら手がかりを探し回るかもしれない。そしておそらく、社会的風景を見渡し、目にしたことによって自分の行動を導こうとして最初に直感的に他の人の行動を観察して理解しようとする可能性は、あまりないだろう。

　自閉人の方にとって、人間社会とはそのように感じられるものである。つまり、他のすべての客は明らかにすでにルールを知っていて、しかしそれを理解するのはほとんど不可能に見える、とりわけ騒々しい見知らぬ食堂のようなものなのである。

　もちろん自閉人の方々も、支援があれば、そうしたルールを学ぶことができる。もう一つ、食堂の話をしよう。あるとき私はデンバーを訪れた際に、ある独特なシステムを取っているサラダバー・レストランに入ったことがある。客は入るとすぐにサラダバーに案内され、サラダを作った後、そこで会計をした。そしてその次にスープとサンドイッチとデザートのエリアがあるのだが、すべての料金はすでに決まった値段に含まれていたのである。初めて来た客はどうやってその適切な流れが分かるというのだろう？　その問題はすでに検討され、見ればルールが分かるようなツールが作られていた。おそらくは、困惑した客たちが、どのように進んだらよいのか戸惑うということがあったからだろう！そのレストランには、初めて来る客向けに、行程を細かく示した略図を載せた張り紙があった。サラダの列からスタートしてください、次に支払いをしてください、そしてご自由にスープとデザートをお取りください、と。それはまるで、すべての客が自閉人で、レストランが進む順序を示すことで皆が理解できるよう、便宜を図っているようかのようだった。これらは実行機能の支援と呼

ばれている。それは、人が集中力を維持し、最終目標に到達するために必要なステップを踏むのを助けるものである。

　実際の人間社会では、多くの自閉人の方々は、自分以外のすべての人にはつじつまが合っているように見える現実を泳いで、自分でなんとかやっていかなくてはならない。ロス・ブラックバーンが好んで、「だから私は、人付き合いはしない」と率直な意見を述べるのも無理はない。もう一人、自閉人の若者であるジャスティン・カナ（第10章参照）も、魅力的なほど単刀直入に自身の評価を表明した。同じく自閉スペクトラムにいる友人に、君は立ち居振る舞いを練習する必要がある、と言われ、ジャスティンは微笑みながらこう返したのである。

　「立ち居振る舞いなんて、糞食らえだ」

　もう一つ、普段は注意を払って考えることはないが考慮すべき社会的要素は、文化的な文脈であり、私たちは知らないうちにその中にいる。私は世界中を旅するとき、社会的かかわりに関するどれだけ多くのルールが自分の属する地域社会特有のものであるかを思い知らされる。中国大陸に行ったとき、私は地元の文化を感じるために、広州の大きくて客がたくさん入っているある小売店を訪れた。会計の列に並んでいると、後ろにいた女性がいきなり私を押した。それは明らかに、列の中で私より前にいる誰かと合流するためだった。彼女は追い越しながら、警告もなく私の肩をつかんで乱暴に押しのけ、何の弁明も謝罪もするそぶりはなかった。もし誰かが、私の地元のスーパーマーケットでこれと同じことをしたならば、私はその人に立ち向かっていくことになっただろう。しかし、混雑しているのが当たり前な中国ではこのような行動は容認され、社会的に適切なものであると前もって学んでいた。私はこの行動を文脈の中で捉え（動揺はしていたものの！）、適切に対応し、「構いませんよ」と言うことができたのである。言うまでもないが、新型コロナウイルスの大流行は、あらゆる文化にまたがるまったく新しい社会的ルールの必要性をもたらし、私たちは皆ソーシャルディスタンス、マスク着用、手洗いなどについて学ばなければな

らなかった。

✤ 社会的状況を読むことの難しさ

　自閉人の方々がぶっきら棒もしくは無作法に見える行動を示したり、あるいは単に無頓着なように他者が解釈するかもしれないのは、しばしば神経の配線のされ方によって、社会的状況における社会的期待を読み取り、それに従って適切に反応する際に多くの人の役に立っているたくさんの潜在的な要素を考えることが難しいからである。この社会的状況に固有の理解を欠いていることは、様々なところで現れてくる。12歳のマイケルの家族は、連携していた専門家や先生のチームを、時々日曜日にバーベキューに招いた。集まりのさなかに、マイケルはバーベキューテーブルにつきながらも明らかに自分の考えにとらわれた様子で、一人クスクスと笑い出すことがあった。両親のうちどちらかが笑うのをやめるように言った後でさえも、笑い続けるのだった。私の訪問中にそれが起こったとき、私はこの行動について洞察を得る糸口をつかんだ。

　「マイケル」私は言った。「何が君はそんなに面白いのか、教えてくれるかな?」

　マイケルはテーブルの向かい側にいたセラピストたちの一人を指差した。

　「**スージー**だよ!」マイケルは言った。

　「スージーの声、すごく甲高くてキーキーしてるんだもの。それで僕の体が、変な感じになっちゃうんだよ」

　スージーは顔を赤らめて、決まりが悪そうにしていた。

　「ええと……これからはセラピーのセッションの間は、もう少し低い声に調節しないといけなそうね」スージーはマイケルに言った。

　マイケルは、自分がスージーを決まり悪くさせたということには気づいていなかった。マイケルは私の質問に対して、客観的事実を答えたまでだった。

つまり、スージーは**実際に**、甲高くてキーキーした声をしていたのである。人について話すとき、それが良いことでないのなら、人前では言わない方がよい、という社会的ルールをマイケルは理解していなかった。一体子どもは、どうやってそれを学ぶのだろう？　これがもう少し小さな子どもであれば、親はおそらく何かしらの指導をしていただろう。けれどもほとんどの子どもは12歳までには、社会的風景を見渡すような数多くの経験をしてきているだろう。それは、礼儀に関する暗黙のルールをより深く理解することにつながるプロセスなのである。

　もう一人、ルークもまた、社会性に関する困難が早くに現れた子どもだった。幼稚園の先生は、ルークが他の子との遊び方を知らないとこぼした。ルークはインクルーシブクラスで、他の子と同じように遊ぶのではなく、他の子をつかまえてはタックルするのだった。これまでは攻撃的になったことなどない優しい子で、たいていは幸せそうにしている子どもだった。しかし実際、ルークは他の子どもたちを地面に引きずり倒しながら満面の笑みを浮かべていたので、なぜそんなに暴れてしまうのか、すぐには分からなかった。私がコンサルタントという立場で、ルークの両親と支援に当たっていた教育者チームと会ったとき、母親が説明をしてくれた。ルークには兄が二人いて、家での遊びは荒っぽくなりがちだった。お互いの上に飛び乗ったり、タックルしたりしていたのである。つまり、4歳半のルークは、そうした遊びの理解を学校に持ち込んだのだ。ルークは、身振りや表情から、他の子がその荒っぽい遊びを楽しんでいないことに気づくことができなかった。そしてまた、家と学校ではルールが違うのだということを、直感的に理解することもできなかったのである。

　Zoom を使った、ミラクル・プロジェクト・ニューイングランドの表現アートのある日のセッションで、参加者たちはとても楽しい時間を過ごしていて、終了予定の午後6時を過ぎていることに気づいていなかった。ほんの数分前まで、ペドロ（26歳）はとても熱心に取り組んでいたのだが、突然、「もう午後6時5分だから、本当に終わりにしよう！」とはっきりと言った。別の文脈で

は、このような振る舞いは失礼だと受け取られそうだが、私たちは彼の意図が善意であることを知っていた。ペドロは単に、日常が崩れることにストレスを感じただけなのだ。

❖社会的ルールを教えることの限界

　学校はたくさんの明白なルールであふれており、自閉人である子どもはしばしばそれらを守ることに秀でている。特にそのルールが説明されていて、理にかなっているときは。実際、多くの自閉人の方が、他の子どもたちが許容範囲の行動原則を破ったときにそれを指摘するルール管理人になる。より困難なのは、暗黙の微妙なルールである。私が担当していた10歳のネッドは、先生がクラスで質問をしたとき、特に自分の好きなことに関するものであった場合には、いつも興奮した。そして答えを知っているときには、出し抜けに言ってしまうのだった。自分がどれだけ関心があって、よく知っているか、示してもいいではないか？　ネッドは地理が大好きだったので、先生がアフリカの地図を見せて、子どもたちにそれぞれの国が分かるかどうか聞いたとき、「ケニア！タンザニア！　チュニジア！」と、途中でやめることなく次から次へと国の名前を叫んだ。

　ソーシャルスキル・グループで、担当の言語聴覚士はネッドに、クラスでは手を挙げることが大切なのだと教えた。

　「もしあなたが手を挙げれば先生はうれしいし、あなたのお友達もうれしいの。なぜなら、そうするとみんなが質問に答えるチャンスがあるから」と言語聴覚士は説明した。

　そこでネッドが教わったルールは、こうだった。

　「もし僕が手を挙げれば、先生は僕を指す」

　もちろん問題は、先生は**いつも**必ずネッドを指すわけではない、ということ

だった。ネッドはとてもわくわくし、期待しながら、がんばって出し抜けに答えを言わないようにして手を挙げたが、先生は時々自分を無視するようだった。ネッドはルールを学んでいたが、例外は学んでいなかったので、手を挙げているのに先生が自分を指してくれないときには、気分がすぐに変わって、不安になり、また動揺するのだった。次のソーシャルスキル・グループのセッションで、その言語聴覚士はネッドが自分の視点から見てルールをより正確に理解できるようにした。

「僕が手を挙げると、先生は僕を指す**こともある**けれど、僕の友達を指すこともある」というように。

2～3週間その練習をした後、私はネッドのクラスを訪れた。先生がクラスの子どもたちに向かって質問を投げかけたときに初めて、私がいることにネッドが実は気づいていたことが分かった。質問の後ネッドはすぐにそれに答えるために手を挙げて、後ろを振り返って大声で私を呼んだ。

「バリー先生！ 僕が手を挙げているからといって、先生が僕を指すとは限らないんだよ！」

ネッドは感心なことに、自分にとっては理にかなわないルールを理解するために、多大な努力をしていた。なぜ手なんて挙げなくてはならないのか？ なぜ先生は指してくれないのか？ もし先生が指してくれないなら、なぜ指されないのか、その理由を口に出して説明してもいいではないか？ ネッドの経験は、人間社会のルールを教えることがはらむ限界と、私たちがそれに挑戦したときに直面する困難を示している。ルールを教えても、結局教えられた子どもはその例外に突き当たる。また例外を教えても、一般的に**人々はそうしたルールについて語らず、ただそれに従うだけなのだ**、ということについて言及することを忘れる。その子どもは、正しく理解したいと切実に願うのだが、社会的なルールの世界に入っていくことは、より多くの誤解を生む結果にしか結びつかないこともある。時には滑稽なほどに。

❖ ルールに従うというのは紛らわしいことでもある

　この仕事に就いてすぐの頃、マイケルが人に対する適切な呼びかけについて学ぶのを、臨床を担当していた学生が助けることができるよう私はスーパーバイズをした。私たちは 1980 年代初頭のアメリカ中西部の小さな町に住んでいて、礼儀は重要なことだった。だからマイケルに、呼びかける相手との関係をすばやく見極め、適当な表現を使うように教えた。すなわち、対等の友達には「バディ〈親しい人へのくだけた呼びかけ〉」、女性には「マム〈女性への丁寧な呼びかけ〉」、男性には「サー〈男性への丁寧な呼びかけ〉」、というように。

　これらはすべて、マイケルにとっては困難だった。それは、単に言葉を覚えるだけではなかったからである。このプロセスは、ある中核となる困難をはらんでいた。つまり相手の性別や年齢、そして相手が自分の生活の中でどういう位置づけにいるか、といった固有の特徴をよく考えなければいけなかったのだ。ある日の午後、マイケルを担当していた学生は、マイケルがどれだけ大きく進歩したかということに喜んでいた。マイケルが、女性の写真を見せられれば「こんにちは、マム」、男の子の写真を見せられると「こんにちは、バディ」と言うように練習し、完璧な正確さで答えたからである。だから学生は、セッションの最後にマイケルに、新しくできるようになったことを私に見せるように言った。マイケルは私を見て、微笑み、すっかり混乱しつつも熱狂して、思わずこう言った。

　「こんにちは、先生、バディ・マム・サー！」

　マイケルはルールは学んでいたものの、初めてそれを使う機会を得たとき、あまりに興奮し、また圧倒されて、うまくできなかった。けれども、それより明らかだったのはマイケルがどんなに一生懸命がんばって取り組んだか、それがどんなに困難だったか、そしてマイケルがどれだけ私と心から通じ合いたい

と思っていたかということだった。今日に至るまでこの、バディ・マム・サーの呼び名は、懐かしい思い出である。

　言葉というものは、社会的理解の障壁になり得る。というのは、自閉人の人たちは言葉を文字どおりに解釈しがちであり、そして定型発達の人たちはしばしば思ったとおりのことを言わないからである。だから多くの自閉人の方にとって、暗喩や皮肉や他の文字どおりでない言葉の使い方は、果てしなく不可解なのである。

　ある日ヘレンは、9歳の息子のジークが学校から帰った後にいつにもまして動揺しているようなのに気づいたので、その理由を尋ねた。

　「ミルステイン先生に死んでほしくないよ！」ジークは言った。

　ジークの4年生の担任であるその先生が、何の病気で苦しんでいるのか知りたくなり、ヘレンはジークに説明を求めた。

　「ミルステイン先生がオコナー先生に『もし今週、もう一日雨がふったら、死んじゃう！』って言ってるのを聞いたんだよ」

　サンドラは、7歳の娘のリサを連れて、リサの兄の誕生日プレゼントを買いに出かけた。リサが選んだのは野球のボールだった。帰り道にサンドラは、誕生日プレゼントというものはその当日まで秘密なのだということを念押しして、リサに言った。

　「You need to keep this under your hat.」〈「内緒にしておくんだよ」という意味の慣用句。文字どおりに捉えると「これを、あなたの帽子の下に隠しておいてね」〉

　その日の夜、父親がリサの部屋に行くと、ビーチハットがいつもある場所ではなく本棚の上に乗せてあるのに気がついた。父親が移動させようと手を伸ばすと、リサが叫んだ。

　「だめ！　触らないで！　それは秘密なんだから！」

　単純なやりとりでさえも、予期せぬ問題の元になることがある。例えばある子どもが電話を取り、かけてきた相手が「お母さまはご在宅ですか？」と聞い

たとき、「はい」と答えてすぐに電話を切ってしまう。またある子が、うっかりペンキの缶をひっくり返してペンキを床じゅうにぶちまけたときに、先生が皮肉っぽく「なんて素晴らしい！」と言うと、その子は自分がうまくやったのだと思ってしまう。

❖明確で直接的であることの重要性

　こうした問題を避けるために、親や先生はできるだけ自閉人の方々とのやりとりでは明確で直接的であるべきである。実際、スペクトラムにいる多くの成人は、それこそが一番役に立ったと言っている。また、「理解チェック」を取り入れることも役に立つ。相手が言われたことを理解しているであろうと当然のごとく見なすのではなく、理解できているかどうかをその人に聞き、必要があれば説明するのである。そして常に、ほのめかすよりは直接的に要求する方がうまく伝わる。「そのクッキー、おいしそうだね」という言い方は定型発達の人に対しては、そのクッキーが食べたいということを暗に伝える洗練された方法かもしれないが、スペクトラムにいる人に対しては、「クッキーを1枚ください」と言う方がずっとうまく伝わるのである。

　周りの人はまた、自分たちが使う特定の言葉について、その意味を明白にしておく必要がある。ニコラスの両親は彼に、もし緊急事態が起こったら911番をダイヤルするように教えたが、その緊急事態については、本人あるいは他の誰かに何かとても悪いことが起こったとき、と説明した。次の日、ニコラスはデザートのお代わりを頼み、母親にだめだと言われると、911番に電話をかけ、オペレーターに言った。

　「緊急事態です！　お母さんがデザートのお代わりをくれないんです！」

　この場合、両親は、火事、自動車事故またはひどいけが、というように、緊急事態の具体的な例を挙げておけばよかっただろう。

文字どおりでない言葉の概念や、慣用句のように意味が明らかではなくすぐには分からない特定の言葉や言い回しについては、説明することが必要な自閉人の方もいる。"That's a piece of cake"「それは一切れのケーキだよ」〈「簡単だよ」の意〉や、"Break a leg"「脚を折れ」〈「成功を祈っているよ」の意〉といった言い回しの意味合いはかなり紛らわしいが、こうした表現の意味は直接的に、母国語に他の言語を訳すように教えることができる。多くの自閉人の方々が自分にとって紛らわしい言葉や言い回しのリストを作り、親や先生と一緒におさらいしている。この問題は、年齢や言語の力、そして社会経験によって大きく違うということを、覚えておくことが重要である。このような困難に対処する最善の方法は、すべての関係者が何らかの責任を負うことである。つまり、定型発達の方は混乱を招かないように言葉を調節し、自閉人の方は文字どおりに受け取ってはいけない一般的な表現とその本当の意味について学ぶことである。

❖誠実さが最善の策とは限らない

　人間社会はどこまでも複雑で、明文化されていないルール、例外、そしてころころ変わるものでいっぱいである。親や専門家たちがどれほど子どものために、準備を万全にしようと努力しても、すべてのつまずきや間違いを予想することはできない。それは、周りの人や当の自閉人である子どもや家族が最善の策を尽くそうとしているときでも。才能のあるピアニストである自閉人の10代の少年、リッキーのことを考えてみよう。リッキーはあるとき、介護施設の居住者を楽しませるためのボランティア演奏を申し出た。リッキーは以前にそのような施設を訪ねたことはなかったが、両親は、とても素晴らしく、思いやりのある行為だと言った。両親はまた、施設の高齢者の中には病気の末期症状や他の困難を抱えている人もいて、演奏はきっとそういう人たちを元気づける

のに役立つだろう、ということも伝えた。演奏当日、数十人の居住者が、演奏を聴くためにレクリエーションルームに集まった。座って演奏を始める前に、リッキーは自己紹介し、その場にいられていかにうれしいかということを告げ、そして最後にこうつけ加えた。

「この中に、もうすぐ亡くなってしまう人がいることを、とても残念に思います」

リッキーは出会った高齢者たちに対してちゃんと同情心をもってはいたが、彼らが死の一歩手前にいるということをずけずけと言うことが、無神経と見なされるであろうということは、分かっていなかったのである！

リッキーの過ちからは、こういうことも言える。つまり、リッキーは誠実だったのである。世間では真実や率直さを大事にするということになっているが、それと同じくらい、人はこの人間社会でどれだけ実に欺瞞的であり、時にはまったく不正直であることを求められているかということを、自閉人の方々と接してみると実感するのである。

20代のドナルドは、チェーン薬局で商品の補充や接客の仕事をしていた。

「店長は私をとても大切な従業員だと言ってくれます」私に会ったとき、ドナルドは言った。

「でも、私の直属の上司は私をあまり好きではないのです。彼は私をばか呼ばわりします」

私は理由を聞いた。ドナルドは、一人の高齢の女性が特殊な電池を求めて店に来たときの話をしてくれた。ドナルドは上司に聞こえる距離のところで、店にその電池はあるけれども、もっと品揃えがよくて値段も安い、もう1ブロック先のハードウェアストアで買った方がよいと勧めた。この話を思い出しながらしているときでさえ、ドナルドは何が上司を怒らせたのか、よく分かっていないようだった。

「店長は、接客に携わる従業員としての私たちの仕事は、お客様がここを親切な地域のお店と思えるように、信頼に足る者であることだ、と言ってい

す」と、ドナルドは言った。

「それであれば、なぜ上司は私のしたことで私をばかと呼んだりするのでしょう?」

本当に、どうしてだろう? イーライが、他の人たちはひそかにお互いの心を読むことができるのだと考えたのも、無理はない。多くの自閉人の方々にとって、人間社会を理解しようとすることは、ほぼ常に混乱、困惑、失望、あるいは怒りさえ感じた状態で生きることを意味するといえる。

✣ 誤解のストレス

私は、社会的状況と取るべき行動を読み間違えた数え切れないほどの自閉人の子どもや成人の方々を見てきたが、その人は、何が把握できていなかったかを誰かが説明してくれた後でさえも、やはり理解ができない場合がある。何度もそうした経験に耐え続けることは、当事者の方をすり減らしていく。**私はこれを分かっているべきなのだ、けれどもどんなに一生懸命がんばっても理解できないのだ**、ということを知っていることは、失望と、悲哀と、不安をもたらす。多くの自閉人の方々が、人とのかかわりの場でシャットダウンするか、もしくは単純にかかわることそのものを避けるという反応をする。内向的になり、抑うつを経験する人もいる。そういった人たちがこう自問するたび、自尊心は傷つく。

「なぜ私はこれを理解できないんだろう? 私のどこがおかしいのだろう? 私は**ばか**なのだろうか?」

社会的理解は、賢さの一面にすぎない。他の様々な面で優秀でも、社会的状況の中で表情や他の微妙な手がかりをつかむことには苦戦しているということもあり得る。社会的理解のためには、多重知能理論で有名なハワード・ガードナー(Howard Gardner)が対人的知能と呼んだものが必要である。この領域の知

能が高い人は、多様な社会的状況にわたって、他者の情動、欲望、そして意図を見立てることができる。もちろん、対人的知能の面で苦戦している人も、音楽、数学、または複雑なパズルを解くことなどに才能がある場合もある。

　多くの自閉人の方々が、自分たちのもつ難しさを分かっていて、ほとんど習慣的に謝る。何に対して謝っているのかを理解もせずに。当事者の方々は社会的なルールを、極端な白か黒かでは理解しているかもしれない。長年、思いやりのない相手から「失礼だ」、「うまくできていない」と言われ続け、「すみません」を延々と言うように言われてきたのかもしれない。正しく理解しようとあらゆる努力をしているが、何かよくないことを言ってしまったか、あるいは適切な行動ができなかったらしいことを察知すると、直感的に思わず「すみません、すみません！」と言ってしまう。何度親や先生が安心させるような声をかけても、きっとまた必ず間違いを犯してしまうだろうと思うようになり、自動的に謝ってしまうのである。

　普段の社会的かかわりにおいてさえ常に混乱した状態で生きているために、何か予期せぬことやまったく馴染みのないことが起こったときに、自閉人である子どもは予想外の、もしくは極端な形で反応する可能性が高いだろう。見ている人にはその行動は軽率で、突然で、不可解に映るかもしれないが、それはしばしば、その人の中でそれまでの間に蓄積された、挫折感や不安からきているのである。

　ほとんどの定型発達の人は、他者が強い情動を体験している場合、それはその人の体験であることを知っているため、情動の境界線を作っている。同情や共感を覚えることはあっても、同じような強い情動を感じることはなく、その結果、重大な調整不全を起こすことはない。私の経験では、多くの自閉人の方々はそうではない。13歳のベニーは、自分からコミュニケーションをとり始めることはほとんどなかった。ベニーは通っている公立中学校のクラスで苦戦しており、午前中のクラスでのストレスと負担のため、しばしば学校にいる時間の中頃になると苛立った。ベニーにとってはまた、否定的な情動を表して

いる人のそばにいるのはつらいことだった。自閉人の方々の中には、他者の喜び、悲しみ、興奮、緊張などの強い情動に触れると混乱し、調整不全にさえなる人もいる。それはまるで、そうした情動を表している人がどうしてそのように感じているのか理解できないまま、その情動の強烈さを吸収しているかのようである。

ちょうど、ベニーが決まって不安になりイライラしてくるくらいの時間に、学校の火災報知器が鳴った。クラスメイトと一緒に教室からぞろぞろ外に出てきたとき、ベニーは二人の男子生徒が先生の指示を無視して悪ふざけしているのを見た。校長先生はそれを見つけると、激怒しベニーと男子生徒たちの間に入り、彼らの顔の前で指を振りながらきつく叱責し、すぐにクラスメイトたちのところに加わるように固く命じた。

ベニーの反応は唐突で予期せぬものだった。ベニーは校長先生のところまで手を伸ばしてぐいと押し、地面に突き飛ばした。ベニーがかなり大きな生徒で、校長先生が150センチメートルを少し超えるくらいの身長の女性だったことも、よくなかった。校長先生は起き上がり、汚れを払った。幸運にも怪我をしてはいなかったが、動揺していた。その日、後になって、学校の方針に従って、校長先生はベニーを学校の職員がその事態を検証する機会をもつまで停学処分にした。

ほどなくして、私はその校区のコンサルタントとしての立場で校長先生に会った。

「バリー、私はいまだに自閉について学んでいるところなのだと認めます」校長先生は言った。

「しかし、私たちはこの学校であのような行動を放っておくわけにはいかないのです。また、そのような事態が起きた場合の対応方針も定められています」

校長先生は自分自身についてだけではなく、クラスメイトたちがどのようにベニーの行動を理解するかということを心配していたのだった。

私は、ベニー以外の全員には見えていなかった一連の出来事が雪だるま式に大きくなっていった結果として事件が起こったと理解していて、それについて説明しようとした。火災報知器が鳴る前でさえ、ベニーはすでに著しい不安を感じていた。その騒音と突然の避難訓練は、ベニーをよりいっそううろたえさせた。そこに校長先生のきつい叱責があり、ベニーは混乱し、情動的に圧倒されてしまった。ベニーは校長先生が激しく怒っているのを見て、また攻撃的に見えたかもしれない行動を目撃して、動揺し、調整不全になり、衝動的に反応してしまった。不安はベニーの中で蓄積していて、避難訓練と、校長先生と男子生徒たちの衝突は、単にベニーの行動を引き起こすきっかけにすぎなかったのである。

　容易な解決法はなかった。ベニーを不安にさせるかもしれないすべての状況を予測することは不可能だった。中学校は、混乱を招き、また不安を誘発する状況に満ちている。私たちにできたのは、ベニーが不安を表現できるように学校があらゆる努力をすること、職員がベニーの調整不全に気づけるようにその最初の兆しについてあらかじめ知っておくこと、そして予期せぬことが起こってベニーが限界に達してしまったら誰かが介入できるように、サポートの準備を整えておくこと、を確実にすることだった。ベニーの情動調整のためのプランの一部として、チームはベニーがスケジュールの中でちょうどイライラしてきやすい時間に追加の休憩時間を入れ、またベニーが対処し、順応できるように、教室に支援員を配置した。

✤ 社会的理解と学校

　ベニーの校長先生の名誉のために言っておくと、校長先生はベニーの行為を単にむき出しの攻撃行動としてはねつけるのではなく、その行動を理解しようと努力した。自閉人の方々はしばしば、分かりにくく、誤解されやすい行動を

とる。様々な学校とかかわっていると、生徒が攻撃的だ、勝手だ、あるいは人を操作しようとする、と先生たちが不平を言うのをよく聞くが、後から実際の問題が分かる。つまり、先生が生徒を理解しておらず、また、観察不能な要因が作用していることが多いのである。その無理解はしばしば、その生徒の社会的理解が足りないこと、また先生がその子の行動を意図的なものだと誤解することで起こる（「あの子は、完全に分かってやっているのですよ」というように）。

　こう考えてみよう。ほとんどの学業にかかわる場で、多くの生徒は本質的に先生を喜ばせたいという気がある。それはつまり、問いに正しく答え、試験でAを取り、科学フェアで成功し、クラスや学校のルールに従って行動するといったことである。多くの生徒がまた、親が誇りに思うような子どもになろうとする。けれども自閉人の方々は、こうした動機づけを欠いている可能性がある。例えばある男子生徒は代数がとてもよくできて、出された問題の正解を出すことはできるが、もし先生が、その子が正解を導き出すまでの行程を説明するように言ったら、拒絶するかもしれない。その子が勝手なわけではない。ただ、そうした場で自分の思考の説明を求められるということが理解できないのである。**僕は自分がどうやって問題を解いたか知っているし、正解もした**とその子は考える。**どうしてその方法をあなたに教えなくてはいけないのか？**　と。

　先生たちは、自分を喜ばせようとする、もしくは少なくともそうすべきと理解している生徒たちに慣れている。もし先生が自閉について適切なトレーニングを受けていない場合、私が担当した自閉人である小学5年生の利発で饒舌なジェイソンのような生徒〈本書では学校などで学習する者は「生徒」とし、児童などと訳し分けないこととする〉に対峙すると当然、混乱してしまう。ある日、美術の先生は生徒たちに、二つの好きな動物の名前を書くように言った。ジェイソンは、「ウマ」と「ワシ」と書いた。

　「さて」先生は言った。

　「想像力を使って、自分が選んだ二つの動物の特徴を合わせた動物を創作してください」

教室の後ろから、ジェイソンはすぐに大きな、断固とした声で答えた。

「僕はそれはやりません」

支援員の一人が彼に近寄り、課題を改めて説明した。

「僕はやりません！」ジェイソンは繰り返した。

「でもジェイソン」支援員は言った。

「それが私たちの今日の課題なのです。クラスのみんなもするのです」

「僕はやりません！」

ジェイソンの不安が高まるのを見て取り、これ以上のエスカレートを避けたいと思った支援員は、休憩をとった方がよいのではと提案した。支援員はジェイソンを外に散歩に連れ出して落ち着かせようとし、歩きながら、すべての生徒が同じ課題に取り組んでいることを何度も繰り返し言った。二人が教室に戻ると、先生はさっきよりも調子が整ったように見えたジェイソンに向かって、今なら創作に取り組めるかどうかを聞いた。

「僕はやりません！」とジェイソンは答え、先生を驚かせた。

私は、誰もジェイソンに最も重要な質問をしなかったことに衝撃を受けた。私はジェイソンにゆっくり近づいた。

「ジェイソン」私は尋ねた。

「**なぜ**君は、先生が描くように言った絵を描きたくないの？」

「一部がワシで一部がウマだなんて、そんな**モノ**は動物として存在しないからです」と、ジェイソンは答えた。

「僕はやりません。ばかげてる」

ジェイソンは、故意に挑戦的になっていたのでも、反抗的になっていたのでもない。課題は、ジェイソンにとって理解不能だった。なぜならそれはジェイソンの論理に反していたからである。明文化されていない社会的なルールでは先生を喜ばせるために課題に取り組むべきだということ、また好むと好まざるとにかかわらず要求されたことに従うのは生徒としての自分の義務の一つなのだということは、ジェイソンにとっては問題ではなかった。そうした義理の感

覚は、意識の中にはなかった。そしてたとえ、先生は自分に協力してほしいと思っており、また実際そうすべきなのだと分かっていたのだとしても、その瞬間の緊迫感の中で、自分の世界に対する認識と大きく矛盾する題目に取り組まなければならないという困難は、ジェイソンに反射的な拒絶反応を起こさせることになったのである。

ジェイソンの場合のように、子どもの学校の課題への応じ方からは、その子がどのように情報を処理し、人間社会を理解しているかということについての、ユニークな洞察を得ることができる。シャリースは小学 3 年生のとき、担任の先生からマーティン・ルーサー・キング・ジュニアの日にキング牧師についてのワークシートを課題として出された。とても多くの自閉人の方がそうであるように、シャリースには日付や情報を暗記する優れた能力があり、クラスの他の誰よりも、キング牧師の人生における重要な日付と出来事をスラスラ言うことができた。時としてシャリースに欠けていたのは、そうしたすべての情報をどのように社会的、文化的な文脈でまとめるかという感覚だった。

ワークシートの質問の一つに、キング牧師について素晴らしいところを挙げるというものがあった。シャリースは次のように書いた。

「彼は犬が好きです。彼は本を読むことができます」シャリースは同じような書き方でその後を続けた。

あなたがキング牧師の一番好きなところについて書きなさい。
「彼は私を助けてくれます。彼は私の部屋を掃除してくれます」
キング牧師があなたに教えてくれたことについて一つ書きなさい。
「彼は私に長母音と短母音の書き方を教えてくれました」
あなたとキング牧師を比べてみましょう。
「キング牧師はネクタイを持っています。私は持っていません」
なぜキング牧師はよいお手本となる人物だと思いますか？　説明しなさい。
「なぜなら、マーティン・ルーサー・キング・ジュニアの日は祝日だからです」

やはりこの子の場合も、故意に反抗的になっていたのではない。シャリース は優秀な女の子で、特筆すべき記憶力は先生や他の人たちをも驚嘆させていた。 けれどもシャリースは、与えられた課題や一つひとつの問題の意図をつかむこ とができなかった。他の子どもたちは、その問題はキング牧師がどのように社 会と人々の生き方を変革したか、ということに関するものだと、直感的に捉え たのではないだろうか。しかし課題では、それが明確に述べられていたわけで はなかった。ワークシートに「素晴らしいところ」を書くよう求められたとき、 シャリースは**自分自身**が思う素晴らしいところを挙げた。キング牧師に教わっ たことを聞かれると、シャリースは単純に**自分が学んだこと**について考えたが、 それは課題とは関係のない内容だった。その課題に答えるためには、シャリー スの社会的障害からすると、彼女の発達段階よりも深い社会的理解が必要だっ た。それはまるで、身体障害のある子どもに対して、50メートル走で健闘す ることを求めるようなものだった。

　先生たちがシャリースのような反応に対して当惑し、苛立ちで頭を抱えるの も理解できる。しかし代わりに、先生たちは気を取り直して、そうした生徒た ちの真摯な取り組みを称賛すべきである。思うようにできずもどかしく、不可 解であったであろう課題に対し、シャリースは「私にはできません。分かりま せん」とは言わなかった。シャリースは最大限の努力をした。そして、シャ リースは3年生にしては洞察力が足りなかったけれども、それはもちろん、そ の先ずっとそうした社会的な概念を理解できないということではない。社会的 理解や情動的理解は、他の多くのことと同じように、時とともに発達していく。 子どもたちはそれぞれに違った速度で様々な発達段階を進んでいく。それは多 くの経験と、直接的な支援があって初めて可能になることもよくある。シャリー スにとっての最善策は、協力的でないと叱られることではなく、自分の努力を 褒められ、課題を理解できるように追加の支援が得られることだったのである。 それはシャリースの自尊心を危険にさらすのではなく、神経学的な違いのため に困難な課題をなんとか成功させたいという願いをサポートすることである。

❖ 情動を理解する

　スペクトラムにいる人たちにとって、社会的かかわりに関する微妙で目には見えないルールを理解することが難しいのなら、情動（自分自身の、そして他者の）を理解することはよりいっそう困難といえるだろう。1989 年にオプラ・ウィンフリーが初めてテンプル・グランディンにインタビューしたとき、オプラはこう尋ねた。

　「どんな気持ちですか？」

　テンプルはその答えとして、「ちくちくする」毛糸のセーターを着ているのがどんなに不快かということを説明した。オプラが「気持ち」と言ったとき、それは情動、つまり私たちの内面の複雑な世界のことを意味していた。けれどもテンプルは、オプラが感覚体験、とりわけ触覚について話していると思ったのだった。

　それとも、もしかするとテンプルはその質問に答えたくなかったのかもしれない。情動は抽象的で、実体がなく、理解することは難しい。そして自閉人の方々はしばしばこうしたことについて伝えることを困難だと感じる。特に、そのために内省をしなければならない場合は。過去には、このように気持ちについて話すことが難しかったり不快だったりするのは、自閉スペクトラムにいる人はどういうわけか情動が欠如しているからだ、という誤解をする専門家たちもいた。もちろん、それは真実ではない。当事者の方々は皆と同じように、あらゆる人間の情動を経験する。それどころか、その情動体験はむしろ拡大されているかもしれないと自閉人の方々は言っている。多くの自閉人の方々にとって困難なのは、自分自身の情動を理解し、また表現すること、そして他者の情動を読み取ることなのである。

　アルヴィンは 10 歳で、不安と感覚の問題で苦戦している、よく話す生徒

だった。ある日、アルヴィンの特別教育の先生は泣いている赤ちゃんの写真を見せ、いくつか問題を出した。例えば、赤ちゃんはどう感じているか？　なぜこの赤ちゃんはそんなふうに感じているのか？　など。アルヴィンは、その赤ちゃんは悲しいから泣いているのだ、と説明することができた。先生は、次のように質問を続けた。

「アルヴィン、あなたはどんなことがあると悲しくなる？」

「どんなことがあると僕が**悲しく**なるかって？」彼は言った。

「どんなことがあると僕は気分が悪くなるか？　黄色いチーズを見ると」

どういうわけかアルヴィンは、**悲しい**を**気分が悪い**に変換してしまった。たぶんそれは、後者がより直感的に分かる否定的な感情で、理解しやすかったからだろう。

先生は再度尋ねた。

「あなたはどんなことがあると**悲しく**なる？」

「どんなことがあると僕は**具合が悪く**なるか？　下痢をしたとき」

アルヴィンはその赤ちゃんの情動は悲しみだと簡単に特定することができたのに、それを自分自身の内的な経験に結びつけることはできなかった。アルヴィンは間違いなく、時々は悲しいと感じたことがあったが、10歳という年齢では、自分自身の情動体験を言葉で説明することはできなかったのだ。このやりとりから、ある人が他者の情動を特定することができたとしても、自分自身の情動を表現する能力（それには自分がどう感じているかを内省する必要がある）に欠けることがあるのだということが分かる。

もう一人、13歳のエリックも、同じような困難に苦戦していた。エリックとクラスメイトたちに情動について教えるために、先生は子どもたちに、うれしい、戸惑っている、怒っている、といった様々な情動の名前が円盤に書かれたルーレットのような「エモーショナル・ホイール〈感情の回転円盤〉」を回させ、ポインターが指した情動についての質問に答えさせた。エリックの言葉は、**うらやましい**だった。その後、やりとりは以下のように続いた。

先生：エリック、今日はどんな気分？

エリック：僕は、うらやましい。

先生：それはなぜなのか、教えてくれるかな？

エリック：なぜって、僕はうらやましいからです。

先生：では、なぜうらやましいと思っているのかな？

エリック：なぜなら……インディーはルイジアナ州立大学でプレイします。

先生：なぜそのことでうらやましくなるの？

エリック：それは、うらやむことは美しいと感じるからです（エリックは混乱して顔を背ける）。

　会話は続いたが、エリックは明らかにその言葉を理解していなかった。

先生：君は、うらやましいということはどういうことか分かっている？

エリック：うらやましいということはどういうこと？

先生：もしダレルが真新しい時計をしていて、自分はそれを今まで見た中で最高の時計だと思い、そしてそれを欲しいと思ったとする。それがつまり、うらやましいということだよ。なぜならダレルは自分よりよい時計を持っているから。

エリック：はい。

先生：いい？　分かったかな？

エリック：ダレルが新しい時計を持っているから。

先生：そう、そして私はそれを欲しいと思っている。

エリック：先生はそれを欲しいと思っている……。

先生：さて、君は今日、うらやましいと思っている？

エリック：はい。

先生：それはなぜ？

エリック：ダレルが、新しい時計を欲しいと思っているから。

先生：違う。

エリック：先生が、新しい時計を持っているから。

先生：なぜエリックはうらやましいと思っているの？

エリック：僕は家に時計があるから。

先生：別の感情を選んでもらえるかな？

エリック：いいえ。僕はうらやましいを選んだんです！

　エリックはそれを正しく理解しようと全力を尽くしたし、先生が打ち切りを提案した後でさえもやめようとしなかったのは立派だった。しかしエリックの具体的な思考スタイルゆえに、抽象的概念には苦戦が強いられた。

❖誤った情動の教え方

　教育者たちは、実際に教えているのは情動を表している人物の画像を見てそれにラベルを貼るという情動の**認識**についてなのに、それで自閉人の方々に自分の情動の表し方について教えていると考えていることが多すぎる。言葉で人の情動状態を表すこと、つまり、情動**表出**は、自閉人である子どもや一部の成人が直面する課題のうちで最も抽象的なものの一つだ。りんごやテーブルを認識しそれを特定することと比べて、自分が感じていることや他者が感じているかもしれないことを伝えるのは、はるかに複雑なことである。情動は認知的反応と、生理学的反応の両方を伴う。私たちはただ感じるだけではなく、どのように感じているか、またなぜそう感じているのかについて考える。そしてまた、情動を身体の反応としても経験する。

　そうした反応は動的なものであり、実体がない。しかし一部のセラピストたちは自閉人である子どもに情動を教えようとするときに、うれしい、わくわくしている、悲しい、怒っている、びっくりしている、戸惑っている、といった表情の画像を見せて特定させるやり方を勧める。ロス・ブラックバーンは私に向かって、この方法の問題点を指摘した。

　「長い間、みんなは私に、うれしい顔としかめっ面の絵を区別させて、情動

を教えようとしました」と、ロスは言った。

「唯一の問題は、人はこんな顔をしないということです」

そうした先生たちは、情動を教えているのではない。教えているのは画像認識である。そして先生たちは明らかに子どもに、自分の情動を表したり、なぜそれを感じているのかを理解したりすることを教えてはいないのである。

より効果的な方法は、うれしい、ばかばかしい、不満、不安だ、といった感情を表す言葉を、本人が体験している瞬間に伝えることである（人によっては、写真などの視覚的なイメージとその人が感じている感情を関連づけることの方が、より適していることもある）。そうすることで、その人はただの顔の表情ではなく、認知的・情動的な体験を表現し、伝えることを学ぶ。様々な情動を理解するようになることと、それを表出するために使う言葉は、時間をかけて発展していく。私たちは頭や身体で情動を感じ、その感情と結びついた体験を分類し関連づけるようになる。また、その感情を表出するために他者が与えてくれる言葉を聞いたり、あるいは見たりする。

❖ 社会性を教えるということ、そのゴールはどこなのか

同じように、大人はしばしば**ソーシャル・アンダスタンディング（社会的理解）**や**ソーシャル・シンキング（社会的思考）**[*1] よりも、「ソーシャルスキル（社会的技能）」といわれるものを教えることの方を強調する。そして大人は、重要と見なされているスキルを機械的に教えることが多く、それは子どもが「普通」に見えるようになることを目標としている。これでは、子どもが他者とかかわる際に適切な決断をしたり、社会的状況を読んだり、他者の視点や情

[*1] ミシェル・ガルシア・ウィナー（Michelle Garcia Winner）が、著書『Why Teach Social Thinking ?』の中で詳細に扱っている（2014年カリフォルニア州サンノゼ Think Social Publishing 発行）。

動体験、見解を理解したりすることには役立たず、子どもにとって大きなストレスとなる可能性もある。

アイコンタクト〈視線を合わせること〉が、最もよい例である。他者の顔を見ることを避ける自閉人の方々は多いが、それはアイコンタクトが、もしかしたら不安を高め落ち着かないからかもしれないし、集中力と気力を消耗し、言いたいことを明確に考える力を失わせるからかもしれない。

ところがアメリカの文化では相手の目を見るということが重要視されているため、行動心理学者の故イヴァ・ロヴァス（Ivar Lovaas）は、同年代の子どもと「見分けがつかない」ようにすることを目標に自閉人である子どもを「訓練」するためのアプローチを開発した。彼は、他のスキルの習得に進む前にアイコンタクトをとるトレーニングをすることが必須であると感じていた。言われればアイコンタクトがとれるようになることが他のスキルを学ぶための必要条件である（科学的根拠による裏づけはなかったが）という主張は、長い間、彼の治療アプローチの特徴だった。彼はやがてその見解を撤回したのだが、不幸にして多くの実践者はいまだに「アイコンタクトトレーニング」を行っているのである。

自閉人の方々の言葉に耳を傾ければ、他者の目を見ることは、きわめて難しいという明白なメッセージを送っていることが分かる。そうすることは当事者の方を不安にさせる。そして他者の目を見ることを強要する試みには抵抗を示す。他者を直接**見ない**、あるいは断続的に見る方が安心できて、整った状態でいられるのである。定型発達の人は小さい頃から人の目を直接見る習慣がついているが、視線を嫌がるということにもまた意味がある。会話においては通常、話している相手を見ることと同時に、相手から目を**そらす**瞬間もある。その間が私たちが考えをまとめ、リラックスし、自身の状態を整える機会となる。

私は以前、勤めていた大学でガーナから学びに来た大学院生のグループを指導したことがある。オフィス・アワー〈教員に学生が面会できる時間〉に私は、そのうちの何人かと面談をした。学生たちは非常に礼儀正しかったが、話をす

第6章 ✤ 社会的な理解

163

るとき誰一人として私の目をちらっとさえも見なかったことが、私を不安にさせた。ついに、私はそのことを切り出した。

「何か問題があるのかな？」と、私は聞いた。

「あなたたちが私の方を見ずに下を向いたままなので、私は違和感を覚えているのだけれど」

「すみません、先生」と、一人が答えた。

「しかし私たちの文化では、目上の人に話をするときにその人を見ることは無礼に当たるとされていて、先生は私たちの教授ですので」

それを聞いて、自分が重要もしくは不可欠と考えている社会性や慣習のほとんどは、先天的に備わった人間の行動ではなく、むしろ文化によって大きく異なるかもしれないルールであることを思い出した。

そうしたことは人によっても異なる。私が大学病院の一つの部門の監督者をしていたとき、新しく入った人員の一人が言語聴覚士だったのだが、最初の部の会議の間じゅうずっとメモ帳にぐるぐると円を描いており、話をしている私のことをほとんど見なかったのに気がついた。二度目の会議でも、また同じことをしていた。私はとても当惑して、その言語聴覚士に強い態度で迫った。

「あなたがなぜ会議で私の話をちゃんと聞かないのか、私には分からない」

言語聴覚士は早くに打ち明けなかったことを謝り、その後、自分には学習障害があって、人の顔を見ながら同時にその人が言っていることを理解することが難しいのだということを説明してくれた。私は職場の仲間に対して、その身振りや面持ちから、会議にどれだけ興味をもち集中しているかについて、不確かな思い込みをしていたのである。

多くの自閉人の方々が、話している人の顔を見るという余分な負荷とストレスを負うことなく、その人の話していることに集中する方が、ほとんどの場合楽であると言う。熟練した先生は、たとえ授業中に先生の方を見ていなくても、授業を聞き、学んでいる可能性がある生徒はいるということを知っている。

それでも自閉人の方々は、話を聞いていることを話者に伝えるという暗黙の

義務を学ぶことはできる。「ソーシャル・アンダスタンディング」や「ソーシャル・シンキング」の方法を使って、親や先生やセラピストは相手を会話中に短い時間でも見ることや「うんうん」と言って頷くことで、話を聞いていることを示すことができることについて、理解を助けることができる。相手の目を見ることがとても難しく、不快感を覚えてしまう子どももいる。そうした場合は、退屈していたり、注意を向けていないと一緒にいる人が受け取ってしまわないよう、説明をすることを教えてあげればよい（「あなたのことを見ていないときがあるかもしれませんが、そんなときでも話を聞いているのだということを、どうかご理解ください」というように）。それは定型発達の人が、次の予定があるので会議や講義を早退しなければならないことが分かっているときにすることと、同じようなことである。自分の行動が誤解されることを避けるため、また話す人の気持ちに対して配慮を示すために、前もってその人に伝えておくのが、礼儀正しい振る舞いである。

　そのような情報を共有することは、自己権利擁護のための一つの実践でもある。ある自閉人の作家が、執筆中の本のためにZoomで私にインタビューしたときのことだ。質問に対して私が回答した後、その作家は横を向いて長く沈黙し、再び話すときには口ごもり、言葉が止まった。彼は、私が言っていることはすべて理解し、同意しているのだが、会話にとても興奮していたために、それが流暢さに影響し、画面から目をそらす必要があったと私に伝えた方がよいと感じた。そして、なぜそのような行動をとったのかを説明することで、私に自分の行動を誤解されないようにした。

❖ 暗黙の了解のもつ役割

　説明されることが通常ないにもかかわらず、私たちのかかわりに大きな影響をもつような行動について、私たちは皆お互いにそれとなく了解している。自

閉人の方々は、何に困ったり不快に思ったりしているかについて伝える必要性を認識していないことが多い。もしくは、それを型破りな方法で表現することがある。

　ある小学校の校長先生が私に、アスペルガー障害のあるエンリケという4年生の生徒が、日常的にその校長先生の机の上に置いていくようになった絵をまとめたものを見せてくれた。それぞれの絵には、角と尖った尾をもった悪魔のようなキャラクターが描かれていた。どのページにも校長先生の名前と、その後に「邪悪な校長」という新しい称号が書かれていた。

　「それは私のことです」と校長先生は微笑みながら言った。

　「この生徒は何か学校で面白くないことがあるたびに、それを私のせいにするのです」

　エンリケは食堂の新しいケチャップに不満があると悪魔の絵を1枚置いていき、あるルールが公平でないと思えば、また絵を1枚置いていった。校長先生が素晴らしかったのは、エンリケのこのユニークな表現方法を受け入れ、感じたことをがんばって表そうとしていたことを尊重し、やがてはより慣習的な方法で自分のところにやってきて不平について話し合えるよう、助力したことである。

　また、直感的に不満を伝えようとしない人もいる。自閉人である13歳の利発な少年バドは、ひどいうつの兆候を示していた。中学の授業に参加せず、いつも崩れるように前かがみに座り、顔はうつむき、目は閉じて、頭を腕にもたせかけていた。先生たちはバドのこうした憂鬱さへの対処法が分からず困惑し、私に介入を求めてきたのだった。

　最初の面談で、バドは躊躇なく思っていることを打ち明けた。

　「僕は学校が大嫌いだ」バドは私に言った。

　「だって、先生たちがみんな僕を嫌っているから」

　私は先生たちがバドに対して否定的な気持ちを抱いているようには見受けられず、ただバドをどう助けたらよいのか分からず困っているようだった。私は

バドに、なぜ先生たちが自分を嫌っていると思うのかと聞いた。

「それは」バドは言った。

「僕の受けているどの授業でも、先生たちは僕の興味のないことを教えようとするから」

バドは、先生たちが何かしらの意図があって、まさに自分が一番嫌がって退屈するであろう課題をわざわざ与えているのだと、思い込んでいたのである。バドの難しさについて、他に何か説明をつけられるだろうか？

「君の先生たちは、君が何に興味があるのか聞いてくれたことがあるかな？」私は尋ねた。

「ううん。先生たちは僕を**嫌って**いるんだよ。どうして先生たちがそんなことを聞いてくれる？」バドは答えた。

私は、自分もバドくらいの年の頃にはやはり面白くない授業を取らねばならなかったことと、またきっと多くの彼のクラスメイトたちも、いつもすべての授業を楽しんでいるわけではないに違いない、ということを、それとなく伝えた。私にとっては一般常識と思えることも、バドにとっては初めて知る事実のようだった。定型発達の10代の子どもなら、生徒というものはすべての授業を楽しんでいるわけではないこと、また生徒であるということはある意味それを我慢して受け入れることを学ぶことだ、ということを、すでに理解しているだろう。けれどもバドにとっては、先生たちが自分を嫌っている、ということでしか説明がつかなかったのである。

この話をした後、私はバドに、人がしたり言ったりしていることの理由について、また人の行動を可能な限り解釈する方法について他の生徒たちと一緒に学ぶことができるグループに参加しないかと提案した。ここでバドは、他の生徒たちがたやすく理解していたことを学んだ。例えば、授業は楽しいこともあれば、そうでないこともあること。また、難しいことがあれば先生に相談すればよく、快く助けてくれるだろうということ。誰も、時間をとってこうしたことをバドに説明しなかった。なぜなら誰も、バドがどのように誤解しているか

を分かっていなかったからである。また学校は、バドの興味のあること（ヘビーメタルの音楽やゲームなど）を、バドのプログラムに組み込む努力をした。私たちはバドの抱えるすべての困難を解決したわけではないが、何に困っているのかを聞くことで、不満のほとんどはバド自身の誤解によるものだということが分かった。また、私たちはバドに誤解を恥じてはいけないと強調した。必要だったのは、私たちは説明を求め、敬意をもって耳を傾けること、そしてバドの興味のあるものを日々の学校でのプログラムに統合させるような創造的なやり方を見つけることだけだったのである。

　周りの人が社会的理解を深めることに取り組むとき、自閉人の方々を定型発達のような社会的クローンにすることが目標ではない。そうすることは、一人ひとりのユニークさとその脳神経を軽視することになり、本人が自分を卑しめてしまう危険性がある。目標は、社会的コンピテンス、自尊心、自信を向上させ、すべてのパートナー（自閉であれ定型発達であれ）が共有する人間関係の中で経験する誤解やストレスを軽減することである。理想的には、自閉人の方が最も役に立つと認識していることに取り組むようにしたい。それが不可能な場合は、ポジティブで楽しい社会的経験を積むのに明らかな障壁となっている困難を軽減するよう努力すべきである。たとえそれが、社会的結びつきという連続体の中で、あまり社会的でない方が居心地がよいということであったとしても、ほとんどの自閉人の方々は、ありのままの自分を受け入れてもらいたいと思っている。そして何よりも、自閉人の自己権利擁護のコミュニティにとって最優先事項の一つは、偽りのない本当の自己でありながら自分の人生を生きられるようになることであることを皆が理解しなければならない。

◈訳者解説
● social は基本的に「社会的」と訳している。「社会的ルール」、「社会的状況」、「社会的な手がかり」など様々なところで使われているが、「人間が織り成す」とい

う意味であり、そのように置き換えてもよい。人は、物理的な環境や自他の行動に意味をもたせたり、見えない境界線で世界を区切ったりすることで人間社会を織り成す。人間社会は、固定的なものではなく、場所や文化や時代、構成員によって異なる。

● 多重知能理論では、人間の知能を、本章で挙げられている対人的知能と合わせて、言語的知能、論理・数学的知能、音楽的知能、空間的知能、身体・運動的知能、内省的知能、博物的知能の八つに分類している。知能は単一のものではなく、もっと多様なのではないかという考え方。

● 日本語で読めるソーシャル・シンキングに関する文献：

・ミシェル・ガルシア・ウィナー，パメラ・クルーク 著．稲田尚子・三宅篤子 訳『きみはソーシャル探偵！：子どもと学ぶソーシャルシンキング』金子書房．2016.

・ミシェル・ガルシア・ウィナー 著．稲田尚子・黒田美保 監訳．古賀祥子 訳『ソーシャルシンキング：社会性とコミュニケーションに問題を抱える人への対人認知と視点どりの支援』金子書房．2018.

第 **II** 部

自閉スペクトラムに生きる

第7章

「イットをつかむ」ために
必要なこと

　私が得た最も重要な教訓のいくつかは、ただ観察を通して得たものであり、私はポールを観察することで多くのことを学んだ。

　ポールは、最近新しい学校に転校してきた16歳の自閉人の生徒のデニスに割り当てられたクラス支援員である。デニスは以前の学校でひどくフラストレーションを感じ、調整不全になることが頻繁にあり、しばしば先生を叩こうとしていたため、攻撃的であると見なされていた。新しい教室で、デニスはしばしば反復的な儀式にふけっていた。例えば、リュックサックから好きで聴いていたたくさんのCDを取り出し、机の上にまっすぐに並べていた。その過程は、自分を落ち着かせているように思われた。デニスはほとんど話をしないし、ごくまれに話したとしても小さい声で2、3語をブツブツと言うだけだった。それでも、今の学校では警戒したり神経が高ぶったりしているときも、デニスは明らかな攻撃や怒りの兆候を示していなかった。

　私はその学校における仕事の一つとしてデニスの学校生活の普段の様子を観察したとき、すぐにクラス支援員が際立ってうまく機能していることに気づいた。髪を剃って大きなイヤリングをしていた20代のポールは、家庭用洗剤のマスコットキャラクターである、Mr. Clean を思わせた。ポールは、デニスに与えられた課題に必要な物がすべてあるかを確認し、準備を整えるのを助けて

いた。しかし、それからは、身を引き、そっとしていた。

　ポールは教室で遠くから気を配り続け、デニスがイライラしたり動揺したり取り乱したりしたときにはデニスを驚かせないようにゆっくりと動きうまく近づいていた。私はポールがそうするたび、デニスが落ち着き、リラックスしていることに気づいた。ポールはデニスの調整不全の本当に微かなサインを観察することに優れていて、不安やイライラを減らすために適切な言動を知っていた。時々、ポールは少し遠くからほとんど目立たないように、うなずいたり、指差したり、短い言葉をかけたりしてデニスを安心させていた。それはまるで魔法のようで、あうんの呼吸であった。デニスが緊張と不安が高まっていっているところで支援が必要かもしれないと私が思ったときにはいつも、ポールはデニスが落ち着き、活動に参加するための支援を与えていた。

　デニスがよく整った状態でいるのを助けるために、とてもよく機能していた方法をポールがどのように考え出したのか不思議であった。デニスが他のところでは苦戦していたのでなおさらである。私は、ポールが使っている方略は何でも学びたかった。そこで、私はポールに少しの時間話をするようお願いした。私が気づいたことを挙げ、ポールがいとも簡単にデニスのシグナルを読み取り、とても適切に介入していたことに感銘を受けたことを伝えた。

　「あなたがしていることや気づいていることについて、私に教えていただけませんか？」と、お願いした。

　ポールは私の問いに、少し困惑した様子で肩をすくめた。その返答を端的に言うと、「ただ注意を払うこと」であった。

　ただ注意を払うこと。ポールはとても単純なことのように話した。しかし、数少ないその言葉はたくさんのことを言い表していた。ポールはデニスに必要な支援を正確に提供することに長けていた。それは、特定の種類のセラピーに習熟していたからでも、ある行動計画の手順に従っていたからでもなく、適切に「強化子」を配分しているからでもなかった。デニスが必要とする支援を正確に提供することを可能にしていたのは直感と、よく見て、耳を傾け、デニス

のニーズに敏感でいる力であった。そうすることでポールはデニスの信頼を得た。

　ポールのような人は世界のどこにいるのだろうか？　自閉人である子どもを育てることやスペクトラムにいる成人の方を支援することにおいて最も困難な側面の一つは、その子どもや成人の方と最もうまくつながり、最大限の成長を引き出し、最もよい変化をもたらす、医師、セラピスト、教育者、メンター、その他の援助者を見つけることである。特に、親が初めて自閉や自閉の可能性に向き合うとき、誰を信頼すべきか、価値あるアドバイスはどれか、どの先生やセラピストが子どもや家族に最もマッチすると思われるかを知ることは難しいだろう。

　この疑問に対する私の見方は、自閉人である息子の母親で医師でもあるジル・カルダー（Jill Calder）に出会って以来変わった。バンクーバーにあるブリティッシュコロンビア大学の満席のホールで講演したとき、私は聴衆に、特定のトレーニングを受けたためではなく元からもっている直感的な力によって、子どもや家族と自然とうまくつながれる適任者であるポールのような人にこれまで出会ったことがあるかどうか質問した。

　20列目ぐらいにいたジルが立ち上がった。ジルは「私たちの家族では、それを『イット・ファクター』と呼んでいます」と発言した〈支援者が子どもとつながれるかどうかの決定的な違いを生む要素。それがどんなものであるかはよく分からないが確かにある、その「何か」を指してここでは「イット」と呼んでいる〉。ジルは、何年も自分の息子にかかわる様々な専門家を見てきたと説明した。学校が新しい支援員を割り当てたとき、息子は以前よりもひどく不安そうで浮かない様子でしばしば家に帰ってきた。しかし、また別の人がすぐに息子とつながりをもつことができた場合には、目に見えて穏やかになり幸せそうだった。

　何がこの違いを生んでいるのか？　何人かの人はただぴったり合うようで、5分か10分で息子とかかわる方法を知り、息子はその人といてリラックスし

ているようで、そこには化学反応があるようだ、とジルは説明した。

「私たちはそのような人を『イットをつかんでいる』人と言っています」と
ジルは話した。資格も、トレーニングも関係なく、その人はつながることがで
きる。

次に、2番目の層を「イットに近い」人と呼んでいる、と説明した。このよ
うな人は、自閉人の方々とつながるために自然で直感的な力には欠けるかもし
れない。びくびくしたり、ためらったり、落ち着かない感じになるかもしれな
い。しかし、学ぶことに熱心で、本人のことをよく知っている親などからのサ
ポートやアドバイスを求める。ジルは、これには自分が会った多くの専門家が
含まれ、そのような人に会うといつもうれしくなると説明した。自閉人の方と
ともに働くことに熱中していて、進んで学び、成長しようとし、本人のことを
最もよく知る人からの手引きを喜んで受ける人である。

ジルは3番目のグループについても特定した。つながることができないよう
な人であり、しばしば人の調整不全の原因となるような人である。このような
人は、自閉人の方や家族から学ぶことを受け入れにくく、（しばしば的確でな
い）独自の先入観をもっている。その人は、生得的にも習得的にも、人に通じ
る力を欠いている。多くの場合、「なぜ」と問うことなしにしつけることや結
果に焦点を当てている。その人の目標はすべてを自分のコントロール下に置く
ことであり、しばしば、感覚の問題や他の自閉に関係した困難、さらには自分
の目標を押しつける自分自身の行動に鈍感であり、その影響を最小限に評価す
る。

「あぁ」私は割って入って言った。「『イットがない』人と言いたいのですね」
ジルと聴衆は、したり顔でうなずいた。

息子の人生に入ってきた大人が、息子のストレスや不安を増やしただけだっ
たことは何度もあるとジルは言及した。ジルはいったん間を置き、深呼吸して、
気持ちを落ち着けて言った。

「同じような事態を**決して**許さない」

第*7*章 ✤「イットをつかむ」ために必要なこと

その発言によって、聴衆の他の人たちからも同じように、自分の子どもや家族のことを理解しない先生やサービス提供者、人の情動状態に鈍感で一つのアプローチに固執するセラピスト、その人の全体ではなく行動に焦点を絞る医師についての話が堰を切ったようにあふれた。

　年に一度、週末に行っているリトリートで、私はファシリテーションの手伝いをしているのだが、そこで率直な話をしてくれた自閉人の 10 代後半の子どもをもつ父親のことを決して忘れないだろう。彼は、親と専門家の関係という思い切った話題に関する議論の火蓋を切った。

　「小さい子どもの親である皆さんにただ伝えたい。専門家はちっとも信頼できない」

　この種の強い気持ちは、自閉人の方とつながることができないような、それゆえに親や養育者の信頼を失う（あるいは少しも得ていない）「イットがない」専門家にあまりにたくさん遭遇することで芽生える。親は歩みの始めから専門家を警戒することはめったにない。親は、たいてい助けを切望しているし、援助を提供する経験や視点をもっている人に会おうと必死である。親がうんざりし、疑念を抱くのは、助けてくれるはずの人に繰り返し失望させられることによる。

　では、違いを生む要因は何であろうか？　人が本当に「イットをつかむ」ことを可能にする要素は何か？　親は専門家や教育者に何を期待すべきか？　見込みのある専門家が、より「イットに近い」人になるのを助けるために何ができるか？

　「イットをつかんでいる」人であるかは、特定の学位があるか、一定期間、トレーニングを受けたり、現場経験があるかという問題ではない。私は輝かしい経歴の人や、素晴らしい資格をもっていても、自閉人である子どもや成人、その家族とつながることを可能にする基本的な人間性を欠いている人に会ってきた。ポールのように、多くの人は専門的なトレーニングは受けていないが、支援をする相手のニーズを直感的に理解しながら、本当の人間のつながりを構

築し、有意味な成長を促すのに役に立っている。私の経験では、「イットをつかんでいる」人には多くの重要な特徴や資質が共通している。その中で、最も重要なものは以下のとおりである。

- **共感**　「イットをつかんでいる」人は、自閉人の方がどのように世界を理解し体験しているのかを理解しようとする。自分自身の経験や、自閉人の方々や障害のある他の方々の体験を一般化することよりもむしろ、個人に細心の注意を払い、いつもその人の行動を読み、理解しようとし、それから支えとなるように対応する。

- **人間としてみる**　「イットをつかんでいる」人は、すべての行動や反応を自閉に起因していると説明したくなる気持ちを抑えて、その人の行動を**人間の**行動と見なす。そして「なぜ？」と問う。子どもの抵抗に対して、子どもがためらっている、嫌がっている、あるいは特定の反応を示している理由をあたかも説明するかのように「勝手な」行動や「注目獲得」行動と単純にラベルを貼るようなことをしない。例えば「なぜこのときで、他の場合は？」、「もしかしたら、これがこの人の役に立っているのかもしれない？」と問うことなしに、子どもが「自己刺激している」と言ったり、「自閉的行動」と呼んだりすることは簡単である。「イットをつかんでいる」人は、先入観にとらわれずに、行動の背景にあるものやその人が体験していることを探る努力を人一倍している。

- **感受性**　「イットをつかんでいる」人は、対象者の情動状態（調整や調整不全の程度を示すシグナルは微かなこともあるが）に同調する。多くの人と同じように、自閉人の方々も身振りや表情の機微を通して、しばしば自分の内面を外に示している。「イットをつかんでいる」敏感な人は、子どもがある方向に視線を逸らしているときや、身体に緊張が見られるときは、困惑していたり圧倒されたりしているというシグナルを送っていると認識している。あるいは、子どもが自分の体を揺らしているときは、その子が落ち着

かないと感じていることを意味していると認識している。話をする子ども
が理屈をこねたり、会話への参加を拒否したりしているときは、調整不全
を感じているサインの可能性があると気づいているかもしれない。

- **コントロールの共有** 「イットをつかんでいる」人は、自閉人の方に対して
コントロールを働かせる必要性を感じていない。あまりに多くの教育者や
セラピストが、自分の役割は、ある課題やスケジュールや体制を押しつけ、
自閉人の方をある行動範囲内に留まらせることと見なしている。コンプラ
イアンスが目標である。代わりに、親や専門家はその人と**コントロールを
共有し**、力づけられたと感じられるようにし、必要に応じてガイダンスを
与えるべきである。そのアプローチは、個人とその自律性や自己感をより
尊重している。重要なことは様々な状況や場面で自閉人の方にコントロー
ルを与えることが、最終的にはより大きな自立、自己充足感、自己決定へ
とつながることである。これらはすべて強い目的意識とアイデンティティ
につながる、なくてはならない要素である。

- **ユーモア** 「イットをつかんでいる」人は、物事を深刻に考えすぎず、自閉
を悲劇と見なさない。自閉人の方々と家族、時として専門家、教育者、親
族などが、あらゆる難しい出来事を悲観的なレンズを通して見て、ネガ
ティブな側面を過度に強調することで実態を悪化させるだけでは、人生は
困難でいっぱいになるかもしれない。人が直面している状況やその人の言
動について自分たちの周りにユーモア（もちろん、敬意のあるユーモア）と健
全な考え方をもち続けることは、自閉人の方と家族の両方にとって非常に
助けとなる。適切な場合はいつでも、状況の中にユーモアを見出すことで
より明るい時間を作り出すことは、難しい状況下でも気持ちの調子を上げ、
軽くするのに役立つ。

- **信頼** 「イットをつかんでいる」人は、ポジティブな関係の構築や信頼を築
くことに焦点を当てる。いかなる関係においても、信頼を築くための最善
の方法は、形式的な課題やスケジュールを課すよりも、相手の体験を理解

しようと努め、その人のニーズや望みをよく検討するために、耳を傾けることである。専門家は、しばしば最初に信頼関係を築く重要性を忘れ、後で信頼を取り繕おうとして時間を費やしてしまう。そのため、その人とその家族にとって何が一番役に立つかについて先入観をもって臨むよりもむしろ、自閉人の方に耳を傾け敬意を示すこと、家族と連携することから始めることが不可欠である。

● **柔軟性**　「イットをつかんでいる」人は、固定的な課題やスケジュールや規定的なプログラム、あるいは個人のニーズを反映していない支援計画に頑なに固執することよりもむしろ状況に応じる。あまりにしばしば、セラピストは、本来なら助けたり導いたりするはずの対象者よりも、従うよう与えられているプログラムにより注意を払う。いくつかのアプローチは、対応の仕方や子どもに求めるものがとても詳細に規定されているので、専門家（あるいは親でさえ）が、対象者が感じていることを感じようとしたり、行動的な反応の根底にあるものを理解しようとしたりするための余地がない。私は、コンサルテーションをする際に専門家やその補助者を観察させていただくが、その方が自閉人の方へ対応する中でした選択に同意できない、あるいは理解できないときがある。私が問題を提起すると、「あなたの言うとおりです。しかし、行動計画に従っています」と返ってくることがしばしばある。プランは、対象者に応じられるように十分柔軟である必要がある。プランＡがうまくいかないときが、プランＢに変更するときであると認識することが重要である。対象者に適切でない可能性があるときに、杓子定規のアプローチを課すことは間違いである。親が敬意を感じなかったり役に立つと思わなかったりする行動計画を実施するよう専門家が親に求める場合、その要求は親にとって大きなストレスになることがある。特に、養育者が自分の意見を聞いてもらえないと感じたり、自分の子どもや家族にとって何が一番役に立つかという直感を無視するような指示がある計画の場合はそうである。最終的には、専門家に対する信頼を失う結果と

なることもある。

● **自閉人の方々から学ぶ姿勢**　自閉人の方々の洞察や教えを「イットをつかんでいる」人たちは価値あるものと考え、求める。自閉人の方々による貢献と洞察は、近年自閉人の方々の教育、処遇、支援に最も劇的で前向きな変化をもたらし、真の前進とは何かを再定義することを促している。自閉人の方々は、その実体験に基づき、自閉に関する多くの有害な神話の誤りを暴き、自閉人の方々を理解し支援するための最も効果的で敬意がある方法について、貴重な方向性を示してきた。

❖実践における「イット・ファクター」

　私は50年間自閉の分野で働いているが、しばしば、ほとんど正規のトレーニングを積んでいない人々から多くのことを学んできた。まさに「イットをつかんでいる」人からである。

　時に、ものすごく単純なことが違いを生む場合がある。比較的最近転校してきたカルロスは、7年生のクラスでいくつか大きな感情の爆発やメルトダウンがあった。様々な先生が、カルロスがいかに攻撃的で予測不能か報告した。しかし唯一、カルロスと関係を築いていた人がいた。それは校長先生であった。

　校区のアドバイザーとして、私は校長先生の元を訪ね、どのようにカルロスとつながることができているのか質問した。校長先生によると、かなりの程度の破壊的なクラスでの出来事の後に、カルロスを校長室に招き、叱責や処罰を与える代わりに、他のことを試みた。オレンジを一緒に食べたのである。カルロスがそれをとても喜んだので、クラスのルールに従い、自分自身を適切に管理することができたら、再び歓迎すると校長先生は伝えた。また校長先生は授業中のカルロスを観察し、彼に期待していることを分からせ、担当の若手の先生にも有益な提案を行った。

それは二人の日課になった。私は校長先生にどうしてそれがうまくいったか尋ねた。

　「とても簡単なことですよ」と、校長先生は言った。

　「一緒に座って、オレンジの皮をむき、オレンジを食べるのを楽しむのです」

　校長先生は、あなたは素行が悪い、あなたは落ち着く必要があると、さらに言う大人がいても、特にカルロスのような少年にとっては役に立たないであろうと理解していた。カルロスが必要としていたことは、学校で頼れる信頼できる大人とのつながりをもつことだった。校長先生の行動からは、カルロスの学校での成功を望んでいること、そしてカルロスならそれができると信じていることが伝わってきた。

　親密な絆、そして成長の基礎となるのは、しばしば、オレンジの皮をむくような小さな儀式である。「イットをつかんでいる」人は、自閉人の方々が関係を深めるために重要なことは、しばしば、他の人がもつ関係性とはあまり似ていないと理解している。デニス・メルッチ（Denise Melucci）は、才能のある自閉人のアーティストであるジャスティン・カナ（第10章参照）の若い頃の家庭教師であり、熟達した芸術家である。両親はデニスに芸術家としての才能が芽生えていたジャスティンの家庭教師を依頼した。デニスは自閉について正規のトレーニングをまったく受けたことがなく、自閉人である子どもを相手にして教えたことは一度もなかったけれども、乗り気だった。

　ジャスティンは、ミッキーマウス、ホーマー・シンプソン、バンビなどの漫画のキャラクターを描くことに固執していて、それ以外のものも描こうというデニスの提案に抵抗していた。デニスはジャスティンの力を見て、彼がレパートリーを広げ、他の種類の絵も楽しく卓越したものを描けるようになれることを知ってほしいと思った。初めは、ジャスティンは頑なに拒絶した。

　どのようにして、デニスは漫画以外のものを描くことを説得したのか？

　ニャーと鳴いたのである。

　デニスは、ジャスティンがアニメのキャラクターの他に、動物に対して大き

な情熱をもっていることを知っていた。ジャスティンは定期的に動物園を訪れ、熱狂的に犬や猫に呼びかけていた。ジャスティンをその気にさせるために、デニスは取引をした。ジャスティンが自分のレパートリーにあるアニメのキャラクター以外のもの、例えば、風景や何か静物を描こうと努力するたびに、デニスが猫のようにニャーと鳴くと。驚くことに、それはうまくいった。デニスがしたことは、その奇抜な方略によって、ジャスティンの芸術表現の新しい領域への扉を開いただけでなく、経験に楽しみを織り込むのを助けたこと、そして最も重要なのは、生徒と先生の間の信頼関係の基盤を作ったことである。

「ニャー」という声を発することは、すごく小さいことのように思えるが、大きかったのは、自分の生徒をその気にさせるものを考える際に、デニスが柔軟で創造的であることをいとわなかったことである。別の先生なら、強引に要求したり強化子としてお菓子を与えたり、単にあきらめたりしたかもしれないが、デニスは乗り越えるべき課題と見てジャスティンの熱中に基づいて想像力で対応した。

6年生のジョシュアは、同じような創造的思考から恩恵を受けた。それは、体育の先生がクラスの運動プログラムに参加する気を起こす方法を考え出したときのことである。ジョシュアの情熱の対象は、アメリカの歴代の大統領だった。幼少期にジョシュアは、歴任順に大統領の名前を覚えていた。現在は、インターネットや本でホワイトハウスの様々な外交官についての事実を記憶し、蓄積している。

体育の先生は、様々な運動と歴代大統領を結びつけ、創造的に解決した。リンカーンは背が高いことで有名だったので、背伸びと結びつけた。ジョージ・ワシントンは青年時代に桜の木を切ったという話と関連させて腕ふりと結びつけた。オバマ大統領はバスケットボールをしていたので、ジャンプシュートするように、跳躍と結びつけた。

強要する代わりに、体育の先生はジョシュアに合わせ、関心を組み入れることで、わくわくさせる方法を見つけた。それはジョシュアだけではない。クラ

ス全体が参加した。そして先生は、しばしば、その日クラスがどの運動をする
かをジョシュアに決めさせた。創造性と柔軟性をもってジョシュアをやる気に
させるものに注意を払うことで、先生はジョシュアを身体運動に取り組む気に
させたこと、クラスにどの運動をするかを伝える機会を設けてより参加を促し
たこと、クラスメイトと社会的につなげたことなど、多様な目標を達成した。

　先生がそのような革新的な方略に抵抗があるとき、それはいつも先生が創造
への姿勢を欠いているからということではない。時に、先生は学校管理者が普
通のカリキュラムと異なるアプローチを快く思わないことをおそれている。ほ
とんどの学校において、職員全体の雰囲気を作り、優先事項を決定するのは校
長先生である。校長先生が「イットをつかんでいる」とき、自閉人の生徒の状
況を一変させる可能性がある。

　ニナは、小柄な1年生である。母親は、ニナに鮮やかな花柄のドレスを着せ
るのが好きだった。プレスクールでは、ニナはよく動き、床に転がったり、
テーブルの上を這ったりすることが一日の中でたくさんみられた。1年生にな
るまでに、飛躍的な進歩を遂げたが、まだ衝動のコントロールと自分の身体意
識に難しさがあった。朝の会でクラスメイトがラグの上に座っていて、ニナが
そこに加わろうとするときには、案の定座らずに集団の真ん中に身を投げ出し
ていた。

　ニナが自分の身体をよりうまくコントロールするのを助けるために、セラピス
トの一人が小さな円形のゴムパッド（直径約30センチメートルのカラフルなディ
スク）をニナがどこに座るべきかを知るのを助けるために与えた。ある活動で
子どもたちがラグに座っていたとき、先生はニナのための場所を指定し、パッ
ドをそこに置いた。それは、ニナが自分の衝動をコントロールし、動きを統制
し、どこに座るべきか理解するのを助けるためのシンプルな解決策であった。

　ジョシュアのクラスメイトが大統領体操に加わりたいと思ったのと同様に、
ニナのクラスメイトも皆、自分用のカラフルなディスクを欲しがった。先生は
応じ、それぞれの子どもに自分の色と番号がついたディスクを与えた。それは

ニナに有用であったものを標準化〈ノーマライズ〉するのを助けた。ニナはディスクを持っている唯一の人ではなく、単に子どもたちの中の一人だった。

しかし、クラスが学校の他の場所、とりわけ音楽室に移動するとき、問題が生じた。音楽の先生はクラスの「行動管理」を独自の伝統的な方法で行っていて、変更を受け入れようとしなかった。セラピストがニナはクラスで自分の色のディスクに座っていると説明したとき、音楽の先生はそのアイディアをはねつけ、どんな特別な配慮も与えようとしなかった。ニナは身体意識と衝動のコントロールに困難な状況があるにもかかわらず、座ることを学ぶ必要があると音楽の先生は言った。

当然、ニナは音楽の授業では、追加の支援がなく、座ることに苦戦したままだった。子どもたちが床に座っているとき、ニナは転げ回り、自分の身体を集団の中で不自然に移動させて、大混乱を招いた。

ニナの支援に取り組んでいる様々な先生やセラピストが集まるミーティングで、その問題が話題になった。ディスクが有益で、ニナが自分の体勢を整え、どこに座るべきかを理解するのを助ける鍵となっていることに皆が同意した。ニナがクラスメイトのように座ることができたとき、晴れやかな笑顔で誇らしげに見えたこともチームで共有された。

最終的に、校長先生ははっきりと言った。

「これがうまくいくと確信できますか?」

皆が、そうだと同意した。

校長先生はテーブルを拳で叩いた。「これがニナを助けるなら、学校の**全員**がそれを受け入れ、尊重することとする」

その場にいた人の中には、音楽の先生が協力するか疑念を抱いた人もいた。

「それは彼女が決めることではない」と校長先生は答えた。

「これは学校の決定である。私たちは必要な水準の支援をし、生徒一人ひとりの成功を支える」

それは、様々な力の子どもたちを支援する際に創造的、応答的、柔軟である

ことが必要不可欠であることを理解している、「イットをつかんでいる」校長
先生の姿であった。校長先生が、態度を明確にするとき、ニナのような個々の
子どもを助けるだけでなく、そのような子どもと働く先生やセラピストは自分
の価値を実感し、支えられ、力を認められていると感じられる。先生がそのよ
うに支えられていると知ることは、自分の生徒を最大限支えるような解決策
（いくら正統でないと思われるようなものでも）を探ることに対する動機づけと自
信を与える。

　「イットをつかんでいる」校長先生などのリーダーは、障害のある子どもの
家族が受け入れられていると感じるのを確実にすることを、自分たちの責任だ
と考えている。生徒とその家族と実際にしっかりとかかわり、問題や困難が生
じたとき、創造的で適切な解決策を検討するのを助けることが自分たちの役割
だと思っている。そのようなリーダーは、思いやりのある優しいコミュニティ
を作り、職員の支持と尊敬を得る。

　いくつかの校区、特に小さな校区では、特別教育のディレクターがその雰囲
気を作る。時にそれは家族の人生の歩みのまさに初めからである。ステイシー
は、コネチカット州の特別教育のディレクターであり、自分の校区で、早期介
入プログラムから、特別教育のプログラムに入る可能性のある小さい子どもや
その家族と最初のコンタクトをとる仕事をしている。家庭訪問をし、家族の関
心事に耳を傾け、自分の校区の学校が助けとなれることについて情報を提供し
ている。

　他の校区のステイシーの同僚の数名は、忙しい校区の管理者がすべての新し
い家族を訪問することが過度な重荷になっていないか疑問に思い、個人宅への
訪問が賢明かどうか疑問だった。しかし、ステイシーはそのような家族にとっ
て学校への移行は、子どもと親の両方にとって不安がとても大きいものだと
知っていた。また自分の最も重要な役割の一つは、家族と信頼関係を築くこと
であると理解していた。子どもの教育の歩みの最初から大事にされていると親
が感じるとき、それは、その後にわたって関係性を強めていくのに役立つ。

リンダは、私がコンサルタントをしていた別の校区の特別教育のディレクターであり、3年前にその校区でアプローチした自閉スペクトラムにいる双子の女の子がいる家族から学んだ。ステイシーに学び、私は二人でその双子と両親の元を訪問することを提案した。雑然としたトレーラーハウスでリンダと私は床に座り、両親からの質問に答えながら、二人の女の子と遊んだ。90分にわたってリンダは、自閉における困難と学校がどう助けてくれるかについて、あまり詳しくないその両親の気持ちを和らげるのを助けた。

　訪問を終えて、一緒に車で帰ったとき、私はリンダがほほ笑みながら、目には涙を浮かべていることに気づいた。

　「とてもよかったと思う。自分たちがしたことをとても誇りに思う」と、リンダは言った。その短時間の訪問でリンダは、自分の校区は障害に苦戦している家族に対して開かれていて受け入れる態度があるというメッセージを送り、不安で圧倒されている両親との信頼関係の種をまいた。

❖「イットをつかんでいる」先生やその他の人たち

　先生やその他のサービス提供者は自閉人である生徒の困難、長所、ニーズを理解するために自閉あるいは特別教育を専門とする必要はない。私はバージニアでコンサルタントをしていた学校を訪問したとき、1人の小学校の音楽の先生が3人の自閉人である生徒を20人の定型発達のクラスメイトに違和感なく包括する試みにおいて注目すべき技術をもっているのを見た。

　子どもたちの一人、8歳の少年は、オペラ『アイーダ』の一つのパートをイタリア語で歌っていた。少年は絶対音感があり、ほとんどの曲を記憶する力を示していると、先生から後で説明を受けた。別の少年はピアノを弾き、クラスメイトが歌うのをリードしていた。楽譜を読む授業の一部として音楽を教えるキャラクターを表示するために電子黒板を使ったとき、他の子どもたち同様、

自閉人である子どもたちは皆積極的に取り組み、やる気になり、集中していた。

　後で私がそのアプローチについて尋ねたとき、先生は自閉スペクトラムにいる生徒を含め、いつもそれぞれの生徒の長所や才能を見つけ、それらを発揮させようとしている、と説明した。

　「このような子どもたちはとても多くの明らかな困難があります。すべての生徒が参加し、すべての生徒が自分のクラスメイトの力に出合うことを確実なものにしない限り、私は自分の仕事をしていない」と、先生は言った。

　子どもたちを引き込み、やる気にさせる革新的な方法を創造することに卓越している教育者は他にもいる。ケープコッドの中学校で、かつて私はある言語聴覚士がニューロダイバージェントの生徒たちを指導している場面を観察した。子どもたちは、分担してチョコチップクッキーを焼いていた。子どもたちが作業をやり遂げ、クッキーを皿に分けた後、セラピストは張り切ってアナウンスした。

　「OK、さあ後半戦！」

　子どもたちは一斉に廊下に並び、それぞれクッキーがのった皿を運んだ。子どもたちは交替で教室、先生の休憩室、様々なオフィスをノックして、それからドアのところに来た人にあいさつし、会話に参加した。

　「ようこそ、私たちの教室へ！　今日はどんなクッキーを持ってきてくれたの？」

　「チョコチップクッキーを作りました」

　「いくつあるの？」

　これは明らかに学校の日課のようになっていて、子どもが学校というコミュニティに積極的に参加し、先生や他の子どもとかかわり、感謝される感覚を得る（クッキーを好きでない人がいるだろうか？）日常的な機会となっていた。

　ダイアンは、中学校の先生であり、多くの生徒と機能的な学業スキル、つまり実際生活の中で使えるような読みや算数のスキルの向上を目指していた。ダイアンもまた、自然な社会的かかわりのための機会を作る方法を求め、おやつやドリンクを職員や生徒に売る学校の売店を作ることに生徒と取り組んでいた。

それは、単純なアイディアであるが、自閉人の生徒が多くの時間を過ごす部屋に他の生徒を劇的に引き寄せた。ダイアンは、正規のソーシャルスキルのカリキュラムに基づいてプログラムされたかかわりに頼らなかった。代わりに、その売店によって、子どもたちが自然なかかわりを体験し、そのプロセスを学ぶ場を作った。大きな困難のある生徒にも貢献する機会があり、その学校の典型の子どもたちは、ダイアンの生徒と人工的な社会的つながりを強要される必要がなかった。自らおやつを求めて来て、テーブルゲームをして過ごした。ダイアンの創造的なアプローチは、様々な機会を提供し、全員の連帯感を高めた。

　高校の体育の先生は、たくましく、熱心で、エネルギッシュな生徒のフェリペに注目し、男女合同のバスケットボールのチアリーダー部に加わるのが最適だと提案した。チアリーダー部を監督するコーチも、フェリペとその家族もこの提案を歓迎した。フェリペはすぐに観客の人気者になり、チアリーダーの仲間の全面的なサポートを受けながら、体育館いっぱいの観客の前で応援のリードをする大切なメンバーになった。協調性の不足は、光り輝く笑顔と熱意で補った。幸いなことに、彼の学校はインクルージョンを「口先だけ」ではなく、本当に「実践している」学校だった。

　これらの状況に共通しているのは、インクルーシブな機会を作ることは重要だが、最初の一歩にすぎないということだ。私の友人であり同僚であるシェリー・クリステンセン（Shelly Christensen）が言うように、周りの人はインクルージョンを超えて、その人がコミュニティの一員として大切にされていると感じられるような所属意識を築かなければならない。

❖ イットのない人との遭遇

　「イットをつかんでいる」教育者やセラピストは子どもやコミュニティにポジティブな違いを生むことができるけれども、先生、セラピスト、隣人、ある

いは薬局のレジの人であれ、「イットのない」カテゴリーの人に遭遇すること
は、困難な状況をさらに悪化させ得る。不幸なことに、解決するよりも問題を
より生じさせる、柔軟性がなく、頑なで、無学な学校管理者、先生、セラピス
トをあまりに多く見てきた。

イットのない人は「欠陥チェックリスト」思考をする

専門家やサービス提供者の中には、単に人を困難の総和と見なす人がいる。
私が1983年に初めて「欠陥チェックリスト」と呼んだようなアプローチであ
る。それよりも、時間をかけて成長し、段階を経て進化していく一人ひとりの
長所やニーズを理解することで、より細やかで有益な発達的アプローチをとる
ことが不可欠である。目標やサービスが「問題行動」や「できないこと」の
チェックリストに重点を置いている場合、その人の実像をより完全に把握する
のではなく、その人がどのように振る舞うべきか、何を学ぶべきかといった
「規範的」な考え方が誤って強調される。失われ、ないがしろにされているの
は、ユニークで独特な個人に対する豊かな理解である。

多くの場合、親や養育者は誰よりも自分の子どもや家族のことをよく知って
いる。そして、自閉症の診断と個人のニーズのアセスメントは協同的なプロセ
スなので、母親や父親や子どものことをよく知る人が含まれることは必要不可
欠である。専門家は親の観察は妥当で、尊重され、重要であると親に伝えるべ
きである。専門家は単に宣告することよりも、むしろ自分の観察やその結果が
妥当であるか（あるいは正しいか）を親や他の養育者に確認してもらい、協同
的に合意を形成するべきである。

現在では、スペクトラムにいる人の多くが、10代や成人になっても診断さ
れないままであったり、他の症状と誤診されていたりすることがあると認識さ
れている。年齢が上がってからの診断の場合、これらの人々は診断とアセスメ
ントのプロセスで積極的な役割を果たすべきである。多くの人は、正確な診断
を得るために自己診断し、自己に言及する。そして、早期診断と同様に、困難

だけでなく、その人にとってうまくいってきたこと、うまくいっていることといった相対的な長所が強調されるべきである。

多くの専門家が診断する際に最もよくする誤りは、特に子どもと「右も左も分からない」養育者に対して診断名を与えて、診断に否定的なイメージだけを植えつけ、それ以上の情報は何も提供しないことである。それは、無責任かつ無神経である。また専門家は、相対的な長所、とりわけ子どもあるいは成人の将来に大きな役割を果たす可能性があるものを見つけ出そうとするべきである。それは、親や大切な人が診断は長い歩みの一つのステップを意味するにすぎないと理解するのを助ける。診断を受けることは、しばしば助けとなるし、私見ではあるが不可欠であると考えている。親や養育者が自分の子どもについての不確かさや混乱を乗り越えていくのに役立つからである。10代や成人になってからの診断では、長年にわたって多くのストレスを引き起こしてきた困難に対する洞察が得られ、ひいては、不可欠な支援の資源となってきている、急速に拡大しつつある自閉人の方々のコミュニティと本人がつながるのに役立つ（開示に関するさらなる議論は第11章を参照）。重大な問題は、その人の診断名が何かということではなく、むしろ自分たちはここからどこへ向かうのか？　その人の最も可能性のある将来を保証するために、組み合わせることができる最善のサービスや支援は何か？　である。より年齢の高い人においては、「すでに役に立っていることは何か？」と常に問うべきである。

幼い子が診断を受けた親はたいてい「長期的な予後はどうか？」という疑問ももつが、最も重要なことは、子どもが今どこにいるかではなく、子どもが時を経て示す**成長の軌跡**である。言い換えると、子どもの前進は、周りの人に可能性を伝えてくれるだろう。周りの人の仕事と責務は、適切な人を含む、適切な支援を整えることを確実にすることである。専門家の中にはおそれを煽る者もいるが、人の可能性には限界がない。すべての自閉人の方々を含む、私たち皆にとって、発達は生涯にわたるプロセスである。

イットのない人は子どもよりも計画に注意を払う

　私がプレスクール時代を見ていた子どもの両親から、数年後に、その子がいる私立の自閉の学校への訪問を依頼された。そのとき、アレックスは12歳で中学校に入ったばかりだった。ひょろりとやせている少年であり、重い運動性発話障害（motor speech disorder）のために話し言葉がなかった。理解力があり賢いが、明瞭な発話を産出するために、微細運動の協調や系列化ができない。また、重い感覚過敏があり、わずかな音でもひどく苦痛に感じる。自傷をするようになり、保護のためヘルメットをつけなければならなくなっていた。

　私が訪問していたあるとき、ある管理者がアレックスに、教室から体育館に行く時間であると伝えた。私は、アレックスの顔におそれと不安が浮かぶのを見た。その管理者は、アレックスはしばしば、過度に騒々しい部屋にいることが難しいと言っていた。しかし、たくましい、勝気な若い男性管理者は、断固としていた。

　「アレックスに選択肢はない」と言い、両腕で抱えて持ち上げ、階段を引きずり、私はすぐ後ろをついていった。アレックスと会って6年が経つが、私を訴えるような目で見て、それから手を伸ばして私のシャツをつかみ、支援を懇願しているようだった。その管理者は、体育館までずっとアレックスを引きずり、体育館に着くとマットに放り投げた。それは、まるで誰が指揮官であるかを示すかのようだった。

　「これが従わない者への私たちの介入である」と彼は言った。突然の出来事で、訪問客であった私は、間に入ることもできず無力さを感じた。しかし、アレックスのことを思うと胸が張り裂けそうになり、行動を起こす必要があると思った。

　両親と他の管理者に、私が見た虐待について報告した。今日に至るまで、その様子が頭から離れず、そのような状況を変えるために情熱を燃やしている。確実に精神的苦痛や身体的苦痛を引き起こすであろう環境に子どもを強要することに、どんな目的があるのか理解しがたい。不幸なことに、これは単発的な特別な出来事ではなく、むしろその子どもをコントロールすることに基礎を置

いたアプローチの極端な結果である。その教育者は、自分の目の前の少年と、自分が与えているダメージがまったく見えていなかった。

イットのない人は子どもの可能性ではなく、子どもの評判に注目する

子どもが新しい学校に移るとき、先生やセラピストはその子の経歴を適切に把握し、以前はどんな困難や難しさがあったかを学ぶ。先生やセラピストが、子どもの過去、場合によっては子どもについての不正確な説明に基づいて現在について憶測を立てるときに問題が生じる。

私が知るある少女は、ひどく動揺したときにセラピストに突進するという経歴があった。新しいセラピストでさえもがその少女を警戒する傾向があり、まるで攻撃的であることを**期待している**かのように接していた。少女を最も助けることができていた一人の支援員は、事前情報を無視し、少女に対して、敬意をもって接し、細心の注意を払い、最善を期待していた。

私のよき師の一人であるデイビッド・ルーターマン（David Luterman）は、人は期待に従うと教えてくれた。人はしばしば以前いたところからレッテル、特定の種類の行動の歴史、評判などの「荷物」を背負ってやってくる。経歴に精通することは有用であるが、人の成長や発達の可能性を開く、新しいより明るい道を作るための妨げとなってはならない。

イットのない人は支援するよりもコントロールしようとする

ある生徒に一人の支援員あるいは準専門家が配属されたとき、その人がよくトレーニングされていて子どものニーズに敏感であり、必要に応じてガイダンスや支援を提供し、距離を保つことが適切なときにはそうすることが期待される。多くの準専門家は、機能しているチームの一員である場合は特に、自分の職務をよく遂行しているけれども、時々、適切なトレーニングを欠いている支援員から問題が生じる。アレンには、すぐそばをつきまとい、とても頻繁に身体援助をする支援員がついていた。そのあまりの接近は、調整不全にさせる要

因となっていた。時間が経つにつれて、アレンはよりいっそう取り乱していった。ほぼ、その支援員の行動のせいで。

　自閉人の方と働く教育職員の中には、すぐそばにいて、過度に手取り足取りかかわり、積極的な支援を与えてさえいればそれが最もその人のためになると勘違いをしている人もいる。しかし、社会不安や感覚の困難をもつ自閉人である子どもあるいは大人にとって、それは威圧的で恐ろしいものとなり得る。また、それは成長の妨げとなる。自閉人の方は、社会的な意図を読み解くことができず、有用で熱意のある人と見る代わりに、恐ろしいほど近くをつきまとう人と見なすだけである。

　また、その支援員は、子どもに自分が設定した内容やスケジュールを強要するというよくある間違いを犯していた。子どものシグナルを読む代わりに、とにかくアレンを従わせることに重点を置いて、何をすべきかを伝えることにすべてのエネルギーを注いだ。そのアプローチは、敬意に欠け、しばしば抵抗や不安を引き起こす。

イットのない人は親の希望や夢に無関心である

　数年前から私が見てきた7年生のジョシュのための個別の教育プログラム（IEP）の会議が開かれた。ジョシュは賢く、効果的にコミュニケーションがとれたが、彼のことをいつも見ている先生やセラピストは、学業面ではついていけなくなってきていて、困難が大きくなってきていることを明らかにした。彼は、定型発達の同級生とインクルーシブクラスにいたが、同学年のレベルの教科についていくのに苦戦するよりも、より機能的な学業スキルに焦点を当てた方がよい頃だというのは皆にとって明らかであった。けれども、母親のグロリアにとって、学業面の達成は重要なことであり、標準的な学業の道を離れるという先生方の提案を聞き入れるのは難しいだろうと私は知っていた。

　ジョシュのIEPの会議をマネジメントしていた管理者に会ったとき、私はこの心配を挙げ、正式な大きな会議の場ではないところであらかじめグロリアに

その話題について切り出しておくことを提案した。

「グロリアは不安定な段階にあり、これを失敗の象徴ととるだろう」と私は言った。しかし、うまく事を進めることに対してプライドがある管理者は、私にうまくいくだろうと保証した。

その日が来たとき、チームのメンバーの一人として、私は長いテーブルを見渡していた。ある人がジョシュの学業面の成長が限られていることを報告し、プログラムを、ライフスキルに焦点があるより機能的なものにシフトすることを提案した後、グロリアの期待に満ちていた表情がみるみる落胆していくのを見た。4番目の人が話している頃には、部屋の空気は重くなっていて、グロリアは突然泣き出し、部屋を飛び出した。

管理者は、グロリアに気を配り、耳に入れておく必要があったことよりも効率と標準的な運営手続きを優先した。グロリアは、チームは息子のことをあきらめたのではなく、単にプログラムを適切に調整しているということを聞く必要があった。結果として、管理者は、グロリアがその人生のどこを歩んでいるかを考慮に入れなかったために、不意を突いただけでなく、そうすることで、グロリアの信頼を失った。母親としてのグロリアは、息子のプログラムを決定する際の協同者として尊重されていなかったのは明らかであった。

先生や他の自閉の専門家は、仕事の性質上、一度に多くの家族に対応している。しかし、彼らはそれぞれの子どもと家族を、ユニークで大切な存在として扱う必要がある。それぞれの子どもと親のニーズ、願い、夢に敏感であることは、信頼を築き、協同的に働き、すべての人の最大の利益にかなうことに必要不可欠である。

❖ 自分の役割を知ることの重要性

「イットをつかむこと」の鍵となる要素の一つは、謙虚さである。私が初め

て大学で自閉について教えていた 1979 年に、ゲスト講師として、当時、南イリノイ大学の教授で、自閉人である息子をもつテリー・シェパード（Terry Shepherd）を招いた。テリーは、私の学生に、息子との人生は毎年別の円を描く、メリーゴーランドの上で生きているようだと言った。

「どうか理解してほしい。様々な家族とメリーゴーランドに乗ろうとしていることを。あなたは私の家族のメリーゴーランドに乗り、1 年か 2 年したら降りるかもしれない。しかし、どうか理解してほしい。私たちはこのメリーゴーランドの上に**一生いる**ことを」

自閉人である子どもあるいは成人の親に、家族である自閉人の人を対象に働く人たちに対して求める最も重要な資質は何かと尋ねたときに、私はそのような心情を幾度となく繰り返し聞いてきた。おそらく最も説得力のある回答を、当時 20 代の自閉人の青年をもつ母親から得た。

「私たちが最も高く評価する人は、自分たちのことを決して一方的に評価、判断せず、自分たちの歩みに加わってくれる人です」

「イットをつかんでいる」の意味を、最もよく表している言葉であろう。

❖訳者解説

● 「イット」は、その人に固有の資質のように書かれているが、環境によって人は「イットをつかんでいる人」や「イットに近い人」にも「イットのない人」にもなり得る。例えば、余裕がないときや何らかのプレッシャーがかかっている状況などではイットがなくなり、安心感がありサポートが整っているような環境ではイットをつかみやすくなるだろう。

第8章

仲間から得られる知恵

　私は毎年ある週末に、友人や知人が集うサークルに参加している。長年参加している人もいれば初めての人もいるが、そこで私は知恵を得ている。

　この定例会は20年以上前から始まった。休日にオリンピック国立公園でハイキングをしていたとき、妻のイレーヌと私は自分たちがしていること、つまり、自然を楽しみ、日々の生活のストレスから離れるために出かけることの意義について意見を交わした。自閉人である子どもや家族の世話をしている多くの親には、日課という絶え間ない負担から離れる機会がめったにないのではないかと思いを巡らせた。そこで、私たちはそのような機会を設けることにした。

　その結果が、Community Autism Resources（自閉人である子どもや成人がいる家族を支援している、ニューイングランド地方の親が設立、運営している組織）と協力して作った、リトリートである。年に一度ある週末、およそ60人の親が家でのプレッシャーから離れ、自閉人である家族の世話をし見守ったりすることで自閉にまつわる実体験をもつ人とつながるためにニューイングランドのリトリートセンターに集まる。うれしかったこと、ユーモアのあること、イライラしたこと、つらかったことなど身の上話を皆と共有する。そこは、同様の経験を共有している、思いやりをもつ母親たちや父親たち、あるいは他の家族が耳を傾け理解し合う場である。

私はこれまで仕事のおかげで、いろいろな場所へ行くことができた。カリブ海のセントクロイ島やシンガポールやシドニーでのワークショップ、全国の教室、リビングルームや校庭、病院、そこで多くを学んできた。特に、毎年リトリートの終わりの集いでは涙が出るほど感銘を受けている。参加者の中には、初めて参加した人もいれば、経験豊富な人もいるし、就学前の子どもの親もいれば、30代の成人の親もいるが、終わりの集いでは、皆が集まり、リトリートの二日間やこの1年のことを振り返り、次の1年はどんな年にしたいかを考え始める。そこには、ルールはなく、それぞれの親は、話したいと思ったことを何でも話す機会がある。私たちはただ、すべての人がオープンで正直であること、そして耳を傾けることを求める。心の内をさらけ出す親もいる。パートナーや子どもへの愛や感謝を語る親も多い。また、他者のメッセージに深く思いを馳せる人もいる。

　その集いで私は様々な話を聞いた。イスラム教徒のある父親からは「毎晩、自閉人の息子が眠りにつくのを見守ると、神様のそばにいるようだ」と。当時20代だった息子のことを「私が知る最高の人間」と呼ぶある母親からは「雇用主が息子に公平な機会を与えていない」という涙ながらの不満を。ある父親からは「子どもに合う学校が見つからないことに頭を抱えている」と。また別の父親からは苦笑いとともに「息子には学校で長い金髪の若い女性に近づき、ブリトニー・スピアーズにそっくりだと言う癖がある」と。ある黒人の母親からは、「自分の家族（全盲である夫と、一人は全盲、一人は自閉人の二人の娘）を、特に白人の隣人たちからは気味悪がられているかもしれないが、自分たち家族は本当に『いかした奴ら』であることを知っているし、すべての自閉人である子どもの親もまた、自分たちがいかした奴らであることを知るべきです。なぜなら本当にそうなので」と。

　自閉人である子どもを育てたり、世話をしたりしている人や自閉人の方と生活をともにしている人は、セラピスト、医師、教育者、書籍、ウェブサイトなどの様々な情報源から、情報、アドバイス、勇気を得ることができる。しかし、

私の経験上、最も価値があり、有用で、力づけてくれる知恵は、すでにその道をたどってきた他の母親や父親から得られることが多い。何年もの間、親とその家族である自閉人の方は私にとっての一番の先生であり、そのメッセージによって私の仕事と自閉人としての体験への理解は導かれ続けている。

❖親、家族、養育者はエキスパートである

スペクトラムにいる子どもや家族への最善の支援を見つけることにおいて、圧倒され、混乱し、恐怖さえ感じるのは自然である。多くの親が、直感的に、よりよい資質と豊富な知識がありそうな人の知恵に頼ろうとする。私が年齢の高い子や成人の親から聞いたアドバイスを伝えたい。それは、専門家は自閉のことをよく知っているかもしれないが、自分の子どもや家族について最もよく知る専門家は親や家族や養育者である、というものである。

親や家族がもっているような視点や感受性、すなわち子どもあるいはより年齢の高い人の行動のニュアンスを見抜く力がある人は誰もいない。微かな表情や特定の泣き声やうめき声、あるいはクスクス笑いが意味していることを母親や父親のように知る人はいない。親は、娘が休憩を必要としているときや、息子がつながりをもてる状態にあるときを知っている。ある父親は、就寝前、息子に読み聞かせをすることがどれだけ大事か、その1時間は自分が「深く入り込む」ことができる時間であると話してくれた。きょうだいは、自閉人である子どもを遊びに引きつけるための最善の方法を知っている。親や他の家族は、いわゆる専門家でさえ見逃してしまうかもしれない、突破口や画期的な出来事に気づく選ばれし者である。なぜなら、専門家はその人のそばにぴったりといるわけではないからである。私は親や家族から幾度となく、「うちの子は（言葉を話すことも、友人をもつことも、仕事を得ることも、車を運転することも、大学に行くことも、一人暮らしをすることも）絶対にないだろうと言われていたの

に、息子（または娘）はそれが間違っていたことをまた証明してくれた！」と聞いたことがある。

　もちろん、親やきょうだいの中には、それぞれに大きな困難を抱えている人もいる。親は皆、働いて家族に不自由な思いをさせたくない、スペクトラムにいる子どもや家族のことを誰よりも理解し育て、最大の支持者でありたいと思っている。しかし、しばしば状況や境遇がそれを難しくする。経済的に苦しかったり、自分自身の医療やメンタルヘルスの難しさがあったりするとき、子育てや家族の世話において大きな壁にぶつかる。自閉人の方自身が大きな困難をもっているときには、なおさらである。きょうだいは、自分自身の発達上の課題のために、スペクトラムにいる子どもがいることを腹立たしく思う時期があるかもしれない。それは、きょうだいの行動が学校で自分たちを困らせるようなことがあったり、自閉人である家族が注目されすぎて、自分が取り残されていると感じたりすることがきっかけとなるかもしれない。

　しかし親や家族がいて、力を発揮し、しっかりサポートされていれば、それが大きな違いを生む。子どもの発達に関する研究者は、様々な形で次の問題を提起してきた。子育ての営みは、文化によって劇的に異なるが、**すべて**の文化の親や家族が情緒的に健康な子どもを育てることができるのはどうしてか？先進国においては、家事専業の親が乳幼児と対面して多くの時間をかかわって過ごし、一方、途上国においては、母親はおんぶ紐を使って子どもを背負い畑で一日の半分を過ごすかもしれない。両方の母親が提供しているものは、応答的な養育である。母親がたくさんのおもちゃのある遊び場に座っていても、畑に座っていても、自分の子どもが泣いたり、落ち着かないときには、母親は子どもをなだめる。子どもの意識がはっきりしていて落ち着いている場合は、親は教えたりかかわったりするための機会と捉えるだろう。多くの家庭や文化圏において、きょうだい、祖父母、その他の養育者が、短時間にせよ長時間にせよ、応答的な養育の必要性を満たしている。情緒的に健康な子どもの最も重要な予測因子は、非常に応答的な養育者の存在である。

第8章 ❖ 仲間から得られる知恵

自閉によって、このシナリオに困難が伴い得る。子どものシグナルを読み取ることが難しい場合、親や養育者が子どものニーズに合わせることがより難しくなる可能性があるからである。しかし、親は学び、適応し、誰よりも子どもや家族が伝えようとしていることや整った状態にあるかどうかを素晴らしく理解している。専門家は洞察、支援、資源、ガイダンスを提供することができるが、それは注意深い親や養育者の見方に取って代わったり、勝ったりしない。子どもが3歳であろうと30歳であろうと、自閉を初めて知った親であろうと何十年という経験がある親であろうとそれは変わらない。

　ナタリーはそのことを示してくれる母親の一人であり、息子のキースの力と困難に対して鋭い感覚をもっている。私が初めてキースに会ったとき、5歳で話し言葉はなかった。自閉に加え発作性疾患、重度の食物アレルギーと胃腸の問題といった医学的症状を併せて抱えていた。肌に赤みがあり姿勢緊張のあるキースは、しばしば激しい痛みの中にあるように見えた。医学的問題がいくらか対処されていくにつれて、キースは話し始めて社会性も伸びていった。そして、小学校においてもある程度心地よく安定して過ごせるようになった。

　小学校の最後の年、ナタリーが私に支援を求めてきた。キースが中学校に移行するまでには多くの歳月があったが、ナタリーは移行の見通しについて、すでにとても心配で眠れていないことを打ち明けたのである。ナタリーとその夫は、同級生と中学校へ移行するよりも、もう1年小学校にいた方がキースにとって最善であろうと感じていた。両親は、慣れ親しんだ環境が息子に利益をもたらすと信じていて、今の先生たちがキースとその複雑な既往歴をとてもよく知り、シグナルを読み取ることができ、必要としている支援を提供する最良の立場にあることに価値を置いていた。ナタリーは、決められた年齢になると次の学校へ進むという校区の方針を理解していたが、進学を遅らせることがより息子の役に立つだろうという母親としての強い直感があった。主に医学的な困難による重度の障害のために、キースは長い年月をかけてゆっくりと前進してきたが、目覚ましい成長はここ2年間で加速してきたのである。どうして後

退させるようなリスクを負うのか？

　私は両親の勘を信頼して、校区のコンサルタントとしての役割の中で、両親の立場を支持することに同意した。留年させることはきわめてまれであり、キースはそのための基準をすべて満たしていなかったが、私は、このケースについては、教育者は方針ではなく子どもと両親に注意を払うべきだと提案した。

　「両親は自分の子どものことをよく分かっている。キースのため、学校での成功のために力を注ぎ、何が正しいかを分かっている」と。

　結局、特別教育のディレクターと校長先生は同意し、キースがもう1年間小学校に在籍することを認めた。そのさらに翌年、キースは中学校への移行に成功したのであった。両親は自分の息子についての直感を認められ尊重されたことに感謝し、校区は両親から信頼と評価を得た。

❖ 自分の感性を信じ、直感に従うこと

　ほぼ毎週、私は次のようなやりとりをしている。母親あるいは父親に、子どもにかかわる特定の活動、セラピー、アプローチについてアドバイスを求められ、それに対して私は、あなたの勘はおそらく正しいと親に自信をもたせる。そこで、よく返ってくる返答は、「私たちが考えたことにセラピスト（あるいは医師や先生）が同意してくれない」である。

　自分の感性を信じること。

　デイビッドとスーザンには、無発話の自閉人である10代の子どもが二人いた。ニューイングランド地方の美しい地区に住んでいるけれども、診断されるまではアウトドア派ではなかった。州立公園で過ごしているとき、家族でちょっとしたハイキングをし、両親は子どもたちがその活動を楽しんでいるだけでなく、その活動によって落ち着き調整されていることに気づいた。子どもたちが10代前半の頃、デイビッドとスーザンは、ニューハンプシャー州の有

名な山岳路である、フランコーニア・ノッチで約15キロメートルの厳しいハイキングに挑む計画を企てた。

　担当のセラピストは、その計画を聞いたとき、二人ともハイキングをするための体調とスタミナがないと警告し反対した。さらに、二人は多くの自閉人である子どもや少年のようにふらふらと歩き回ることが多かった。

　結局、デイビッドとスーザンはセラピストの心配に耳を貸さず旅に出かけた。子どもたちが成し遂げたことは、トレッキングという挑戦にうまく取り組めたことだけではなかった。二人は目標に向かって前進し、自然や体験、そして肉体的な挑戦さえも楽しんだ。

　スーザンの説明によると、息子たちの限界についてはとてもよく聞かされていたので、二人の可能性についてはほとんど考えていなかった。その代わりに自分の直感に従うことで、スーザンは子どもたちと家族全員にとって新たな世界の可能性を開いた。何年もの間、スーザンはフランコーニアの写真を、子どもたちと旅で得た価値あるものを忘れないように机のそばに飾っている。

　「これは、私たちがずっと望んでいた目標を達成した素晴らしい日を思い出させてくれる私だけの視覚的手がかりです。その目標は、自閉であるにもかかわらず望んだもの、というだけでなく、自閉であるがゆえに望んだものでした」とスーザンは言った。少年たちが青年になった今、一家はニューイングランド各地の峰々を登りながら、毎年新たな目標を達成している。

❖コミュニティを見つけること

　親が自分の子どもが自閉スペクトラムにいると分かったとき、孤独感や疎外感をもつのは当然である。親の人付き合いは変化する。近隣の人、友達、親族でさえもが時として遠ざかる。多くの場合、何と言葉をかけたらよいのか、自閉人の方とどのようにかかわったらよいのかが分からないからである。気が引

けたり、関係をもつことができなかったり、自分の子どもとは異なる道にいて、異なる歩みを進めていたりすることで、距離を置いていく。また助けになりたいと思っている家族に近い人でさえも、どうしたらよいか分からない場合もある。親はしばしば、このような変化について次のように述べる。これまで自分たちの人生にかかわってきた人々は、気心知れた人でさえ、新しい現実について何と言ったらよいのか、また何をしたらよいのかが分からないのであると。このような変化は、子どもの診断に伴う難しさや不確かさにすでに対応している親にとって、つらく途方に暮れるものとなり得る。

そのような家族にとっては、他者とつながり、自分たちを理解し、受け入れ、歓迎してくれるコミュニティや、居心地がよく、自分のことを説明する必要がないコミュニティを見つけることが必要である。コミュニティには親族、学校の支援グループ、教会、礼拝堂、モスク、私的な仲間サークルなど多くの形態がある。私は、ペアレントリトリートで毎年できる即席のコミュニティで親や家族とつながることの大切さを学んできた。主聖堂で圧倒されてしまうような子どもをもつ家族に対して代替の特別な安息日を作るために、自分の礼拝所のメンバーと一人の非凡なラビ〈(ユダヤ教)の律法学者、宗教指導者〉と手を組んだときにもまた、それを感じた。結局のところ、あなたの礼拝所は、見た目や振る舞いが変わった子どもや成人を偏見をもたずに受け入れてくれ、支えとなる環境だと感じるような場所であるべきではないだろうか？（コミュニティを見つけることに関する話はエピローグも参照のこと）

親や養育者が、自分と似たような挫折や達成の経験がある人や、自閉人である愛する人を支援するのに同じように苦戦している人と時間や話を共有するとき、絆が築かれるのに時間はさほどかからない。子どものメルトダウンや成人の公共の場での恥ずかしい事態など、つらかったことは、回想のきっかけとなり、笑いと解放をも生む。学校、友達、雇用主に対する失望など、孤独だったことは、他者とつながり、経験を共有するきっかけとなる。リトリートに初めて来た人は、しばしば、リトリートのよさを知って初めてこのような生き生き

としたつながりをどれだけ失っていたか気づいたと言う。父親は、感じているがめったに口には出さない気持ちを、他の父親が表しているのを聞くことが特にためになっている。リトリートに何度も参加している親は、家で定期的に会う人よりも、年に一度のリトリートのときだけに会う親の方がより深いつながりを感じると言う。

そうはいっても、自分に合うコミュニティを見つけることが重要である。大きなストレスを抱えている親は愚痴を聞いてもらいたいが、サポートは求めていないときもある。自閉人の方は、年齢や力が広いスペクトラムにあるので、ある家族の体験が他の家族の体験とかけ離れていることもあるということを覚えておくことは重要である。よく合う人がいるとき、そのコミュニティは、仲間意識、一方的な評価や判断なしの理解、不必要な批判なしの支援が得られるベストな場である。

❖ 楽観的であること

ポジティブな道を追い求め、それを見つけている人を求めることもまた重要である。

「私たちは将来に希望をもてない大勢の人を避けることを学んできた」と、リトリートである父親がそう表現した。どうしてそう思うのか、その父親は妻と一緒に自閉スペクトラムにいる子どもの親のための地元の支援グループにつながりと理解を求めて参加したときのことを詳しく話してくれた。

「私たちが初めて参加した集会で聞いたことは、みんなどれだけストレスで参っているか、学校との対立、子どものできないこと、必要としているセラピー、それだけだった」と彼は言った。その夫婦はそこへ元気をもらいに出向いたが、そのセッションで絶望感という闇へと導かれた。

ある母親が、この問題について説明した。

「私たちの難しさは年中無休です。私たちは建設的な話を聞きたいし、人には一緒に祝ってほしい」と。

それは過剰に楽観的であることや、現実逃避をすることを意味しない。自分の子どもや家族のよいところ、面白いところや可能性を見てくれる人、そしてそのように見ることを助けてくれる人たちに囲まれることを意味している。

親は専門家との出会いにおいても、同じような困難に直面する。一部の医師やセラピストは診断を告げ、最悪の可能性を想定して意見を述べることが義務であると思い、悲惨な予後を親に知らせるのである。あなたの子どもはどうしようもなく、成功することはないと。一部の先生は、子どもの小さな（しかし価値ある）成長や予期せぬ成果を見落とし、子どもが苦戦していることや問題のみを報告する。これは子どもをネガティブな覆いで隠すだけでなく、子どもに対する親の見方にもまた影響を与え、未来への希望を打ち砕く可能性がある。私は、一部の実践家がネガティブに情報を提供するのを聞くと、ポール・サイモンの「Tenderness〈君の優しさ〉」という曲を思い出す。

「僕に嘘をつく必要などないさ。ただ思いやりをくれないか。君の誠実さに似合うだけの思いやりを」

長い間、自閉にかかわる歩みを進めている親は、次のように表現する。子どもの存在と子どもの障害に関しては自分自身でコントロールすることはできない。しかし、あなたは自分自身が行う選択についてはコントロール**できる**のである。あなたや家族が誰と過ごすか、どんな専門家を求めるか、誰のアドバイスを聞くか。なぜあなたは楽観的であることができる人や誠実さと思いやりのある人を選ばないのか？

✣ 信じるものをもつこと

私はかつて、ペアレントリトリートのための資金調達のカンファレンスで芸

術の才能があるジャスティン・カナの母であるマリア・テレサ・カナから家族について、多くの親が引きつけられる話を聞いたことがある。話の後、聴衆が実践的な質問を浴びせた。例えば、どのようにして絵の家庭教師を見つけたのか？　どのようにジャスティンは自己管理を学んだのか？　どのようにジャスティンは仕事の面接で必要とされるソーシャルスキルを学んだのか？　ジャスティンはどうやって家を出て、アパートに住むことができたのか？　最前列にいた母親は手を挙げて、どうしてカナ家の人たちは公共交通機関を使ってニュージャージーの家からニューヨーク市へ通勤するのに送り出し、ついにはアパートで暮らせるようにすることができたのか聞き、さらに尋ねた。

「おそれにどのように対処したのでしょうか？」

マリア・テレサはためらうことなく答えた。

「私は神を信じています、そして、ジャスティンを信じています」と。彼女の信仰は、ジャスティンが（猫と一緒に）一人で暮らせるようになったことにつながった。それはジャスティンが 10 代の頃に家族と一緒に決めた目標であった。

　親はしばしば、このような 2 種類の信仰を支持する大切さを示す。一つは自分の子どもや家族、一つは自分より大きな何かである。正直なところ、私は専門家として若かった頃、信仰、特に既成宗教が果たす役割についての理解が浅く、おそらく個人的に違和感があったために科学や研究により信頼を寄せていた。しかし、時を経て、何百といういろいろな家族と出会う中で、私は自閉がもたらす困難と、自閉人の方とその家族を助けるために作られたと思われる制度がもたらす困難に対処する家族にとって、強い信仰心がどれだけ重要なものとなり得るかを直に見てきた。

　5 歳の息子に関する学校での会議において、ある母親がその成長に驚いた。その子は 4 歳までしゃべることができなかったが、セラピストとの相当なトレーニングの甲斐もあり、今はキーボードを使ってコミュニケーションを始めるようになり、さらに、iPad のテキスト読み上げアプリも使用できるように

なったのである。やがて、それは初歩的な実際の音声言語へとつながった。母親は明らかに喜んでいた。息子がコミュニケーションするために音声言語を身につけることができるかどうかをこれまでずっと問題にしてきたので、この力がとても早く開花したことに大喜びした。

「息子さんは本当にたくさんの課題をやり遂げました」と私は伝えた。

母親は笑顔で、息子を担当している先生やセラピストを称賛した。それから、毎晩息子のためにお祈りをしていると話した。

「これは神様と息子と学校の職員の皆さんがチーム一丸となり取り組んだ結果です」と、母親は言った。

信仰には多くの形態がある。親は、宗教的信仰や自分の子どもへの信仰だけでなく、医師やセラピストや先生、校区、地域生活のための機関、雇用主への信仰を必死にもとうとしている。娘のことを理解してくれるのか？　息子にとって最善を尽くしてくれるか？　どれほど知的でユニークな人物であるか理解できるか？　それは必ずしも簡単なことではないし、その信仰は日常的に揺さぶられることもある。しかし、うまく対処している親は皆、私が知る中では信仰や信頼をもち、前を向いて進み続ける方法を見つけている人たちである。

多くの両親は、お互いを子育ての強力なパートナーであると思っている。これは、安らぎ、責任を共有しているという感覚や信頼感をもたらし、不安を和らげる。そうでない人にとって重要なことは、自分の愛する子どもにとって何が最善かを知る自身の力に対する信仰を深めることである。私は、この手の問題が親との話し合いの中で挙がるのを見るとき、その連続体の広さにいつも感銘を受ける。一連の過程に神の手を見る親から、自分自身を信じている親までは連続している。

そこに共通していることは希望である。詩人の故マヤ・アンジェロウはかつて、「生きていくためには、人間は希望が備わっている場所で暮らすことが必要だ」と言った。もちろん、希望は現実によって調整されるべきである。子どもの将来の見通しについて、ぬか喜びさせたり、誤った期待を抱かせたりする

ことは、親にも子どもにも役に立たない。多くの親は、「治癒」や「回復」を約束するインチキやペテン師に出くわす。それは、お金や時間、最終的にはいくらかの信仰を失うだけである（第11章参照）。大きな影響を与える可能性がある困難を最小限に評価することなしに、生涯を通じた有意義な成長に対する現実的な可能性を伝えることは、多くの専門家にとって、絶妙なバランスを必要とする。

　人が成し遂げたことに関心を寄せ、（ほんの微かなものであっても）成長を讃えることから希望は生まれるのである。また、子育てにおいて先を歩んでいる親や、予測できない日々の出来事についての話を共有できる親に出会うことから希望を得られることもある。ある研究報告によると、親が自分たちの将来について楽観的なほど、子どもの問題行動を示す傾向が少なくなるということである。それはあらゆる人のQOLを向上させ、ひいては希望を強める。

✤自分の気持ちを受け入れて表現すること

　自閉人である子どもの親、祖父母、きょうだいであることで、経験したことのないような心境に至る家族も多い。困難のある子どもを育てたり、困難のある家族の権利擁護を行ったりすることは、罪悪感、恨み、不安、怒りなど、これまで体験してきたことのないほどの強い気持ちをもたらす。父親は、しばしば自分が期待していたほど息子とつながることができずにフラストレーションを感じていると表現する。ある母親は、娘が特定の話題についてのおしゃべりが止まらなく、柔軟でないルーティンに気が狂いそうになることを伝えるかもしれない。これらの感情は、肉体的・精神的疲労によって悪化することもある。そして、しばしば親は罪悪感とともに「そのように感じるべきでないことは分かっている」と言うのである。

　自閉人である子どもを育てることは、聖職者にならなくてはいけないという

ことではない。私たちは皆人間である。私たちの気持ちは自然であり合理的でもある。親、きょうだい、家族は自分に厳しくある必要はない。また、自分たちがコントロールできないことをコントロールしようとすべきではない。

　場合によっては、厄介な気持ちは子どもについてではなく、役に立っているつもりでもそうではない親族や親友など、親と関係が近い人との間で生じる。求めていないのにもかかわらず、叔父が自閉人である子どもの子育てについてのアドバイスをしてくるかもしれないし、祖母はしつけが厳しい、あるいは甘いと批判してくるかもしれない。重要なことは、自閉に関連した困難によって親だけでなく親族が方向性を失い、不安になる可能性があると自覚することである。このことは、医療的な問題が同時に見られる、しばしば不快感や調整不全を経験する子どもや成人にとって特に当てはまり、それゆえ、愛情に満ちた信頼関係を築くうえで、より大きな困難を抱える可能性がある。私は親や家族と話をするとき、ほとんどの場合、そのようなコメントや提案は思いやりや何らかの形で助けたいという気持ちからくるものだと知らせることもよくあるが、時として親はそれを一方的な評価や判断だと感じ得る。

　「私たちは自閉に関することは大体よく飲み込むことができていて、娘を支援することに自信もあるが、最大の困難は、圧倒的に、厚かましく無神経な親族に対処しなければならないことである」と、ある父親が言った。

　このような状況に上手に対処している親は、正直で率直な人たちである。そのような親は、人の思いやりや関心に感謝の気持ちを表すが、一線を引く。つまり、「あなたが私たち家族に関心を向けてくれたことに感謝します。私たちが思うとおりにすることが、私たち家族にとって最善であるとご理解ください」と。

❖攻撃的でなく、適切に主張すること （その違いを知ること）

　自閉人である子どもを育てること、あるいは自閉人である家族の世話をする

ことは、常にその人の権利擁護者の役目を務め、適切な支援やサービスを確保することに取り組むことを意味する。親は、自分が校区の管理者、先生、セラピスト、保険会社などに対して頻繁に要求していることに気づく。ある母親は、「私は戦士のような母になることが必要なのです」と言っていた。

子どもにとって最善な選択肢を探し、確保することは戦いに行くようなものであると感じることがある。しかし、しばしば親は、細心の注意を要する綱渡りを体験していると私に話す。時として親は、自分の子どもや家族がお世話になるまさにその人との対立で膠着状態にある。強く主張したい気持ちがあるが、あまり押しすぎて個人攻撃のようになってしまうと頼りにしている人との関係性が悪くなってしまうかもしれない。

自閉人の方のことを前面に、そして中心に置くこと、これが必要不可欠である。

多くの親は、親と教育者や管理者の間の揉め事、大人同士の衝突の中に自身がいることに気づくと表現している。そのような争いは、誰にとってもめでたく終わりそうにない。この事態を、先生や他の専門家の立場から考えてみたい。彼らの仕事は、多様な子どもや家族の役に立つことが必要である。もしある親との話し合いがいざこざとなり、その親が主に不満を訴えたり要求したりするために連絡をとるようになったら、チームワークをとる気はほとんどなくなってしまうだろう。そして、自分はできる限りのことをしていると感じている専門家を当惑させたり、萎縮させたりするかもしれない。

いくつかのケースでは、障害のある子どもや家族をもつことは、とても大きな怒りや恨み、落胆などを伴い、親はこれらの気持ちを晴らす方法を必要としている。自閉は、燃えるような恋のごとく、強い情動で満たされていて、私たちはそのエネルギーをいくらか方向づけ、消散する必要がある。中には、争うことに答えを見つけ、弁護士や権利擁護の専門家を雇ったり、あるいは威嚇したり、様々な要求をする人もいる。もちろん、真に不公正な状況や、その人の法的権利や人権が侵害されている状況では、それは避けられないときもあるが、

多くの場合、そのエネルギーを向けるポジティブな道を見つけることがすべてにとってより有用である。ポジティブなままでいるために大切な方略の一つは、自閉人の方に焦点を当て続けることである。ある親は、いつも自分の子どもの写真を持って、個別の教育プログラム（IEP）の話し合いやその他の会議に参加することにしている。写真を自分の前のテーブルに置き、意見が分かれたり難しい事態になったりしたときに、写真を見るようなしぐさをする。写真は、事態が紛糾したときに、「何が自分の息子にとって最善であるか」に立ち返らせてくれる。

　親が管理者や先生の責任を指摘するよりも、子どもや成人を助けるための解決策に焦点を当て続けるとき、専門家が難局に際してうまく対処するためのきっかけとなる。専門家は、親や養育者を最善を尽くそうとしている人間として見ていて、自閉人である方をより大きな家族の文脈の中で見ている。このような状況では、専門家にとって、意見を聞いたことを親に保証し、自閉人である人の利益に最大限かなうように親と協同することがはるかに容易になる。

　養育者が自分が貢献できそうなことはないか尋ねることもありがたいことである。例えば、校外学習に付き添うか？　学校の図書室の本を整理するか？　ホリデー・パーティーや地域の行事の手伝いのボランティア？　科学講座や教育講座の共同指導？　学校や地域生活の職員が養育者を非協力的で、苦情や批判があるときだけ声を聞くと見なすとき、子どもや成人のウェルビーイング〈個人の権利や自己実現が保障され、身体的、精神的、社会的に良好な状態にあることを意味する概念〉のためにとても大切な協同的な信頼関係を弱めてしまう可能性がある。先生は親が協力的で関心があると知れば、たいていは建設的に意見を言い合え、協同できる関係になる。

❖価値ある戦いを選ぶこと

　幼い子どもが診断を受けたばかりのとき、右も左も分からない親は子どもの学びの場を探したり、先生と話をしたり、様々なセラピーに通わせたりする必要性に圧倒され得る。感覚の困難を軽減するためのアプローチ、食物過敏症や食物アレルギーに対応するための特別食、その他の補助的なアプローチを検討する必要があるかもしれず、どの先生、セラピスト、管理者がパートナーとして最も信頼できるかを常に検討している。それらすべてに加えて、日々の生活のこまごまとしたこともある。自閉人である子以外の子ども、祖父母、あるいは他の拡大家族の世話、仕事のストレス、家事全般、（場合によっては）夫婦関係やパートナー関係の心配。すべてを抱え、すべてをうまくやる、スーパーマンになることが仕事であるように感じる親もいる。また、パートナーなしで子どもを育てている親にとっては、その困難や要求は乗り越えられないと感じるかもしれない。多くの場合、養育者は自閉人である子どもや家族のニーズを最優先させるが、ほとんどの場合、その子が成長しないのではないか、後退してしまうのではないか、あるいは少なくとも機会を逃してしまうのではないかというおそれからそう思い込んでしまう。専門家たちはしばしば、そのようなおそれを増幅させ、セラピーなどは多ければ多いほどいいと主張する。

　より経験のある親が、新たに親になった人に伝えている最も一般的なアドバイスの一つは、「価値ある戦いを選び、自分たちの時間やエネルギー、精神的・経済的資源をどこに向けるか、優先順位をつけること」というものである。

　このアプローチは学校や成人のサービス機関との取引に当てはまる。親は、子どもについての先生のアセスメントや、子どものスケジュールのアレンジに同意できない場合がある。親は、子どもは学校では1対1の支援が必要だと強く感じているかもしれないが、学校の職員は、その子はとても成長してきてい

て、直接的支援を少なくし、適切なレベルで経過を見ていきながらより自立を高めることで十分であると信じていることもある。親が子どものチームの一員として決定に携わるとき、合理的な妥協点を見つけることがその過程には欠かせない。大切なことは、人生をひとつの大きな戦いにしないことであり、本人にとって最も重要なこととそうでないことを決めることである。

これと同じ考え方が、家やコミュニティでの行動パターンに対応するときにも有用となり得る。誰かが、特定の行動パターンを問題だとし、関心を向けるべきだという意見を主張するかもしれない。しかし親は、今の重要な優先事項ではない、あるいは考慮すべき問題でさえないと判断するかもしれない。15歳のフローラは、学校の向かいにある地元の公園で小型犬を見つけたとき、歓喜と興奮の声を上げる。学校の職員は、いわゆる「金切り声」をなくすための行動計画を提案したが、両親はこれを問題視せず、いつもフローラの喜びを歓迎していた。この決定は、子どもや家族の時間やエネルギーを考慮して、他にもっと重要で、取り組む価値があるものがあるかが関係することもある。幼い子どもにおいては、発達的観点からいうと、子どもと家族の両方にとって、発達的に適切なときに関心を向けることが大事である。そして、これは本当に優先すべきことなのか、あるいは本当に問題なのか？　と常に問うことが大事である。

明確な懸念がある場合でさえも、次のことを認める親は多い。

「息子の偏食に取り組むための綿密な計画を立てても、私の父が1か月に何度も病院へ通っていて私は疲れ切っている。その計画に沿うことができなくなる」

支援計画は、自閉人の方と家族の役に立つために作られる。完璧な計画もないし、どの状況でもうまくいく型の決まったアプローチもない。養育者以上に的確に何が大事であるかを決められる人はいない。理想的には、また可能であれば、自閉人の方もプランの作成に直接かかわるべきである。

❖ユーモアを見出すこと

ボブは、6歳の息子のニックとファストフード店に行った話をしたとき、微笑んでいた。席に着こうとしたとき、ニックは見知らぬ人のテーブルに近づき、手を伸ばし、その人のトレイにのったフライドポテトをつかみ、自分の口にかき込んだ。

「おいしい！」ニックは言った。

ボブはきまり悪そうに肩をすくめて笑い、「申し訳ありません」と言って、息子を連れ出した。

自分の子どもが公共の場で予期せぬ行動や驚くような振る舞いをしたとき、多くの親は当惑し、恥をかく。そして、自分の子どもについてどれだけ説明する必要があるか悩む。

時には、ただ笑うことがすべてにとってよいこともある。しかし、言うは易く行うは難しである。

別の家族はホームセンターで買い物をしていた。ちょうどその頃、両親は幼い自閉人である息子とトイレトレーニングに取り組んでいた。いつも家ではなかなかうまくいかず、両親はその気にさせようとトイレの前で長い時間を過ごしていた。ホームセンターを訪れてしばらくした頃、少年は自分が新しく身につけた力を試すことに決めた……展示用で使えないトイレに。

「さてどうしよう？」と言わんばかりに、両親はお互いに目を合わせた。決断は早かった。放置。後ろめたい気持ちもあったが、そのときの優先事項は、子どもがメルトダウンを引き起こしかねない好ましくない対立の可能性を避けることと、その場を離れることだと悟った。

思い返し、両親は笑うことも泣くこともできるだろう。両親は笑うことを選んだ。

この二つの話もまた、別の自閉人である子どもの親や家族とつながる際に重要なことを思い出させてくれるものとして役立つ。その瞬間は、きまりが悪く、苦しい、恥ずかしい思いをするかもしれない。しかし、理解ある人と似たような話を共有するとき、それは笑いや心地よさ、互いにつながるためのきっかけとなる。週末のペアレントリトリートでは、困難な問題について真剣に話し合うのと同じくらい、笑いやユーモラスなエピソードが共有されている。話し合いで笑いの絶えない最も人気のあるトピックの一つは、「信じられないと思いますが……」から始まる話である。

ユーモアを見出すことは、専門家に対しても必要である。私がサマーキャンプのカウンセラーをしていたとき、ロデオを見に行く遠足で、私は主に12歳のデニスの担当になった。皆でショーを楽しんでいたとき、突然、私たちの後ろにいた小さな女の子が「**お父さん！**」と叫んだ。

振り返ると、デニスがぽっちゃりとしたバラ色の頬でうれしそうに大きなピンク色の綿菓子をムシャムシャ食べていた。誰も見ていないときに、デニスはその女の子から綿菓子を奪っていたのである。私は最悪の事態を想定して、怯えながら大きな体格の父親にすぐに謝った。

「おー、そのまま楽しませてあげてよ」父親はクスクス笑いながら言った。

「私たちは別のものを買うから」

面会の日が来たとき、私はこの話をデニスの両親に伝えた。二人とも、パッと笑みを浮かべて笑った。

「私たちの人生にようこそ！」と声をそろえて言った。

また、ユーモアを見出すことは、私の自閉人である友人が自分の行動や定型発達の人々の行動を振り返るうえでも役に立っている。自閉人の方々の中には、「NSD」すなわち「Neurotypical Spectrum Disorder：定型発達スペクトラム症」の診断基準について語る人もいる。例えば、「意味のある会話よりも、意味のない世間話を頻繁にする」、「いつも本心を言わない」、「他の人間に接触したくなる衝動が抑えられない」といった症状である。明らかに、ユーモアは負担を軽

くし、肯定的な感情的つながりを共有することにつながる。

❖ 敬意を求めること

　私が初めてテディに会ったとき、彼は私のオフィスをめちゃくちゃにした。テディは元気のある6歳児で、3歳頃に話さなくなった。同じ頃発作が始まった。両親のジャックとカレンは、私が外来で評価を行っていた小児病院にたどり着くまでに、すでに数え切れないほどの専門医の元へ息子を連れて行っていた。私がテディの社会コミュニケーションと情動調整の力のアセスメントを終え、両親からの聞き取りをしようとしたとき、テディは突然とても興奮して部屋を飛び出して私の棚から本やファイルを投げ始め、本格的なメルトダウンへとエスカレートしていった。

　私たちがテディを極度の調整不全から回復するのを助けた後、面会時間の終わりに、両親が謝ってきたが、私はその必要はないと断言した。つまり、目を見て分かったのであるが、テディは極度に混乱してうろたえていた。後に、テディの両親は私の言葉にいかに自分たちが救われたかを話してくれた。これまでの面会で、両親はなぜ自分の子どもをコントロールする務めを果たしてなかったのかと疑問視するような（おそらく言葉にはしないが口調でそう思ってしまうような）専門家に会ってきた。

　数十年間、私はテディと両親と会い続け、学校のプログラムについて相談を受けている。テディは無発話のままだったが、最初はローテク、次にハイテクの支援機器を使って効果的にコミュニケーションをとることを学んだ。数年後、カレンは自分たちのことを一方的に評価、判断していると感じる教育者やセラピストに出会ったときは、二度と会わないようにしていると話してくれた。

　「私たちがそのような見立てやコメントを必要としていないのに、専門家の役割として押しつけてくることは十分に罪です」とカレンは言った。

自閉人である子どもを育てる歩みの早期において、親はしばしば力を奪われどうしたらよいか分からなくなることがある。子どもの行動に当惑、混乱し、どこを頼ったらよいか、誰を信頼したらよいかが分からない。それは、ジャックとカレンのアドバイスが特に的を射るときである。親、特に医療機関や教育行政、成人のサービス機関に関する経験が少ない親は、自分たちには選択する権利がなく、見下すような態度や横柄な態度をとる専門家に対処することは、子どもを育てたり、自閉人である家族の世話をしたりするのに必要なことであると思い込んでしまう。ただぐっとこらえる必要があるのだと。

　そうではない。養育者はよりよい処遇を主張することができる。養育者もその家族も、どちらもよりよいものを受けるに値する。

　ある年のリトリートの終わりの集いで、一人の父親がカレンの思いと同じことを話していた。

　「私たちは多くを求めていない。管理者や専門家、親族に対処するとき、私たちはただ親として尊重されること、自分の子どもが尊重されることだけを求めている」

　私は、そのような状況でこれ以上に共感できるコメントを知らない。その会の参加者を見渡すと、ほとんど全員がうなずいていた。朗報であるが、世の中には、力になりたいと思っている、思いやりがあり、敬意をもっていて、応答的な専門家がいる。時に、困難はそのような人を見つけることである。

❖エネルギーをどこに向けるか

　親友のエレン・ホール（Elaine Hall）が23か月のニールを養子に迎えてすぐに、困難が明らかになった。よちよち歩きのその子どもは、睡眠の問題があったり、クルクル回ったり、キャビネットのドアを開け閉めしたり、壁の写真を剥がしたり、頻繁にメルトダウンしたりするのであった。3歳のとき、ニール

は自閉症と診断された。エレンは息子を芸術家や俳優に会わせ、ニールはそれに応えるようになった。その人たちの創造性やエネルギーのおかげでニールとつながることができ、エレンはニールが今まで見せなかったやり方で周りの世界と結びつくのを見た。

　エレンは自分の周りではまだ、他の自閉人である子が苦戦したり、他の親が自分の子どもについて当惑したり、フラストレーションを感じたり、不安に思っているのを見ていた。そこで、ニールにとても効果的であったものを他の人に伝えようとあるプログラムを立ち上げた。2004年、自閉スペクトラムにいる子どものための演劇プログラムである「ミラクル・プロジェクト」を始めた。数年のうちに、ロサンゼルスを拠点にしていたそのプログラムは、いくつかの都市や国に広がり、提携の全国的組織へと成長した。それは2012年のエミー賞を受賞したHBO制作のドキュメンタリー『Autism: The Musical』（そして2020年公開の続編『Autism: The Sequel』）にまとめられた。エレンは世界自閉症啓発デーに国際連合で何度も演説をし、無発話のニールも国連で発表し、現在も音声出力機能つきのコンピューターを使ってカンファレンスで発表している。青年となったニールは有機農場で働き、プロのモデルとしても活躍している。

　エレンの物語に触発され、そしてエレンとの親交とインスピレーションあふれる支援に後押しされ、ブラウン大学の同僚と私はミラクル・プロジェクト・ニューイングランドを立ち上げた。そして、『ユニークリー・ヒューマン』に触発された演劇の実現をエレンと私は初版の刊行以来何年もの間夢見てきた。そして2021年についに、ロサンゼルスを拠点とするミラクル・プロジェクトに所属する自閉人の青少年たちとそのメンターたちが、オリジナル長編ミュージカル映画『Journey to Namuh』（Namuhはhumanのスペルを逆にしたもの）を書き、上映することができた。この映画の主要なメッセージは、自閉人の方々が偽りのない本物の自分自身とアイデンティティを発見することの重要性、そして社会が自閉人の方々を大切で重要なコミュニティの一員として受け入れ、支えることの重要性である。

すべて、混乱や当惑を抱えながらも世界を変えようと決意した一人の母親から始まった。

　自閉人である子どもを育てることは、精神的にも体力的にも大きなエネルギーを必要とするだろう。しかし、たびたび、私は課題を挙げるばかりではなく、エレンがしたように、同じような困難に直面している人を助けるために、実際に自分たちの生活を変えている親を見てきた。イライラしたり怒ったりすることは簡単であるが、怒りを先生や学校管理者に向ける代わりに、このような養育者は自分のエネルギーを創造的な方へ向けて、子育ての経験に基づき新しいキャリアの道を選んだ。

　特に、障壁や不公正と思われることに直面したとき、子どもにとって最も適切なサービスや最良の支援を求めて戦おうとする本能が引き金となり、初めは、多くの親は敵対する方へ自分のエネルギーを向ける。その結果、学校管理者と個人的に争ったり、時には正当に、時にはそうでない場合もあるが、弁護士や権利擁護の専門家の助言によって法的手段が奨励され行われたりすることもある。しかし、後には、資金調達のための活動をしたり、ボランティアをしたり、政策や制度を変えるための権利擁護者となったりして、より建設的な試みにシフトしていくことが多い。特別教育、カウンセリング、セラピーの分野で学位取得を目指す人も多い。

　ある法律家は、自閉人の方々に影響を与える政策のエキスパートとなった。ある父親は、地元の教育委員会に加わった。登録看護師のある母親は、自閉とよく同時に見られる医学的問題に焦点を当てた診療所を開設した。自閉人である三人の子の両親は、多くの時間を自閉に向けて過ごし、ついには自分のキャリアの中心にしようと決断し、母親は、栄養学の学位を取得し、障害のある子を対象にして開業し、父親は、様々な障害のある子どもに地域に根差した活動の場を提供するNPOを立ち上げた。自閉人である子どもとその家族を支援する地域サービスのための資金を集めるために、息子の名前を冠した財団を立ち上げた母親もいる。「人々の人生を本当によくすることができる」ように、20

年務めた州の刑務所での職を退職し、クラス支援員となりたいと思っている父親もいる。作曲を手がけ、大学で教鞭をとるまた別の父親は、自閉人の方々の啓発と受容を進めるために、幼い息子の発声を取り入れた合唱曲を創作し、大学の合唱団で演奏した。

これらの親たちは誰も、自分のキャリアを変えようとしていたわけでも、自閉に関する実体験によって自分の働き方を改めさせられたわけでもない。共通しているのは、自分の歩みに苦悩だけでなく可能性をみることに開かれていたことである。そのプロセスの中で、それぞれが他者を助けること、そして自閉人の方々とその家族の QOL を向上させるために、専門知識と才能を分かち合うことに由来する満足とインスピレーションを見出していた。

❖訳者解説

● **楽観的であること**：p.204 の見出し「楽観的であること」は、原著では、see the cup as half full である。これはコップに半分まで入っている水を、「半分"しか"ない」と捉えることもできるし、「半分"も"ある」と捉えることもできるように、同じ事実でもそれを悲観的に捉えることもできるし、楽観的に捉えることもできるということ。

● **主張（assertion：アサーション）**：他者のことも自分のことも尊重しながら、よりよい人間関係を構築するためのコミュニケーションスキルの一つで、「人は誰でも自分の意見や要求を表明する権利がある」との立場に基づく適切な自己主張のこと。

第Ⅱ部　　自閉スペクトラムに生きる

第9章

真のエキスパート

　1986年、初めての著作である『Emergence: Labeled Autistic』〈邦題：我、自閉症に生まれて〉を出版したとき、テンプル・グランディンは、自閉についての世間の認識を永遠に変えてしまった。ここには、初めて洞察力と明晰さをもって、自閉スペクトラムの上で生きる経験について記述することのできる雄弁で知的な大人がいた。テンプルは自分の思考プロセスについて詳しく述べ、様々な感覚の感度を説明し、自閉人の方々の異なる学習スタイルについて訴え、成長する過程で直面してきた数え切れない多様な困難について報告した。

　テンプルが公に書いたり話したりし始める前、自閉についての社会の理解（そして誤解）は、大部分が研究や、親、その他の観察者の報告に基づいており、中にはお粗末な情報もあった。テンプルの言ったことの多くは、長年抱かれてきた信念を裏づけるものだったが、彼女の洞察の中には、それらと矛盾するものもあった。ただし、これだけは明白であった。自閉人の方々は、心が欠けているわけではなく、しっかりとした意見と大きな可能性をもち、そして、自分自身の経験について素晴らしい洞察力をもつ者もいるということである。

　数十年が経ち、テンプルは依然として最も有名な自閉人であるが、他にも多くの自閉人の方々が、自身の歩んできた経験を雄弁に語ったり、鋭敏に綴ったりしている。仕事柄、私はこのような人に多く知り合う機会に恵まれ、何人か

は貴重な友人や協力者となった。当事者の方々やその友人、家族とともに時を過ごした経験や、話を聞いたり、一緒に執筆をしたりワークショップを開いたりした経験によって、私の自閉の理解は深いものとなり、そうした経験がなければ欠けていたであろう洞察や視点を得ることができた。

本書に着想を得て、私と自閉人である共同司会者のデイブ・フィンチは、『ユニークリー・ヒューマン：ポッドキャスト』と題したポッドキャストを立ち上げた。そこで私とデイブは、世界中の自閉人の方々や家族、思想的リーダーと有意義な議論を交わすユニークな機会を得てきた。デイブはスペクトラムにいるため、数十回に及ぶ配信の中で、肝要かつ最先端の幅広い問題を取り上げながら、個人的な洞察も加えている。

ポッドキャストにも登場してくれた大切な長年の友人である三人は、私の思考や理解を真に高めてくれた。ロス・ブラックバーン、マイケル・ジョン・カーリー、そしてスティーブン・ショア（Stephen Shore）の三人の洞察は、毎日のように私の仕事を導いてくれている。それぞれが、自閉人の方の体験やスペクトラムにいる人が充実した有意義な生活を送れるように手助けする最もよい方法について、私や数え切れないほどの人々が理解するのを助けてきた。

私がこのような人々について述べると、話すことのできる人々が、発話がない、もしくはより重度の困難のある人々の経験をどうやって正確に代表し得るのかと、疑いをもつ（言葉には出さないこともあるが）人もいる。私はこう答える。もし自閉人の方々にできないというなら、誰にできるのか？　いったい誰が、日々、自閉のレンズを通して人生を体験している自閉人の方よりもうまく自閉の体験について説明するというのか？　また近年では、発話がない人、かつて発話がなかった人、あるいはより大きな困難を抱えていた人の多くも自身で、自閉人であることについて深い洞察を展開しており、長年の沈黙を破ってそれを分かち合えることに喜びを感じている（第11章参照）。

それでは、私が何十年も前から知っているロス、マイケル、スティーブンの話を始めたい。私はこの三人に感謝の気持ちでいっぱいである。なぜなら、幾

多の研究でも明らかにできない事柄について説明してくれるからである。私は、三人が教えてくれたことの一部を紹介できることをうれしく思う。

❖ ロス・ブラックバーン「人付き合いはしない」

私が初めてロス・ブラックバーンと出会ったのはミシガン州で開かれた自閉に関するカンファレンスでのことだった。自閉教育の専門家としてよく知られている同僚のキャロル・グレイ（Carol Gray）は、私を手招きし、自閉人として成長してきた経験について講演するためにイギリスから来ていたこの若い女性と会わせた。私たちは握手し、それから、30代半ばだったロスは、早口とイギリスのアクセントのためか、「スチャータタイ？」のように聞こえることを言った。

私は、繰り返して言うようロスに頼まなければならなかった。数回繰り返して、彼女が「スチュアートと会いたい？」と尋ねていることがはっきりと聞き取れた。

私は、きょとんとした。

「スチュアート」、「スチュアート・リトル」と、ロスは言った。

私はうなずいた。それから、いたずらっぽい笑顔を浮かべたロスは、コートのポケットから自分の手を出し、握っていた物の正体を明かしてくれた。それはとても小さなぬいぐるみのネズミで、子ども向けの映画に出てくるキャラクターだった。

「バリー、こちらがスチュアートよ。スチュアート、こちらがバリー」ロスは言った。

これがロスである。遊び心があり、予測不能でお茶目でユニーク、そして驚きに満ちている（好きな映画に夢中になることは言うまでもない）。

ロスは、これが本当の自己であり、自閉人の自己であるという。ロスはまた、

世界に対して異なる自己を示すことも時間をかけて学んできた。それは抑制され、礼儀正しく、コントロールされた自己である。

この分離は、ロスの子ども時代に端を発する。ロスは、子どものときに自閉症と診断された。両親は、ロスの困難をはっきりと理解したうえで、社会でうまくやっていくために必要とするであろうソーシャルスキルを教えた。

両親は思いやりのある一方で、要求もしていた。不適切な行動の言い訳として自閉を持ち出すことは決して受け入れなかった。両親のアプローチは、ロスがしばしばするアドバイスを特徴づけている。それは、親は自閉人である子どもに高い期待をもつべきであるが、その際には、同等の高いレベルの支援と併せてというものである。

自閉について説明するとき、ロスは、絶えず続く不安やおそれの気持ちとともに生活することに言及する。ロスは、軍人、警察官、消防士が、パニックに直面したときに落ち着くためのトレーニングを受けるのに、自閉人の人たちはそうではないことをよく指摘する。

「私たちはこのレベルのパニックを日々経験しているのに、同じタイプのトレーニングを受けない」

おそれを最も増幅させるのは、社会的状況を強要されることである。ロスは多くの聴衆を前にしても、自分でコントロールできると感じられる場所では、心地よさを保ち、過剰な緊張感を感じない。しかし、形式のないより日常的な社会的状況はロスを怯えさせる。なぜなら、他者が何を言ったりやったりするのか予測できないからである。ロスは「私は人付き合いはしない」と言うのを好む。

私は以前、ホテルのロビーでロスと会ったことがある。その近くでは、小さな子どもたちが追いかけっこをしており、一人の子どもがコーヒーテーブルを滑って、ロスの近くに飛び降りた。ロスの顔には恐怖の表情がよぎった。

「分かる?」ロスは少し震えて言った。

「だから子どもは嫌いなの!」

ロスは、予測不能な社会的状況を嫌悪しているが、決まりの悪い思いをしているわけではない。他者が自分のことをどう考えているかについて、心配しないからである。ロスは、しばしば自分の最大の力は、自分自身について言葉で表現できることであるが、それは同時に最大の障害でもあると言う。つまりこういう意味である。見ている人は、ロスがはきはき話す知的で有能な話し手なので、内面も同じように、自信があり、安定した人物に違いないと思い込む。

　実際は、ロスにとってしばしば世界は圧倒される、ザワザワした、分かりにくてコントロール不能なものであり、現実は予期できない出来事や不可解な社会的ルールに満ちている。そして、強い情動的反応やパニック発作があるときには、若い頃に比べればその頻度はかなり少なくなったが、ロスは発話でコミュニケーションする力を失い、社会的状況にいることに耐えられなくなる。ロスが極度の調整不全になったとき、一緒にいる人へのアドバイスはこうだ。

　「私が安全であることを確認し、しかし黙って私を支えてください。あなたの存在で私を支えてほしい」

　数分あれば、たいていは自分を取り戻すことができるとロスは言う。しかし、たとえ善意であっても、他人が彼女に話しかけたり、触れたりすると、それは火に油を注ぐようなものとなり得る。

　ロスは、調整不全を防いだり対処したりする幅広い方略を身につけてきた。お気に入りの調整のための活動の一つはトランポリンでジャンプすることであり、これは解放や喜びをもたらす活動の一つである。旅行をするときには、ロスはいつも、何人かいる「お世話屋さん」と呼ぶ若い女性のうちの一人を同行者として連れて行く。疲労を感じると、ロスは「人付き合いをすること」を避ける。それは不安を引き起こしたり、増加させたりする。

　かつて、私がかかわった会議にロスが参加したことがある。そこで、私は主催者として女優のシガニー・ウィーバーを接待する機会に恵まれた。自閉人の女性を演じる映画『Snow Cake』〈邦題：スノーケーキを君に（日本未公開）〉の役作りとして、ロスと一緒に過ごしてもらうために、私はシガニーを迎え入れ

た。会議が終わった後、彼女ら二人は、ディナーのために私の家に集まっていた人たちに囲まれていた。私は何人かと事業計画について議論していたが、ロスが突然話を遮った。

「バリー」ロスは言った。

「今まさに、トランポリンが本当に助けになるのだけど」

トランポリン？　それはロードアイランド州のある冬の日の午後の早い時間で、地面には雪が積もっていた。私は、トランポリンがどこにあるか分からなかった。そのとき、接待客の中のスーという母親が、大きな声で言った。

「バリー、私の家の裏庭に息子が使うトランポリンがあるわ。シャベルで雪かきすれば大丈夫よ」

ロスは、クリスマスがもう1回あると聞いたときの子どものように笑った。

「行ってもいい？」

ロスとシガニー・ウィーバーは出かけた。郊外の裏庭でコートを着ながらジャンプするために。その前に、ロスは500人以上の親や専門家を前にしてとても楽しく素晴らしい2時間のプレゼンテーションを行い、終了後の質問にも快く答えていた。一日中、ロスは「人付き合いをした」のであり、彼女が言うように「演技をしていた」のである。今、彼女はロスでいる時間を必要としていた（この経験に基づいて、シガニーは、トランポリンのシーンを提案し、監督のマーク・エヴァンスはそれを『Snow Cake』に加えた）。

彼女たちが来たときのことで、私が気に入っている場面の一つは、ロスがシガニーに「自閉」を演じるやり方を教えていたときのことである。

シガニー「ロス、興奮したとき、あなたが手を頭の横に上げて、前後に揺れながら、耳に近づけた手をひらひらさせることに気づいたの」（**それからシガニーは背筋を伸ばして座ったままその行動を演じて見せた**）

ロス「違う。実際は、もうちょっとこんな感じよ」（**ロスは、体を右に傾けながら同じ行動をやってみせて、シガニーの試みを修正した。シガニーはそれを模倣した**）「ずっといいわ。よくなった！」

他にロスの好きなものは、フィギュアスケートと映画である。ロスが、会議で話すために初めてプロビデンスを訪れた後、私はまた来るように誘ったが、ロスはためらっていた。すでに自分の発表をし終えたのに、なぜ私がまた誘おうとしているのか理解できなかったのである。さらに、ロスは旅をとても不安に感じており、会議への出席はロスに社会的状況にいることを強要していた（ロスのお世話屋さんは、ロスが不慣れな状況や場所と折り合いをつけるよう手助けし、素晴らしいサポートをしていた）。最終的には、私がニューヨーク市に誘ったときにロスは同意してくれた。なぜなら、お気に入りの映画の中で見たことのあるセントラル・パークのウォールマン・リンクでスケートすることができるからである。その洞察力で聴衆を驚嘆させていたのと同じ女性が、滞在中、ポケットにスチュアート・リトルを入れて、氷の上を滑ったり、セントラル・パークのあちこちでスチュアートにポーズを取らせて写真を撮ったりして、大いに喜んでいた。

　この滞在の際に、ロスと私は他の四人と一緒に混んでいるイタリアンレストランに行った。店の主人が部屋の真ん中にあるテーブルに私たちを導き、まさに席に案内しようとしたとき、ロスが不安そうに頭を振り始めた。

　「ここには座れない」と、ロスは言った。

　他の選択肢は見当たらなかったが、案内していた店の主人は、ロスのシグナルに気づき、まだ開けていなかったレストランの他のエリアに促してくれた。ロスは壁を背にして座ることができるように、壁際のテーブルを選んだ。

　「私は4チャンネルステレオ方式の音が苦手なの。それと周辺視野に動きが多すぎると、とても不安になる」と、ロスは言った。

　すべての困難に関して、ロスの大きな強みは、自分自身のニーズと制約についての卓越した自覚と自分自身を擁護する力である。特に、調整不全となるような状況を避けるためのニーズを表明することに長けている。

　対照的に、ロスは、たいていの人が社会的に印象的で重大だと考えることを意識せず、のほほんとしている。トランポリンのエピソードの数年後に会った

とき、私はシガニー・ウィーバーと連絡をとっているか尋ねた。

「ええ」ロスは言った。

「去年ロンドンにシガニーが来て、会ったわ」

私が詳しく尋ねると、シガニーに「何かの映画」のオープニングに誘われたこと、そこでは一緒にレッドカーペットを歩いたことを説明してくれた。話の点をつないで、私はロスが伝えていたことを理解した。ロスは、歴代興行収入1位の映画『アバター』の公開初日に、主役の一人と一緒に出席したのだ。

「わお、なんてことだ！」私は言った。

「どうだった？」

ロスは素っ気なく答えた。

「本当に、本当にうるさくて混んでいたわ」

他に難しいこととして、嘘をつくことがある。

「私には嘘をつくことは難しい」と、ロスは言う。

「例えば、トランポリンをしていたいときに、お会いできてうれしいですとあいさつすることは、まだ難しい」

ロスの遊び心あふれる一面は、いまだに留まるところを知らない。ロスは、しばしばお気に入りのおもちゃと一緒に旅をする。ゴム製のトカゲを含む、箱いっぱいのこまごまとしたものなどであり、それを聴衆と共有するのである。ある種の悪ふざけとして、飛行機での旅には鏡を持っていく。なぜか？　日光を反射させて同乗者の視界に当てるために使うのである。同乗者のイライラした反応を見て、ロスはいつも楽しんでいる。

ロスの話の後、私は聴衆の一人の母親に感想を尋ねた。その女性はロスのプレゼンテーションを好きであるが、同時に残念でもあると伝えた。母親は、息子が世界をどのように体験しているのかにつながる扉をロスが提供してくれることを強く求めていたが、ロスの生活体験がとても痛みに満ちているように聞こえて残念に思っていた。

私にはその母親の言いたいことがよく分かった。世界を圧倒的で不安を生み

出すものとして体験している自閉人の方々が直面する困難について、おそらく他の誰よりもロスが理解させてくれた。騒がしくて混沌とした部屋に入ることを強要されている、発話を通してコミュニケーションすることができない3歳の子どもの目を見るとき、私はロスのことを考え、この子は勝手で協調性がないのではないのだと思う。この子は怖がっているのであると。

ロスに初めて会ってから15年近く経った、『ユニークリー・ヒューマン：ポッドキャスト』のある回で、私はロスとシガニー・ウィーバーを再会させ、数年前に共有した体験を振り返った。シガニーは、ロスの正直さ、遊びは子どもだけのものではないことを教えてくれたこと、そして感覚世界への魅力と感受性を新たにさせてくれたことに深い感謝の意を表した。ロスは神経学上、一般的な人間社会や感覚世界に対して非常に脆弱であるが、自分の困難に立ち向かい、自分の経験を分かち合うために一歩踏み出す勇敢な模範である。そのすべては、数え切れないほどの人々の助けとなっているだろう。

❖ マイケル・ジョン・カーリー「私たちは自分たちに何ができるのかを聞き知る必要がある」

マイケル・ジョン・カーリーが36歳のとき、4歳の息子がアスペルガー障害との診断を受けた。診断を告げた後、医師はマイケルの方に向き直った。

「今度は」と、医師は言った。

「あなたについての話をしましょう」

数日のうちに、マイケルもまたアスペルガーの診断を受けた。

マイケルの最初の反応はショックだった。自分が自閉スペクトラムにいるという認識をせずに、30代半ばまでどのように生きてきたのだろうか？　幸せな結婚をして、ボスニアやイラクのような紛争地域を旅しながら、外交官としてのキャリアにおいても成功してきた。また、脚本家、野球のピッチャー、才能豊かなギタリスト、さらにはNPR〈アメリカの非営利・公共のラジオネッ

トワーク〉の地域本部のホストとしても成果を出してきた。

　最初、マイケルは自分の診断を見ないことにした。しかし、自分の人生を振り返るにつれて、その診断はますますうなずけるものとなった。いつも、他の人々とつながれないと感じていた。伝統的な私立の高校では、うまく適応できず、先生に問題行動のある子どもと見なされたり、深刻な心理的問題を抱えているかもしれないと疑われたりした。結局マイケルは、より柔軟で伝統にとらわれない方針をもつチャーター・スクール〈保護者、教員、地域団体などが州や地域の教育行政から認可（チャーター）を受けて設置し、公費で自主運営する学校〉に転校し、そこで活躍した。

　さらに、人生が進むにつれて多くの経験や出会いがマイケルを困惑させた。なぜ人々が世間話に興じるのか分からなかったし、異性に言い寄るうえでの目には見えないルールを決して理解できなかった。知人から政治的なテーマや何かのニュースについての意見を尋ねられたときは、マイケルが急にとても詳しく長く答え始めるので、聴き手は呆れた表情をした。マイケルが相手を攻撃するようなことを言って、友人たちが不意に関係を断つこともよくあった。その後でも、マイケルはまだ自分がした過ちについて理解できなかった。

　診断の最初のショックは、やがて安堵へ、そして最終的には誇りへと変わった。診断は重荷ではなく啓示となった。

　マイケルはいつも自分の仕事や引き受けたほとんどすべてのことに情熱を注ぎ、自分の目の前のことに集中していたが、だんだんと自分の人生を見直し、自閉スペクトラムにいる人の権利擁護にそのエネルギーを注ぎ、重点的に取り組むようになった。2003年、マイケルはアスペルガー障害のある人やその家族を支えるためのサービスを提供するGRASP（Global and Regional Asperger Syndrome Partnership）という組織を設立した。そしてそのエグゼクティブ・ディレクターとして、GRASPが自閉スペクトラムにいる成人によって構成される国内で最も大きな会員組織になるように尽力した。マイケルは当時青年期の若者や成人が十分なサービスを受けておらず、多分に誤解されていると知り、特

にこれらの人々に重点を置いて GRASP を構想した。また、重要で高く評価された本である『Asperger's from the Inside Out』を出版した。これはある部分では自伝であり、またある部分では自閉スペクトラムにいる人のための自助ガイドであった。続けてマイケルはアスペルガー障害の人の就労支援を行う ASTEP（Asperger Syndrome Training and Employment Partnership）という組織を設立、運営し、大企業と協同して、経営者が就業している自閉スペクトラムにいる人をよりよくマネジメントしたり、新しい雇用への自信を高めたりするためのトレーニングをすることを助けている。

　アメリカ精神医学会が正式な診断としてのアスペルガー障害の廃止を検討していた 2012 年、マイケルはそれを率直に批判していたが、変更は最終的には実施された。マイケルは、この変更が正確な診断をより難しくし、アスペルガーのプロフィールをもつ人々への世間の理解を制限してしまうと心配していた。マイケルはまた、スペクトラムにいる人は自分たちに影響する政策の展開に直接的な発言権をもつべきだと強く感じていた。

　初めてマイケルと会ったのは数年前、資金調達のためのシンポジウムで講演をお願いしたときだった。私はすぐに、なんて明瞭に話し、エネルギッシュで、明確な意思をもっているのかと心を打たれた。マイケルが興奮して何かを話し始めるまでは、自閉人だと思わないかもしれない。マイケルは話すのが速い。笑い声は豪快で伝染しやすい。握手は並はずれて強い。極端にきつくハグをする。会話をするときは異常に間近に立ち、視線は鋭く、まっすぐである。マイケルとかかわるのは、とても面白い経験である。

　マイケルがかつて、国際連合で、退役軍人の組織であるベテランズ・フォー・ピース〈平和を求める退役軍人の会〉の代表を務めていたと知ったとき、アスペルガー障害のある人が外交官として成功していたということに驚かされた。きちんとした身なりで政府高官にあいさつをしたり、正しい場所に立ったり、適切なことを言ったりして、礼儀正しく振る舞うことは、並大抵ではない社会的な判断力や柔軟性や対人的な感受性を必要とすると思われるだろ

う。しかし、外交官の外交儀礼はとても厳格な文書化されたルールに縛られており、それらすべてをいったん習得してしまえば、その世界で振る舞うことは、社会的かかわりが流動的であまり構造化されていなくて予測しにくかったり、社会的ルールが明文化されていない、くだけた社会的場面よりも、自分にとっては実際とても簡単である、とマイケルは説明した。

　注目に値するマイケルの職業上の成功は、自分の息子の診断に対処することを他の親よりも容易にした。他の親は自分の子どもの明るい未来を祈るかもしれないが、マイケルは「自分には根拠に基づく確信という強みがある」と言っていた。つまり、自分自身の人生が自閉スペクトラムの診断を受けた人の苦悩と可能性の証明であった。

　マイケルは実直でひたむきであり、また、うらやましいほど自分についてのユーモアのセンスがある。私は、以前マイケルの別荘で一緒に過ごしたことがある。そこで私はギターを見つけた。マイケルの才能を知っていたので、ちょっと弾いてくれないかと頼んだ。マイケルはギターを手に取り、ブルースのコードをつま弾き始めた。

　「オーケー、でも君は12分間続くブルースを聞こうとしているよ」マイケルは笑いながら言った。

　「私はアスペルガーだし、お終いまでやり切る感覚が必要なんだ。曲の途中でやめることはないよ」

　献身的な父であり夫でもあるマイケルは、二人の息子の野球チームのコーチをしてきた。とりわけマイケルは、アスペルガーの息子の肯定的なロールモデルとなることを決意している。マイケルはスペクトラムにいる子どもを、人生や家庭や仕事における成功をなんとか成し遂げてきた成人の自閉人と会わせることの重要性を頻繁に訴える。

　マイケルの深い洞察の核心は、10代や成人の自閉人の方々のありようは、自閉の結果というよりも人生経験の結果である、ということである。マイケルは、自閉人の方々が社会的状況を誤解したり他者から誤解されたりすることに

よって、そして極端なケースでは虐待されることによって、患うことがある多くの深刻なメンタルヘルスや薬物乱用、依存症の問題に強い関心をもっている。すべての苦悩や挫折の主な原因を自閉のせいにする誘惑にかられる人もいるかもしれないが、マイケルは言う。適切な支援があれば、多くの人々は情緒的に健康で、生産的で、成功した人生を送ることができると。

マイケルはまた、洞察力と知性をもって自閉スペクトラムにいる経験について説明することのできる代弁者でもある。マイケルが最も関心を寄せているのは、関係性への信頼を発展させることの重要性とスペクトラムにいる人がそうすることを難しくしている多くの要因についてである。特に、マイケルは、定型発達の人々が不快だったり難しかったりするものとして感じないかもしれないことでも、自閉人の人々は多くの苦痛を伴う経験として耐えていると指摘する。自閉人の方にとって、例えば身体を押さえられることは、物理的、心理的に殴られることと等価であり得る。ある特定の音にとても敏感な人にとっては、ピッチの高いノイズ、もしくは叫び声でさえも痛みを誘発し得る。このような嫌な経験の絶え間ない連続は、重大な困難を引き起こし得る。他にもマイケルは、家族の支援がなく、不安やストレスやおそれに満ちた生活を送っている自閉人の方々の支援に深く関与している。そのような生活は、アルコール依存や薬物依存にもつながる。GRASP は、同じ困難や苦悩を共有する人々をつなげるため、対面またはネット上での支援グループを多くの都市で展開している。また、自閉人の成人の雇用や、幸せで前向きな性生活を送ることなど、QOLの重要な問題についても本を書いたり、講演したりしている。

マイケルは診断を受けたときにものの見方が変わったという見識を、スペクトラムにいる他の人と共有しようと決めている。それまでの人生で耐えてきた苦痛に満ちた多くの経験には理由があり、それは自分たちの性格のせいではなく、神経の配線のためや他者の非援助的な反応や有害でさえある反応のためだというものである。

2012 年の 11 月、米国下院監査政府改革委員会が自閉症診断の劇的な増加に

ついて歴史的な公聴会を開いたときに、参考人として呼ばれたスペクトラムにいる人はたった二人であり、そのうちの一人がマイケルだった（もう一人は自閉自己権利擁護ネットワーク〔ASAN〕の当時の代表、アリ・ネエマン〔Ari Néeman〕であった）。マイケルは国会議事堂で、自閉の処遇においては、治癒が可能な疾病のような「医学的基盤は存在しない」という意見を展開した。

「スペクトラムであるか否かにかかわらず、私たちは皆成長する。私たちは自分たちに何ができるかを聞き知る必要がある」と、マイケルは言った。

「何ができないかではなく」

最近、ニューヨーク大学はマイケルのメッセージの重要性を認識し、それを伝える彼の才能を認め、ニューヨーク、上海、アブダビの各キャンパスで、ニューロダイバーシティのコンサルタントとしてマイケルのポストを設けた。

❖ スティーブン・ショア「両親は私を受け止めてくれた」

スティーブン・ショアは、自分の幼い子ども時代について次のように述べる。18か月になるまでは自分の発達は典型的であったと。18か月のとき、スティーブンが言うには、「自閉の爆弾」が命中した。スティーブンの機能的コミュニケーションの能力は、突然消えてなくなり、母親や父親とアイコンタクトをするのをやめた。スティーブンが自分の頭を繰り返し叩くたびに、両親はそれを見て、困惑した。スティーブンは孤立し、遠く離れてしまい、頻繁に体を前後に揺らしたり、回転したり、手をひらひらさせたりして調整のための自己刺激行動に従事していたようである。

1960年代の初期において、このようないくつかの困難を併せもつことはほとんど知られていなかったので、両親はスティーブンを診てくれる場所を見つけ出すことにさえ、1年を要した。最終的に、1964年に自閉症の診断を受けたとき、スティーブンを診た医師は、外来での治療には重度すぎる「病気」である

と判断した。医師が唯一勧めたのは、スティーブンを施設に入れることだった。

スティーブンにとって幸運なことに、両親はその助言を無視した。その代わりに自身の直感のみによって両親は、スティーブンいわく、今でいう家庭基盤の早期介入プログラムを始めた。その当時、それはただの著しい頑なしつけだと見なされた。母親はスティーブンにかかわりをもたせ続けることを決意し、音楽、ムーブメント、感覚統合といった活動への参加を促すために日々を費やした。最初、両親はスティーブンに自分たちの模倣をさせることで教えようと挑戦した。それがうまくいかなかったとき、両親は**スティーブンのこと**を模倣し始めた。このことはスティーブンの注意を引き出し、有意義なつながりをもって、初期の力を後押しした。

「両親について最も重要なことは、そのままの私を受け止めてくれたことです」と、4歳まで話すことのできなかったスティーブンは言う。

「でも、同時に、乗り越えるべき困難がたくさんあることも認めていました」

成人したスティーブンは、自閉スペクトラムにいる人やその親が壁を乗り越え、自分自身のための充実した生産的な生活を築き上げる手助けをすることに、自分の人生を捧げてきた。スティーブンは特別教育の博士号をもち、何冊かの著書がある。自閉に関連する政策について政府に助言もしている。また、アデルフィ大学で教鞭をとっており、国際連合でも講演をしてきた。スティーブンは、親や専門家のためのコンサルティングや教育講演を行うため、世界中を旅することに時間を費やしている。また、スティーブンは自閉人である子どもにピアノを教えるが、定型発達の子どもには教えない。定型発達の子どもがどのように考え、学習するのか理解するのが難しかったからである。

スティーブンに会った多くの人々は、自閉人の方が大人数の人々に向けて話をすることにとても多くの時間を費やしている事実に驚く。しかしスティーブンには、プレゼンテーションが長いモノローグにすぎないと感じられるようだ。それは、彼が好むタイプの会話である。スティーブンが言うには、それが熱中の対象になったときには、スペクトラムにいる人々は何日でも話すことができ

るらしい。

　平然と皮肉を込めて言うユーモアは、スティーブンの魅力の一つである。私が会ってきた自閉人の中で、スティーブンはスペクトラムにいることについてのユーモアのセンスが最高の一人である。スティーブンと私で散歩をしていたとき、スティーブンは地面に落ちていた棒を見つけ、拾って目の高さに持ち上げ、近づけてよく見た。

　「ほら、バリー、素晴らしい自己刺激グッズだ！」スティーブンは、にやにや笑いながら言った。

　自分の結婚について話すとき、スティーブンの皮肉のセンスが現れる。スティーブンと当時、中国からの交換留学生であった妻は、音楽の研究をしていたときに、互いの課題をチェックし合うように割り当てられて出会った。かかわりをもち続け、ある日、ビーチで彼女がスティーブンの手を握り、キスをして、強くハグをした。スティーブンは自分の反応を「ソーシャル・ストーリーズ」（これは才能豊かな同僚であるキャロル・グレイが開発したテクニックで、自閉人の方々が社会的状況を理解し、うまくやっていくことを手助けするものである）の観点で説明する。

　「『もし女性がキスとハグと手を握ることを同時にしてきたら、それは高い確率で、その女性があなたのガールフレンドになりたがっているということを意味します』というソーシャル・ストーリーを私はもっていた」

　スティーブンは自分の反応が「イエスかノーか、もしくはさらなる分析が望ましいか」のいずれかであることを知っていた。スティーブンはイエスに決めて、そして1990年、二人は結婚した。

　自身の心や出くわす多くの困難を重く考えないスティーブンの才能は、自閉人の方とその家族が冷静に物事を見る目を取り戻させ、自閉が圧倒的に重い負担として人生を覆うものであるという信念を取り除いてくれる。

　スティーブンのユーモアのセンスは、彼を際立たせるもう一つの特質と関連しているかもしれない。一人の自閉人として、スティーブンは、非常に安定し

ていて穏やかな点で傑出している。多くの自閉人の方々は、高い不安について
の経験を述べる。しかし、スティーブンのリラックスした態度は、自閉人の
方々の間に存在する違いに気づかせてくれる。私は、聴衆の前、小さなグルー
プ、1対1など様々な状況の中でスティーブンを見てきたが、いつも落ち着い
ていて、思慮に富み、リラックスしていて一緒にいやすい。一部の自閉人の
方々と違って彼は新しいものや慣れない状況を探索するのが大好きである。

このことは、スティーブンがスペクトラムにいる他の人と同じような調整不
全に苦戦していないというわけではない。スティーブンはスーツを着てネクタ
イを締めなければならないようなめったにない機会にたまらない不快感を感じ
たり、眩しさを遮るために野球帽をよくかぶったりする。また、特に両親に自
分の不快さを表現することができなかったがために、ひどく苦痛だった子ども
時代の散髪を思い出すときにもたまらない不快感を感じる。大学の課程で教え
るとき、長い学期を通しても、しばしば名前と顔を結びつけることができず、
人の顔を思い出すことにとても苦戦している。

他方で、スティーブンは何が自分のイライラに落ち着きをもたらすのかにつ
いて正確に知っている。旅の予定がとても多い理由の一つは、スティーブンが
飛行機で旅行する経験を好んでいることにある。これも自閉人の方々では非常
に珍しいことであり、たいていは空の旅の感覚体験と混沌さは調整不全をもた
らすものと捉えている。とりわけ、子どもは民間航空機の客室は、強引に閉じ
込められるものと認識しており、たくさんの人と接近することは困難であると
思っている。しかしスティーブンは、離陸している間の身体感覚を強く望んで
いる。だからスティーブンは旅を続けている。

スティーブンもまた、自分が共有したい最も大切なメッセージを広め続けて
いる。個人的経験を他者に教えるために共有している、私の出会った自閉人の
成人の方々は、それぞれ特有のメッセージをもっている。テンプル・グラン
ディンは、特別な興味をキャリアに生かす可能性を強調する。マイケル・ジョ
ン・カーリーは、家族の力強い支援を受けていない人々を援助する必要性や雇

用者となり得る人々に自閉に関して教える必要性を重視する。スティーブンの中心的なメッセージの一つは、開示の重要性についてである。つまり子どもに対して、適切なときに、そして最も配慮の行き届いた方法で、診断を伝えることの重要性である（第11章参照）。

この問題についてのスティーブンの敏感さは、様々な困難に対処するうえで自分の両親がしてきた配慮に由来しているのかもしれない。私の知るほとんどの自閉人の方よりも、スティーブンは、自身の物語の意味や「還元すること」の重要性を感じている。自分のユニークな歩みを共有することが他者の利益となり得ると実感しているからである。

スティーブンの物語の中心は、両親についてのストーリーである。スティーブンの両親は自分たちの子どもに希望がないと告げられたにもかかわらず、自分たちの直感に従い、一部の専門家から聞いた「お先真っ暗な」メッセージにとらわれることなく、創造性と愛で子どもを育て上げた。これは、同じような困難をもつ自閉人である子どもやその家族を助けること、たとえ診断を受けていても、子どもやその家族が想像以上の可能性をもっていることを親や専門家たちに示すことに、スティーブンが人生を捧げ続けていることにつながっているように思われる。

◈訳者解説

● テンプル・グランディンのウェブサイト：http://www.TempleGrandin.com/
● マイケル・ジョン・カーリーのウェブサイト：http://www.michaeljohncarley.com/
● スティーブン・ショアのウェブサイト：http://www.autismasperger.net/

第10章

長期的な視点

　自閉人である子どもを育てる親、あるいは自閉人である家族の世話をしている人が、大局的な視点をもつことはしばしば難しい。母親や父親は、日々の面倒を見るという負担に追われており、今起きていることはいずれも、長い時間の中の一瞬にすぎないということを簡単に忘れてしまう。人が厄介な、あるいは、困惑するような行動パターンにはまっているように見えるとき、その子のさらなる成長を想像することは難しいだろう。とりわけ最初の時期、親は子どもが言葉を話すようにならないかもしれない、あるいは数個のフレーズの繰り返し以上には進歩しないかもしれないと心配する。また親は、娘がいつか動物の人形を一定の順序で並べることをやめるのだろうか、幼い息子が他の子どもに興味を示したり友人関係を深めたりすることがあるのだろうか、10代のわが子が新しい食べ物に挑戦することがあるだろうかと疑問に感じる。不確かさは自閉人の方々にとても大きなストレスをもたらすが、親にとっても同様である。この場合は、未来についての不確かさである。

　皆がそうであるように、自閉人の方々も発達段階を進んでいくということを覚えておくのは重要である。自閉人の息子をもち、自分自身もスペクトラムにいるデイナ・ガスナー（Dena Gassner）は言う。

　「成長して自閉でなくなるのではない。自閉に馴染むのだ」

この自己認識の歩みは、自閉人である本人にとっても家族にとっても生涯続くものであり、ひとつとして同じような歩みはない。

この章では、大局的な視点、知恵、そして洞察を得られるように、四つの家族の経験について伝えたい。私はその家族の息子たちを幼児のときから知っていて、今は、青年期、成人期へと進んでいる。模範的な事例だからとか代表的な事例だからといった理由で、この四つの家族の物語を伝えるのではない。私がこの若い男性たちから学んできたこと、そしてその家族を見たり、一緒の時を過ごしたり、知ったりして学んできたことを伝えるためである。彼らがどのように成長し、困難に直面し、前進し、そして大局的な視点と愛を見つけたのかを読むことで、あなた自身の歩みに価値ある教訓がもたらされることを期待する。

❖ ランドール家の人々「チャンスを与えられれば、アンディはそれによって進むのです」

どこかおかしいかもしれないので、息子を診てもらうよう両親に最初に指摘したのは、アンドリュー（アンディ）・ランドール（Andrew Randall）の祖母であった。

アンディは3歳だったが、たびたび苦戦していた。1歳8か月のとき、母親のジャンは、アンディが獲得した言葉が消えてしまったことに気づいた。アンディはおよそ15の言葉を学習していたが、それから、それらのうちいくつかを使わなくなり、新しい言葉を覚えて語彙が増えることは明らかになかった。小児科医は、ジャンに息子さんは問題ないと断言した。そのすぐ後に、2歳半年上の娘のアリソンが、発作性疾患であると診断され、ジャンと夫のボブは、自然と娘の難局に対処することに集中するようになった。

その一方で、ジャンはアンディの違いに気づき、だんだんと困惑するようになった。アンディは母親を見ることがほとんどなかったし、物や人を指差すこともなかった。1年生を担当する先生であった祖母は、これらは危険な兆候で

あると感じ、ジャンに指摘した。しかし、最初ジャンは無視した。

1988年の12月、ジャンは『エンターテイメント・トゥナイト』というテレビ番組を見ていて『レインマン』と呼ばれる新しい映画について知った。

「誰かに頬を叩かれたかのようでした」と、ジャンは思い出す。

「その瞬間にその場で理解しました。アンディはどこかおかしいと」

学校心理士がアンディを評価した後、ジャンは息子が自閉なのかどうかストレートに尋ねた。

「違います」と心理士は答えた。

「自閉の子どもは、アンディが明確に示すような母親との強い愛着を示さないものです」と誤った情報について言及しながら。その診断は、深刻な発話の遅れというものだった。

ジャンは、少しの間ほっとしたが、アンディは言葉を失ったままだった。そのときには、アンディはまったく話さなくなり、お腹がすいたときにジャンかボブを冷蔵庫に引っ張るだけであった。アンディのメルトダウンは1時間もしくはそれ以上続くことがあり、階下の住人がアパートがガタガタ揺れていると感じるほどに飛び跳ねるというものだった。ジャンとボブにとって幸運だったのは、近所の住人が思いやりのある友人だったことである。9か月間、アンディの睡眠はひどく途切れ途切れなものだったので、ジャンはアンディをなだめられるようにベッドルームの外のカウチにいなければならなかった。

最終的に、ジャンが校区の特別教育のディレクターに助けを求めたとき、アンディは5歳近くになっていた。校区は、アンディを助けるためというよりも、ジャンが養育スキルを身につけることを助けるために、心理士を紹介した。しかし、ジャンの説明を聞き、アンディと会い、評価報告を一読し、その心理士はそれらのパズルのピースをつなぎ合わせて、はっきりとアンディは自閉であると告げた。

その時点で、ジャンはその知らせを歓迎した。

「自分がとても暗い部屋にずっといて、誰かがすべてのブラインドを開けた

かのように感じました。太陽の日差しを浴びたように感じたのです」とジャンは思い出す。

　診断を受けて、ジャンは新たに力づけられたように感じた。自閉についての入手できるすべての本を読み始め、他の親を探し求めた。自閉の権利擁護団体に参加し、アンディを全日の特別教育のプログラムに参加させた。

　息子の障害が、いかに深刻なものであるかを夫に認識させることには時間がかかった。一度、娘のアリソンが伯母になることは決してないだろうとジャンが物憂げに言ったとき、ボブは彼女が何を言っているのか理解できなかったようだった。「私たちは同じ場所にいませんでした」とジャンは言う。

　その当時、1990年代の初期は、自閉症は、今日と比べて診断されることが少なかったし、メディアで話題になることもあまりなかった。そのため、夫婦は友人や親族に対して自閉について説明すること、そして非難を払いのけることに多大なエネルギーを費やさなければならなかった。ジャンの父親は、孫の状態に当惑し、ジャンを責めた。ジャンはアンディが世界と折り合いをつけるのを助けるための役割を積極的に担ったが、親族の人たちはジャンの養育に疑問を抱き、甘やかしているせいでメルトダウンを起こすのだと言った。

　非難に傷つけられながらも、ジャンは自閉人である子どもの親からの数少ない支援にも出会った。苦しい状況を理解してもらっただけでなく、アンディに対する期待を高くもつように励ましてもらった。「可能性は無限だ。まだブレーキをかけてはいけない。アンドリューを過小評価してはいけない」と。

　多くの困難はあったが、アンディの人柄は、はっきりと輝いていた。アンディは、家にいるときは、騒々しく笑いながら、リクライニングチェアの上で逆立ちすることを好んだ。両親は、それを見て笑わずにはいられなかった。そして、子どもたちもアンディに引き込まれた。アパートに住んでいたある少女は、アンディと特別な関係を築き、アンディが一人で公園や遊び場で座っていると、ブランコで彼を押したり、ダックダックグース〈日本の「ハンカチ落とし」のような遊び〉のようなゲームに誘ったりなどして、仲間に引き入れた。

そのルールはアンディには難しかったが、楽しそうに加わっていた。

　ジャンとボブは、アンディの困難がなければ家族がやっていたであろうことをやめないようにした。教会に連れて行ったり、叔母の家や近所の家に頻繁に外泊させたりして、幼いときから、努めてアンディを様々な人々や体験に出会わせた。ボブはアンディを毎週地域の YMCA のスイミングに連れて行ったし、夫婦でレストランや集会にアンディを連れて行った。それらの機会は、変化や様々な人や環境に適応することをアンドリューが学ぶのを助けた。

　自発的な発話はほとんどなかったが、アンディはしばしばエコラリアのフレーズを使ってコミュニケーションした。お気に入りは、「私たちは一晩中戦った」であった。これはドクター・スース〈アメリカの絵本作家〉の本からとった一文であり、アンディ自身が興奮したとき、あるいは誰かが怒っていると思ったときに用いられた。まだ、コミュニケーションするために、他の人を物理的に操作することに主に頼っており、自分が欲しい物や行きたい場所の近くに相手を移動させたりしていた。コミュニケーションに苦戦することは、アンディをとてもイライラさせたので、お店やレストランでは決まってメルトダウンを起こした。しかし、ランドール一家は、日常的な家庭生活を行うのをやめなかった。

　アンディが青年期を迎えたとき、事態はより困難になった。後に振り返ったときに初めて、両親はそれがどれほどのことだったのかを実感した。入学した私立学校は行動的アプローチを使用していたが、そこではひどいありさまだった。アンディの感情が爆発すると、職員は手足の拘束具を使用し、緩衝材を張った個室に閉じ込めさえした。頭や肩が素早くピクピク動くチックが出るようになり、学校の職員は行動療法でそれをやめさせようとしたが、無駄だった。家庭でそれらを見たセラピストは、ジャンとボブに「対決的に振る舞うこと」そして「アンディに誰がボスなのかを知らしめること」を勧め、愛のムチによるアプローチを推奨した。これらの困難のために、アンディは課外活動を何もしていなかった。

第 10 章 ❖ 長期的な視点

243

アンディは大半の時間が調整不全の状態で、家庭でも暴力をふるった。殴ったり、蹴ったりして家の壁に穴をあけた。車のフロントガラスや窓ガラスを壊した。怒り、混乱し、圧倒されていた。

その私立学校は評判がよく、しばらくは両親も信じ続けようとしていたが、最終的には、そこにいるのはよいことではなく、アンディを傷つけるとジャンは直感した。その後、特別教育のコンサルタントは、ジャンの意見を認め、「アンディはこんなふうに振る舞いたいとは望んでいません。アンディはとても怖がっています」と伝えた。

それはひとつのターニングポイントだった。

「対決的に振る舞い、アンディがコントロールを失ったときには支配下に置きなさいと、私に伝えたすべての人々は本当に、本当に、**本当に間違っていました**。アンディは傷ついていて、人として扱われていませんでした。そしてそのためにコントロールを失っていたのです」とジャンは言う。

両親はアンディが12歳のときに、その学校を辞めさせた。ジャンはアンディをそこにいさせたことを涙ながらに謝った。意外にも、アンディはジャンを許したようだった。

「私たちはもっとアンディに合った場所を必要としていました」とジャンは思い出す。両親はマサチューセッツ州南東部にある公的な特別教育連携機関〈センター的機能も併せもつような教育機関〉である、South Coast Educational Collaborative を見つけた。そこではアンディは温かく支えとなるようなコミュニティに迎えられ、親からの助言を歓迎する理解ある先生もいた。ジャンが、自閉人の生徒に特に有効だと以前に聞いたことのあったリーディングのプログラムを提案したとき、先生はすすんで取り入れた。そしてそのプログラムを利用した初日に、アンディは初めて言葉を読んだ。13歳のときである。

「先生たちはアンディがただ問題のある存在なのではなく、スキルや可能性をもっていることを理解してくれました。アンディのことを敬意をもって受け止め、人として尊重してくれました。そして私のことをチームの真のメンバー

として尊重してくれました」とジャンは言う。

　そのため、アンディがその機関のプログラムに参加し続ける資格がなくなる年齢である 22 歳になったときは、とても難しい事態になった。アンディはいつも働き者であり、外にごみ捨てに行く、洗濯をする、掃除機をかけるなど、忙しいときに最も幸せだった。ジャンは、障害のある成人のために州が支援する 10 のプログラムについて調べた。どれも魅力的ではなかったが、アンディには何らかのプログラムに参加していることが必要であったため、一つのプログラムに参加させた。

　そこは当てがはずれた貧弱な組織で、アンディの困難に対する支援環境が整っていなかった。アンディの行動は退行したが、ジャンとボブは改善に希望をもち続けた。しかしなかなか改善しなかったので、両親はそのプログラムをやめさせて、家に連れて帰った。家ではジャンがアンディの時間と作業を管理した。ライフスキルコーチが、職場での適切な振る舞い、買い物、交通機関の利用などの日々の課題について手助けしている。20 代後半はアンディはパートタイムで、スーパーマーケットでショッピングカートを移動させる仕事をしていた。

　アンドリューは 30 代半ばになっても両親と同居しているが、両親いわく、彼の QOL を保証する鍵は、新しい機会を受け入れることだという。いわゆる参加者主導型モデルの成人向けサービスを受けており、アンドリューはサポートを受けながら自分で多くの選択をすることができる。楽しみのために、カヤック、サーフセラピー、アダプティブ・ヨガ、テニス、水彩画などに参加している。週に数時間、セラピストのもとで仕事のスキルを身につけた後、ダラーツリー〈アメリカの均一ショップ〉で棚に商品を並べるという、好きな仕事に就いた。視覚支援の助けを借りながら、学び続けている。最も困難なのは、退屈しているときや、仕事に従事していないとき、体を動かしていないときである。言語力は成長し続けていて、以前よりも頻繁に質問をしたり、会話を始めたりするようになった。

第 10 章 ❖ 長期的な視点

振り返ってみて、ボブは自閉スペクトラムにいる息子がいるということについて気持ちを整理し、息子がリトルリーグではプレイしないだろうこと、車の運転はしないだろうこと、おそらく家族をもつことがないだろうということを受け入れるのに時間がかかったと認める。

　「私はようやくそれらはあまり重要なことではないと気づきました」と、ボブは言う。

　「そして他の人がただアンディをあるがままに捉えてくれるとき、私は成長してきたアンディの姿を誇りに思います。チャンスを与えられれば、アンディはそれによって進むのです」

　数年前、姉のアリソンを「アリーキャット」と呼び始め、現在では多くの女子や女性の名前に接尾辞**〜キャット**をつけている。これは相手を心地よいと感じている印である。またお菓子の詰め合わせのことをアンディは「クランチスター」と呼ぶが、これは昔ラッキーチャーム〈というシリアル〉のCMで聞いたフレーズである。そして、アンディは謝る必要があると感じたときに、時々、「ママを傷つけないで」と言う。これは青年期の初めに暴力をふるっていたときにジャンが言っていたフレーズによるものである。

　また、アンディは、人の心を引きつける茶目っ気のある性格をしていた。一諸に時間を過ごす、信頼のおける人の車に乗るときは、その人の反応を試すために、時々、ふざけてボトルのキャップを車の通気口にこっそりと忍ばせたりもする。

　以前、自分はスーパーマーケットで子どもが泣いているのを聞くと親がどこか悪いのだと疑うようなタイプの人間だったと、ジャンは思い出す。今は違う。

　「寛大であること、そしてよいことは様々な形でやってくるのだということを、アンディが私に教えてくれたのです」とジャンは言う。

　アンディが世界を経験する仕方に、自閉がいかに影響しようとも、それ以上のものがあるのだということを、ジャンは好んで指摘する。

　「アンディ＝自閉ではありません。アンディは一人の素晴らしい人間なのです」

❖ コレイア家の人々「マットはいかに生きるかについて教えてくれます」

　息子のマット（Matt Correia）が自閉かもしれないと初めて感じたとき、母親のキャシーの最初の反応はおそれだった。

　大学を出てすぐ、キャシーは成人の自閉人の方々やその他の発達的な困難のある方々が宝飾品のパーツを分類して働く作業所で、作業員の指揮をとっていた。働いている人の何人かは施設で生活をしていたが、キャシーはマットの運命については少しも想像していなかった。

　「息子に対してあの言葉を使う人たちが現れたとき、『この人たちはマットに何を**しよう**としているのか？』と思いました」と、キャシーは思い出す。

　「それは私の感情的な反応でした」

　二人いる息子の幼い方であるマットは、困難を抱えてはいたが、キャシーは幼い時期から疑いをもっていたわけではない。よちよち歩きのマットは話し始めたばかりで、自分の基本的なニーズは容易く表現したが、会話においてはキャシーが思うようには反応しなかった。自発的に話す代わりに聞いたことを何でも繰り返し、兄が見ようとしていることに気づかない様子でテレビの前に立った。しかし、これらの問題について小児科医と話したとき、医師はマットがプレスクールに入り、より頻繁に他の子どもたちとかかわるようになるまで結論を急がないようにしましょうと提案した。

　プレスクールに入ってちょうど2か月になる前に、先生たちがマットの難しさに気づいた。先生たちは、キャシーと夫のデイビッドとの話し合いにおいて、マットが遊びの中で他の子どもたちとかかわりをもたず、一人で過ごしたり、活動を繰り返したり、不安なときには腕をひらひらさせたりしている様子について説明した。先生の説明を受けても驚かなかったが、「自閉症」というのを受け入れてはいなかった。近所のある家庭にたまたま2、3歳年上の自閉症の診断を受けていた男の子がいたが、その少年はまったく話さなかった。一方で、

マットはおしゃべりで両親が言ったことをよく繰り返していた。

医師が広汎性発達障害（今の自閉スペクトラム症に当たる用語）の診断をしたとき、両親は互いに異なる、しかし補い合うような反応を示した。デイビッドはアセスメントは正確だと信じたが、マットの発達がどのように進むのか様子を見たいと思った。キャシーは入手可能なあらゆる情報や支援を探し求めて、すぐにでも他の親や自閉関連の団体に連絡しようとした。

息子が苦戦するのを見るにつれ、キャシーは他の母親とのつながりが安心となることが分かった。うまくコミュニケーションできなくて、ひどくフラストレーションがたまると、マットは両親や他の人を引っかく行動に出た。家を出る時間に準備ができていないと、反抗的になることがあり、激しく揺れ動いたり、殴ったりした。親族が集まると、時々、いとこのことを腕で打ったり、爪で引っかいたりする標的にした。幸運にもたいていのコレイア家の親族は、愛とサポートで応じてくれた。

1年生と2年生のときの担任であるトレイシーもそうだった。当時、マットの通っていた公立の通常学校の新採用の先生であったが、子どもの能力を引き出し、子どもたちとかかわる最もよい方法を見つける天性の力のもち主だった。1年生の最初の日、マットは一日中泣いていたが、トレイシーは、マットにとって何が問題なのかに注意を向けることで助けてくれた。マットが怖い夢について訴えると、求めに応じて、マットにクラスメイトを率いてその夢を演じさせた。それは、マットにとって夢がもたらした恐怖を断ち切るのに役立つプロセスだった。

振り返ってみて、デイビッドは自分が二人のマットと呼んだものを思い出す。トレイシーに会う前の閉じ込められた、イライラした少年と、より表現豊かで幸福な少年とである。父としての経験は、その発達に対応したものだった。デイビッドは言う。

「マットが小さいときは本当に大変でした。『もう一人のマット』になってからは、まったく異なる経験をもたらしたのです」

もう一人の先生は、体性感覚の困難に取り組む方法として、ソフトブラシを使ってマットの身体をマッサージする技法をコレイア家に紹介した。これは、時にマットの役に立っているようだった。

　一方で、特に3年生以降マットの教育は期待はずれで常に困難なものとなった。先生は、マットのユニークな学習スタイルを見定めて取り組むのではなく、杓子定規のアプローチに甘んじていた。スペクトラムにいる子どもの多くがそうであるように、マットも文字を音に変えること、つまり機械的にページ上の言葉を読むことは学年相応にできたが、理解の水準はいつもとても低かった。

　キャシーは、長所を探すよりも行動上の問題や学習の困難ばかりを強調する先生たちに不満を感じるようになった。キャシーは、報酬あるいは制裁による行動修正方略を過度に使用されることを喜ばなかった。キャシーは、それがマットを助けるというよりもストレスを誘発するものだと気づいていた。

　自閉について学ぶ、キャシーの継続的な努力は有益だった。ある自閉に関するカンファレンスにおいてキャシーは、意識されないような一見小さなフラストレーションが子どもの中に段々とたまり、最終的に暴力や問題行動の表出を引き起こす様子を動画で見た。動画の中の先生は、よりストレスや調整不全をもたらすようなやり方で子どもに応じていた。キャシーは、即座にマットが最近やり始めるようになったチックのことを考えた。マットは、ハゲが複数できるほど頻繁に繰り返し髪の毛を指に絡ませ、抜いていた。

　「そのプレゼンテーションを見たとき、私はそれが息子の責任ではないと認識しました。その状況のせいだったのです」とキャシーは思い出す。

　ほんの数日後に、キャシーは学校心理士との話し合いをもち、自分の見解を伝えた。キャシーはマットのスケジュールを変えることと、ストレスを和らげるのを助けたり、マットが自分を調整する力を支えたりするために学校のアプローチを変えることを提案した。心理士と先生たちは、素晴らしいことに変更を受け入れた。高校はマットにとってかなり幸せなところだった。マットは特別教育連携機関に通い、続いて成人期への移行支援のために作られた3年間の

追加のプログラムにも参加した。

　キャシーは、マットがコミュニケーションしたり、自分自身を調整すること
を学んだりするために役立つと思われたことなら何でも読んだり学習したりし
た。そしてそれらを絶えずふるいにかけながら、自閉についての理解や知識を
広げた。一方で、デイビッドはそれとは正反対だった。デイビッドはひたすら
自閉についての文献やレクチャーを避けた。

　「私は自閉に関する文章を**一節**も読まず、本は放っておいた」とデイビッド
は言う。これはデイビッドが学びたくなかったというわけではなく、むしろ診
断名ではなく息子自身に焦点を当てるという決断によるものであった。デイ
ビッドは「最初から、私はただマットとかかわりたかったし、自分の直感を信
じたかった」と言う。

　そうすることで、デイビッドは、開かれて、無邪気で、誠実で愛情あふれ、
自分なりに他者とつながろうとする愉快な若い男性の姿をますますマットに見
出した。マットは、時間、時計、カレンダー、スポーツ（特にフットボールの
ように時間が決められているもの）のような自分の熱中しているもので友人や知
人を楽しませた。プレスクールでは、とても居心地悪く、動揺させられていた
少年は、年を重ね、落ち着いて、のんびりした青年となり、一定の範囲内で心
地よく自立的に力を発揮できるようになった。キャシーが前の学校の管理者の
一人の告別式にマットを連れて行ったときのことを、「握手したり、人と熱心
にあいさつをしたり、思い出を共有したりして、マットは大勢の中でがんばり
ました」とキャシーは回想する。

　マットは様々な自分のことを自分でするようになった。サンドイッチ店のサ
ブウェイに歩いて行き、具材を選び、支払いをすることができる。家族で買い
物によく出かけたことも大きな助けとなって、地元のスーパーマーケットの棚
は暗記してよく知っている。家庭では、自分の持ち物を自分で整理する。好き
でないものをキャシーが購入しているときには、強い希望をキャシーに知らせ
ながら、献立を考えることにも参加する。コンピューターを使うのが上手で、

家族のスケジュールの管理者でもある。

　以前のように深刻に障害があるわけではないが、マットにはまだ彼なりの困難がある。例えば献血の広告を見ると不安になるし、会話においては、まだ独自の興味に集中してしまいがちである。またマットは、それが現実的なものであろうと自ら課したものであろうと、自分の限界を意識しているようである。例えば、特筆すべき方向感覚と車についての知識があるにもかかわらず、運転の教習の誘いは断る。

　「マットはただ何が自分のためのもので、何がそうでないのかを知っているのです」キャシーは言う。

　「私たちはマットを制限しようとはしていません。でもマットは、自分に何ができて何ができないのかを知っているようなのです」

　自閉の影響について、マットが理解しているかどうかはまた別の問題である。高校最後の年、コレイア家の人々は、マットの先生が自閉について話し合うクラス会を開くことを計画しているのを知った。夫婦はこれにどのように対処するかを話し合い、その会からマットをはずすよう依頼することを選択した。キャシーはマットに対して、なぜ兄と同じスクールバスを使わないのか、なぜ他の人には簡単なことに苦戦するのか、説明する義務を感じていたが、「あなたは自閉である」と伝えたことはなかった。マットの先生は、就職やその他いろいろな場面で自身の権利擁護ができるよう、自分の診断について理解することはマットの将来にとって重要だろうと主張した。しかし、両親にとっては、診断名についての学習がマットに何か誤った考えをもたらすかもしれないという思いの方が大きかった。デイビッドは言う。

　「子ども＝診断名ではありません。あなたは、子どもがどんな人であるかというあなた自身の**観念**とかかわりたいわけではないでしょう。目の前に立っているその人とかかわりたいはずです」

　キャシーはマットと困難について話し合うとき、なぜマットが外部の手助けを時に必要とするのかを自分で理解できるようにするための、事実に基づく客

観的な説明に留めている。現在、30代のマットは、自分の長所、困難、そして自分の自閉についてよりコミュニケーションをとるようになっている。マットは自分自身を理解し、擁護する力が成熟し、日常的に質問をしたり、健全で前向きな方法で自分の感情を表現したりしている。ミラクル・プロジェクト・ニューイングランド（私が共同で立ち上げた演劇と表現アートのプログラム）に参加し、自分のアイディアや創造性を気軽に分かち合っている。

　マットはまた、地域住民への食事の配達、運動教室、レクリエーション目的の遠足など、地域活動に重点を置いたデイ・プログラムにも参加している。プログラムのスタッフから賞賛され、特にコミュニケーションが著しく困難な人たちに対する思いやりと忍耐強さで評判を得ている。

　将来について、コレイア家の人々はマットを独り立ちさせることに焦っていないし、マットもまた社会に挑戦することを急いでいないようである。彼らはマットに家にいてもらうことをうれしく思っており、マットも多くの家族の友人との交流を楽しんでいる。

　キャシーは、発達障害の人々と働いた自身の仕事を振り返り、最もよいQOLをもつ人は、家庭で家族と生活している人であるという強い印象を思い出す。今のところ、キャシーとデイビッドは、喜んでマットにその選択肢を与えている。その恩恵は自分たちに返ってくるのである。

　息子から、優しさ、誠実さ、そして熱中することを学んだというデイビッドは言う。

　「マットとともに生きることは持ちつ持たれつです。日々マットはいかに生きるかについて教えてくれます」

❖ ドミング家の人々「私たちは直感に従うべきです」

　父親であるボブの最もつらい記憶の一つは、息子のニック（Nick Domingue）

が4歳のときのものである。ニックは話すことはできたが、時折、静かに
シャットダウンすることがあった。また、時々コミュニケーションすることに
苦戦していた。ある言語聴覚士は、ボブと妻のバーバラに、可能ならいつでも
言葉を使うように強要することが重要だと助言した。ある日の午後、キッチン
で、ニックは父親に近づいて手をとり、冷蔵庫に導いた。

「何が**欲しい**んだい、ニック？」ボブは尋ねた。

黙ったままニックは父の手を冷蔵庫のドアへと引っ張った。

「何が欲しいの？」言語聴覚士の助言に従い、ボブは繰り返した。

苦戦しながら、ニックは「ドア」とひとこと言った。

ボブはすぐに息子が欲しいものがコップ1杯のジュースであると理解したが、
ニックが言葉で伝えるのを求めて、さらに一押しした。ニックは低くうなった
だけだった。

「**ミルク**が欲しいのかい？」紙パックを持ち上げながら、父は尋ねた。

ニックは低くうなり、首を横に振った。

「ピクルスが欲しいの？」ボブはピクルスの入った瓶を持ち上げて尋ねた。

ニックは明らかにイライラしてうなだれ、不快感を示し、キッチンの隅の方
に重い足取りで歩いていって、座り込んで静かに泣き始めた。

そのときから数十年経った後も、いまだにボブもバーバラも苦しんでいる。

「ニックは**コミュニケーション**していました。どうして私はそんなふうに無
理強いしたんでしょう？　そんなふうにする必要はまったくなかったのに」と
ボブは言う。

バーバラは、教訓ははっきりしていると言う。それは息子についての自身の
直感を信じるべきであるというものだ。

「親として私たちがやるべきと感じたなら、それは私たちがやるべきことな
のです。私たちは直感に従うべきです」とバーバラは言う。

直感は、30年にわたる家族の歩みを助けてきた。その歩みには、それなり
の困難、悲劇、そして驚きがあった。

歩みはドミング家の三人の子どものうち、次男であるニックがまだ2歳にもならない頃に始まった。ニックは聞こえの問題があるように見えた。自分の名前だけでなく、手を叩く音、鍋やフライパンのガチャンという音など、突然の騒音にさえ、反応しなかった。しかし母親が「ポプシクルよ！〈棒つきアイスキャンディの名前〉」とキッチンから呼ぶと、いつも走ってきた。

また、おもちゃを並べる習慣もあり、腕や手をひらひらさせていた。興奮しやすく、明白な理由なしに叫び声を上げ、姉のベサニーの肩を血が出るほどの強さで噛んだことも一度あった。

心理士が自閉症と診断したとき、ニックは2歳半だった。夫婦は自閉についてほとんど知らなかったが、おそらくはバーバラが全盲の兄弟と育ち、ボブの姉妹の一人も発達の遅れがあったためか、深く悲しむことにはあまり時間を費やさなかった。バーバラはすぐに動き始め、自閉について見つけられるあらゆる本を読み、著者や専門家に電話でしつこく助言を求めることさえあった。支えてくれる専門家を見つけ、ロードアイランド州プロビデンスにある、私が運営にかかわるブラッドリー小児病院のプログラムを通して、他の自閉人である子どもの親ともつながりをもった。

それらのサポートに助けられたが、ニックにはまだ深刻な困難があった。確実に言葉を使ってコミュニケーションすることができず、時々とてもイライラしていた。日常的に両親を引っかき、一度は父親の右目の角膜を傷つけたこともあった。また、よく走り出す傾向もあった。あるとき、ニックがアニメを見ている部屋をバーバラが離れ、戻ってみるとニックがいないことに気づいた。家の中のどこを探してもニックはいなかった。ニックでも降りられる湖の近くに行ってしまっていたらと心配し、バーバラはパニックになって外に出た。幸運にも水の中に入る前に、通りすがりの人がニックを見つけ、何かおかしいと心配して、バーバラが姿を見せるまで一緒にそこにいてくれた。

ニックは、たいていエコラリアでコミュニケーションした。時々、思いがけない洗練された文を話しては両親を驚かせた。そして、姉のベサニーは、ニッ

クが繰り返しているテレビの中の会話を特定して、要点を文脈の中で捉えていた。

　ユーモアのセンスをもち続けることと物事を楽しくすることがニックの発達の鍵になると、ボブには早くから分かっていた。身体的な活動はニックを穏やかにすると気づき、ボブはニックが「フリーズ」と言うまで子どもたちが部屋の中を自由に走り回るという、ストップ＆ゴーと呼ぶゲームを考案した。また、くすぐり遊びをしているときに、息子が社会的かかわりに参加しやすいことを発見し、つながりを築いたり、新しいスキルを教えたりするために、そうしたチャンスを利用した。

　就学の時期になって、家族はマサチューセッツ州のスウォンジーからフォールリバーに引っ越した。その町の校区が最もよいサービスを提供するだろうとバーバラが感じたことが、主な理由だった。バーバラもボブもカトリックの学校に通い、子どもたちもそうするものとずっと思っていた。両親はニックをカトリックの学校に行かせたが、そこではニックは障害のある少数の子どものうちの一人だった。ニックの困難を助けるため、先生は小さくカーテンで仕切られたエリアを教室内に作り、ニックが圧倒されたときには、そこに退避してヘッドホンで音楽を聴けるようにした。

　時々苦戦していたものの、ニックはいくつかの教科には秀でていた。算数はとてもよくできたので、クラスメイトが助けを求めてニックのところに来るくらいだった。中学校では、時にいじめの被害者になったり、一度トイレにいる他の生徒を「顔面一発殴ってやろうか」と言って脅したという理由で校長室に呼ばれたりしたこともあった。それは単にエコラリアのフレーズを繰り返していただけということが分かったが、ボブはニックのことを正さなければならなかった。「**私たちは**分かっているよ、ニック。でも誰かにそう言ったら、言われた人はきみが自分を殴るつもりだと思うよ」と伝えた。

　幼いときから、ニックはゲームに引き込まれていた。2年生のときには、「もしできるならゲームの中に入りたい。任天堂のゲームをプレイしているときが

一番幸せ」と自分自身について書いた。8歳頃に、ニックがよく目の真ん前で両手を握って×印ができるように腕をクロスさせていることにバーバラが気づいた。なぜそんなふうにするのか尋ねると、ニックは、それをすると迷路がデザインできて、心の中で「刺激生物」と呼ぶ想像上のキャラクターを迷路の中で走らせるのだと答えた。

「もしそれをやめさせていたら、創造的なプロセスを止めることになったでしょう。その行動は奇妙に見えるかもしれませんが、私たちはなぜそうするのか理由を尋ねますし、ニックはそれを伝えることができます」とバーバラは言う。

ニックが8年生になってすぐ、ドミング家の運命は不幸な展開を迎えた。ニックの弟ネイサンの誕生日の夕食会から車で家に戻っていたとき、トラックが赤信号を突っ切って家族が乗る白いカローラに衝突し、ベサニーが外傷性脳損傷を負ったのだ。ベサニーは、2週間前に16歳の誕生日を迎えたばかりだった。1年近くの入院とリハビリで一命をとりとめたものの、ベサニーには麻痺と深刻な障害が残り、コミュニケーションをとることはほとんどできなくなった。

ニックとネイサンは無傷だったが、ボブとバーバラがベサニーの回復に集中している間にニックは退行した。姉の運命と向き合うことに苦しみながら、ニックは神に手紙を書いた。

「私が何よりも感謝したいことは姉のことです。姉はいつも私を理解し、親切にしてくれました。もし世界で誰か一人だけと一緒にいられるなら、姉のベサニーを選びます」

その後、ニックは事故のつらい記憶を振り払うことが難しいことを知った。事故の前、ボブは息子がいつか運転免許をとることができるかもしれないと期待していた。しかし運転を始めたとき、ニックは家族が考えないようにしていた事故の記憶によって引き起こされた深刻なパニック発作に襲われたのである。

ニックは、コンピューターゲームのプログラミングとデザインについて学ぶため、三つの異なる大学のプログラムに取り組みながら、まだゲームを創ると

いう自分の夢を追っていた。移動のために、スケジュールと地図を記憶してバスの運行体系を習得した。初めて出かけるときには、ニックが正しく移動するのを間近で確認するために、ボブは自家用車をバスのすぐ後ろにつけた。

　ベッドルームで息子の様子を見たとき、時々、ボブとバーバラは、入念に物をきっちりと並べたり、同じところをぐるぐる一定の速度で歩いたりしているのを見つけた。両親が宿題をするように言うと、ニックはちょうどやっているところだと主張した。

　「ニックは取り組んでいたのです。ぐるぐる歩いたり、並べたりといった行動は、やめさせなければならないものではありませんでした。それはニックが考えるのを助けるために用いている手段でした」とボブは説明する。

　大学での研究を終える頃、ゲームの技術はとても大きく変化しており、ニックが学んだことのほとんどが時代遅れになっているほどだった。また、最新の3D ゲームが好きでなかったこともあり、ニックは興味を失った。

　ニックは現在も家で暮らしており、穏やかに話し、情に厚く、控えめである。活動的で注意散漫だった幼い頃とは対照的に、大人になって、周囲の人々がどう感じているか注意深く意識している。数年間、映画館でパートタイムでチケットや割引券を売る仕事をしていたが、そこではニックの堅い考え方と規則を遵守することが役に立った。一度、ニックはR指定の映画に入ろうとしている顧客を止めて、頑なに生年月日が分かる身分証明書の提示を要求したことがある。後になって、それは客を装って現場の視察に来たトップマネージャーだと分かった。彼はニックの仕事を絶賛した。

　また、ニックは、母親が設立し管理運営する非営利組織であり、ニューイングランド南部の何千もの家族にプログラムを提供し、援助を行っているCommunity Autism Resources（CAR）で簿記の仕事をパートタイムでしていた。ニックがとても几帳面で規則を遵守することが、ここでは有益になる。また、ニックも簿記担当として勘定することに興味を示している。ニックはまた、かつて自分の面倒を見てくれた姉のために、個人的な介護アシスタントとしても

手伝っている。そのすべてを両立させるのは難しいことで、ニックは決まったことを忘れないようにするのは難しいが、視覚的な補助が助けになると認めている。

ニックは、稼いだお金である程度の経済的安定を得たいと言い、両親を失うことへのおそれを表明している。バーバラとボブは、子どもたちが年をとったときのことを考えると苦しい気持ちになる。ニックは成人しているが、いまだに誰かの「残酷な言葉」に傷つけられるのではないかと心配している。

バーバラは、自閉人である子どもを育てる他の親に助言を求めて初めて連絡をとったときのことを覚えている。誰かが自閉の権利擁護団体の電話番号を教えてくれて、バーバラは電話口に出た女性に3歳になる息子が最近自閉症と診断されたことを伝えた。

「私の息子は8歳です。きっと大丈夫ですよ」と、その女性は言った。

CARにおいて、近頃、バーバラや親の専門スタッフは同様の助言をしている。

「一日一日、一歩一歩です。未来を心に留めておくこと、しかし、計画に執着しないように」

そのことを知っているのは、他ならぬドミング一家である。

❖カナ家の人々「実現させるために前面に立たなければならないのです」

マリア・テレサは、息子のジャスティンが2歳のときに家族が集まっているビデオを今でも時々見る。ジャスティンは、棒を持ちながら目的もない様子でふらふら歩きまわり、見たところ、いとこやその他の人には無頓着な様子である。マリア・テレサと夫のブライアンが名前を呼んでも、ジャスティンは顔を上げない。

このよそよそしくて静かなよちよち歩きの子どもが、社交的で活気にあふれ、ユーモアのある今日のジャスティンに成長し、子どもたちに絵を描いたり、色

を塗ったりするのを教えることを楽しむアーティストになるとは信じがたい。

　この変容は、両親によるところが大きい。両親はジャスティンの予測できない風変わりな人柄を快く受け入れ、励まし、そして必要なときにはジャスティンが生活を充実させられるように周囲の人々を後押しした。

　ジャスティンは、二人の息子の幼い方であり、2歳になるまでは典型的な発達をしていた。そして2歳頃に、それまでに獲得してきた言葉のほとんどを失い、世界から引きこもったようだった。マリア・テレサは思い出す。

　「突然でした。私たちはゼロに戻ったのです」

　医師はカナ家に息子さんは自閉症ではなく、広汎性発達障害だと伝えた。振り返って、マリア・テレサは、その診断はひどい仕打ちだったと思っている。

　「それが同じものだと分かるのに1年もかかったのです」

　その後すぐに、両親とジャスティンは当時ボストンのエマーソン大学にあった私の研究室を訪ねてきた。私は、ジャスティンが人にはほとんど応じないが、好奇心旺盛で注意深く、自分の関心には集中していることに気づいた。私は、ジャスティンが自閉スペクトラムにいると確認したうえで、あなた方が適切な支援を与え、高い期待をもち続ければ、ジャスティンの可能性は限りないものだと両親に伝えた。現在ブライアンは、このアプローチのことを「高い支援、高い要求」と要約する。

　しかし、ブライアンの仕事の都合で家族で引っ越したベルギーでは、ほとんど援助を見つけられなかった。ジャスティンの通っていたインターナショナル・スクールでもあまり支援を受けられず、マリア・テレサはますます孤独と落胆を感じ、息子がもう話さないのではないかと不安になった。

　ジャスティンのためのよい方法を探し求める中で、ブライアンは自分の美術の才能を使い、トイレや危険回避のような基本的スキルを教えるために絵コンテを作ったり、それらを撮ったビデオテープを作ったりした。ジャスティンはすぐに想像もしないような反応を示した。

　「それで、ジャスティンは賢いと気づきました。情報に形を与え、ジャス

ティンの頭に入りやすくする方法を考えることができれば、すぐに飲み込んだのです」と、ブライアンは思い出す。

　カナ家の人々は、ジャスティンがなるべく有意義に過ごせるようになるためには、まだ相当の援助が必要であることを知っていた。ヨーロッパではそれを見つけられなかったので、アメリカに戻り、ロードアイランド州に落ち着いた。そこで、公立学校のインクルーシブプログラムにジャスティンを通わせたが、数年後には、それも期待はずれであったと分かった。両親の見解によれば、先生はジャスティンを本当のクラスの一員とするのではなく、むしろ分離して教えた。ジャスティンには支援員がつけられ、仕事上の資格は優れたものだったが、ジャスティンの個人的な強い興味は引かなかった。

　その失望は、最も効果のある専門家はジャスティンに選ばれた人だという教訓をもたらした。

　「専門家がどのような教育を受けたのか、どんな背景があるのかは気にしません。ジャスティンの興味に沿って教え、信頼し、ジャスティンと働くことに熱中してくれれば、それは伝わるのです」とマリア・テレサは言う。

　プロビデンスの公立学校でそうした人々を見つけようとする試みに挫折し、家族は再び、今度は、ニュージャージー州のモントクレアに引っ越した。そこに、障害のある子どもを包括し、適切な水準の支援を提供することを強く表明している学校を見つけたのだ。そして、その恵まれた環境の中で、チャーミングなユーモアのセンス、動物への愛情と献身、高い勤勉意欲、両親や先生を喜ばせようとする欲求、家族への愛情といったジャスティンの人柄が花開いた。幼いときからジャスティンは、ハグしたりされたりすることが好きだった。

　話せるようになる前にすでに、ジャスティンは絵を描いていたが、徐々に、ジャスティンの特筆すべき美術の才能を育むことができれば大きな可能性を秘めていることが両親には明白となった。ジャスティンは何時間もアニメのキャラクターを描いて過ごしていた。お気に入りはセサミストリート、ディズニー、ルーニー・テューンズのキャラクターであり、ジャスティンの初期の言葉はそ

れらについて話すことに集中していた。芽吹いた力も、マリア・テレサがいなければ、趣味の域をほとんど越えなかったかもしれない。マリア・テレサはあらゆる手を尽くして、息子の利益になりそうなものなら何でも探し求める、粘り強く創造的な支援者だった。

その結果、美術の家庭教師であるデニス・メルッチが見つかった。デニスは、当時10歳のジャスティンの背中を押す方法を見つけ、心地よく感じていたアニメキャラクターの模写を、人物画や風景画などのより大望のある領域へと広げていくのをうまく促した（第7章参照）。また、マリア・テレサは、息子の可能性を最大限にするために、熱心で精力的なソーシャルスキルの家庭教師、作業療法士、他の専門家を追い求めた。

「親は子どもたちを学校に送り、そして先生たちが世話してくれると思うでしょう。でもそういうふうには進みません。あなたは心の中に目標をもたなければなりません。そしてそれを実現させるために前面に立たなければならないのです」とマリア・テレサは言う。

中学高校を通して、ジャスティンは公立学校のインクルーシブプログラムにおける支援員の支援から恩恵を得ていた。モントクレア高校で行われていた先進的な、卒業後の成人への移行プログラムにも参加した。そこでは特別教育を受けていた生徒たちが、食品の買い物、公共の交通機関の利用について学び、インターンシップを通した職場体験の機会を得ていた。ソーシャルスキルのワークショップでは、生徒は就職面接での作法や、後には同僚の中での振る舞い方について学習した[*1]。

その過程を通してジャスティンは、作品を売ったり美術を教えたりすることで自立するという長期的な目標に集中し始めた。20代の初めには、ジャスティンは軌道に乗り、ニューヨーク市のリコ・マレスカ・ギャラリーに評価され取

[*1] ジャスティンとそのプログラムについては、2011年9月17日のニューヨークタイムズ紙に「Autistic and Seeking a Place in an Adult World〈自閉人であることと大人の世界で居場所を探すこと〉」という記事で掲載された。

り上げられた。そこで絵画や木炭画を売り、自分の作品の展覧会も主催してもらった。また、ジャスティンは、典型の子どもや自閉人の子どものいる様々な教室で、美術の先生としてボランティアを始めた。しかし、美術の市場は不安定なことで知られているとおり、21歳のとき、移行プログラムからはずれたジャスティンは、安定した雇用を保証されなくなった。

しかし、そのことでジャスティンの決意は弱まることはなかった。20代前半は、ジャスティンは家で生活し続けていたが、しばしば送迎の申し出を断り、公共交通機関でニューヨーク市の周辺のエリアに行った。なぜなら、ジャスティンは自活を目指していたからである。

最初、両親は社会的かかわりがほとんど必要とされない仕事を探すことに専念した。それはジャスティンが困難を抱えていると知っていたからである。しかしパン屋で働いたとき、ジャスティンはお客さんとかかわり合う機会を求めているようだった。そして、ジャスティンはモントクレアの小学校や自閉人である子どもの通うニューヨーク市の学校で、美術を教えるスキルを高めており、教室の中で本当に輝いていた。また誕生日ケーキのデザインやデコレーションをしたり、誕生日パーティでゲストの求めに応じて絵を描いたりして、収入を得始めた。大きな会議で聴衆の前で話すことを始め、出席者を喜ばせていた。もし、聴衆がジャスティンの好きでない質問をしたら、決まって、はっきりと率直に「次の質問！」と口走った。

両親が言うには、多くの人々は、そのような場面でジャスティンに会うとき、その愉快な人柄に引きつけられる。活気にあふれて、愛嬌があり、自分のためにディズニーの歌を歌うのが好きで、独創的で文語的な言葉を使う癖がある。迷惑な人を見つけると、「減点されるに違いない」と言う。将来の人間関係について母が尋ねたときには、ジャスティンは結婚の予定はないと伝えた。

「なぜなら、結婚は複雑すぎるから」

父はジャスティンの魅力的な物腰の中に皮肉を見つける。

「私たちはジャスティンの真の強みが他の人とコミュニケーションするスキ

ルだと実感するようになりました。私はいまだにそれを飲み込もうとしているところです」

　20代後半にさしかかり、自立を切望していたジャスティンは、兄とアパートに引っ越すという大きな一歩を踏み出し、その後、高齢者と障害者の両方が入居する政府補助の建物に自分の部屋をもち、定期的なサポートを受けながら生活している。幼い頃から動物好きだったジャスティンは、飼い猫のトミーと楽しく過ごしている。

　運転はしないが、公共交通機関やライドシェアサービスを自力で利用している。ベーカリーの仕事に加え、ニュージャージー州の野生動物保護施設でボランティアとして、保護された動物たちの食事を作っている。また、そこで聞いた人の心を動かすような動物たちへの情熱を伝えるツアーも行っている。

　ジャスティンは世界とかかわりをもつ一方で、一人でリラックスすること、コンピューターで遊ぶこと、音楽を聴くこと、「自己対話」にふけること、映画のシーンや頭に浮かんだ会話の断片を際限なく繰り返すことも楽しんでいる。マリア・テレサにとって、台所にいて、突然2階からうるさくて甲高い歌声が聞こえてくるということは、よくあることである。それはジャスティンが、頭の中で別の場面を展開しているところである。

　両親は、それが自閉スペクトラムにいるということの一部なのだと理解している。ブライアンは、以前は人の行動をモデルにして学習することができるように、より定型発達の仲間に囲まれた環境を選り好み、そうした社会的状況にジャスティンがうまく馴染めるよう促す努力に多くを費やしていたと認める。時が経って振り返ると、それは達成の可能性も低く、あまり重要でもなかったようにみえる。

　とりわけ、何年か前、両親とジャスティンとでロサンゼルスを旅した際に、ブライアンはそのことに気づかされた。そこにはジャスティンが協力してともに働いたダニ・ボウマン（Dani Bowman）がいた。ダニは自閉人の女性で、独立した小さな自分のアニメーション会社を運営しており、最終的には絵コンテ

を作ることでジャスティンと契約した。最初カナ家の人々は、ジャスティンと
ダニがコミュニケーションをとり関係性を築くうえで手助けする重要な役割を
担うことになるだろうと見ていた。しかし、二人の自閉人のアーティストが自
身の言葉をもち、自分たちのやり方で協同するのを目の当たりにし、援助する
必要がないことがすぐに分かった。

　それは両親にとって、プライドを傷つけられると同時に注目に値する見事な
出来事でもあった。かつて、いとこたちの真ん中でふらふらと歩きまわり、世
界に打ち解けない様子だった息子が、今や十分に世界と結びつきながら完全に
自分らしくある様子を見たのだ。

　「ジャスティンに会ったら、すぐに彼は何か違うと分かりますよ」ブライア
ンは言う。

　「そして、ジャスティンはその違いにもかかわらずというより、違いのおか
げでうまくいっているのです」

◈訳者解説

● Community Autism Resources のウェブサイト：http://www.community-autism-
　resources.com/

● ジャスティン・カナのウェブサイト：http://justincanha.com/

● **行動療法**（behavior therapy）：本書では批判的な記述が多いが、著者の立場は、
　当事者の行動の機能や発達段階に注意を向けずに、周りの都合だけで目標行動
　を決めて身につけさせようとしたり、一方的に問題行動と決めつけて消去したり
　するだけのアプローチに批判的なのであって、すべての行動論的アプローチに
　反対するものではない。例えば、著者が開発したSCERTSモデルは積極的行動支
　援（Positive Behavioral Support）を支持している。

第 **III** 部

自閉の未来

第**11**章

自閉とアイデンティティ

　私は自分の正体を隠そうとしていたが、マイキーはそれを見破り暴いた。

　公立学校の先生や職員がスペクトラムにいる子どもたちを支援するのを助けるコンサルタントとしてマイキーの様子を見に4年生の教室を訪れたときまで私は彼に会ったことはなかった。私はこのような訪問で場に溶け込むことに慣れていて、子ども用の椅子に座り、朝の集まりをしている端っこにいた。子どもたちは見知らぬ人に気づくだろうから、先生は微笑んで私の方にうなずき、子どもたちにみんながどれだけ素晴らしいことを勉強しているのか見に来ているのだと簡単に説明した。

　マイキーは明らかに興味深々で、壁に止まっているハエのようになろうとしている私の方をずっと見ていた。そしてクラスメイトが自分の席に向かうと、ついにマイキーは私のところに駆け寄ってきた。

　「こんにちは、バリー先生。あなたは自閉のすごい人ですか？」と目を見開いて聞いてきた。不意を突かれた私は、みんなに会いに来ていて、その中に自閉人の子どももいると答えた。すると、マイキーは両腕をバタバタさせ、つま先立ちになり、興奮した声で言った。

　「じゃぁ、**私に**会いに来たんだね！　**私は**自閉人だよ！」

　マイキーは母親から私が自閉人である子たちを見に学校を訪れると聞いてい

たことを説明してくれた。マイキーは、自分は自閉人だから記憶力はいいのだけど、興奮しやすくてメルトダウンしてしまうことがあるのだと話してくれた。そして続けざまに、自分の好きなフットボールチームのニューイングランド・ペイトリオッツとそのクォーターバックのスター選手についてとても詳細に教えてくれた。

担任の先生が間に入りマイキーに席に戻るよう指示を出したとき、私は思わず笑ってしまった。私はこのような状況では慎重でいることが当たり前になっていたが、ここにいた楽しく愉快な9歳の子どもは、自分が自閉スペクトラムにいることをはっきりと包容していた。マイキーは何も隠すことなくすべてを共有していた。

マイキーはその朝フットボール選手のことよりも多くのことを私に教えてくれた。マイキーの自由奔放なあいさつにより、自閉人の方々が自分自身をどのように捉え、自分の人生で自閉がどのような役割を果たしているのか、その驚くべき変化について新たな洞察を得ることができた。だんだんと、自閉は隠すべきものでも、ささやくべきものでもなく、むしろ、自分という人間の重要な一部であると見なされるようになってきている。このような見方の変革は、スペクトラムにいる人たちが声を上げ、長年の思い込みに挑戦し、自閉人の方々が自分たち自身に対する見方を変えてきたことが大きな要因となっている。

この章では、スペクトラムにいる人たちが率いるこの変革が、下に挙げるようないくつかの重要な中心的な問題にどのように取り組み、影響を及ぼしているか確かめていきたい。自閉人の方はいつ、どのように自分の診断について知るべきなのか？　他者に自分の診断を開示するという問題に対処する最善の方法は何か？　自閉をひとつのアイデンティティとして包容するとはどういうことか？　自閉人であることは、その人のアイデンティティの他の側面とどのように重なるのか？　AACを使ってコミュニケーションをとっている無発話の人で、今や自分のために「声を上げている」自閉人の自己権利擁護者からなるユニークなグループから、これらすべてについて何を学ぶことができるのだろうか？

❖ 開示の二つの側面

　親からよく受ける質問の一つが、「わが子が自閉スペクトラムにいることを本人に伝える適切なタイミングはいつなのか？」や「家族の前で自閉という言葉を使ってもよいか？」である。この問題は成人の場合でも起こる。スペクトラムにいる可能性がある場合、あるいは診断はされているがまだ自覚がない場合、どうすればよいか、どう言えばよいか、意見が分かれることがある。いつ話題にするのか？　どのように？　自閉であることを自覚していない人に自閉について話すこと、これが開示の一つ目の側面である。二つ目の側面は、自覚している自閉人の方が自分の診断を、それを意識していない周りの人たちにいつ開示すべきか？　である〈一つ目の側面は「告知」、二つ目の側面は「障害表明」などと呼ばれることも多いが、本書ではどちらも「開示」と訳している〉。

　このような疑問に対する考え方は、自閉に対する知識と理解とともに変革を遂げてきた。数十年前、心理学者のイヴァ・ロヴァスは、子どもを「ひどい」状態から「回復」させることを目的とした行動的アプローチを開発し、親や専門家は、自分の子どもや生徒と自閉について決して話し合わないよう助言した。彼は、子どもが自分の診断について知ることは有害だろうと感じていた。今日に至るまで、多くの親が自分の子どもに診断について伝えるのをためらい、あるいは強く反対しさえしている。子どもにラベルを貼ることはどこかその範囲内に収めることになるのではとおそれたり、子どもは一つの言葉で捉えられ得るよりもとても複雑であると（正しく）感じたりしている。

　私は友人のスティーブン・ショア（第9章参照）が最もよく説明しているアプローチを推奨している。彼は、スペクトラムの当事者であり、このトピックについて広く教えている。自閉に**対する**のではなく、自閉と**ともに**あるべきだ、とスティーブンは言う。つまり、自閉につきものの課題に主眼を置くのではな

く、自閉を特徴づけ得る長所を強調すべきであり、その人ができないことではなく、**できる**ことを問うべきであるということである。同じく自閉人の自己権利擁護者であるアニタ・レスコ（第12章参照）は、私が進行を務めたパネルディスカッションで次のように述べていた。

「『あなたのお子さんは、これこれができないでしょう』と言う専門家のようなことはせず、もし自閉であることをお子さんに伝えるのであれば、ポジティブな方法で伝えてください。ポジティブな面を提示することで子どもは『私はこんな素晴らしいものがあるんだ！』と言えるようになります」

たとえ、その人が大きな課題を抱えていたとしても、相対的な長所やポジティブな資質を捉えることは常に可能である。

このアプローチは、開示の一つ目の側面、つまり自閉人の方と診断を共有するプロセスに関して周りの人が決断していく際に有用なものとなり得る。いつ開示するのかを問う前に、なぜ開示するのかを問うことは価値がある。最もよい理由は、自分の診断を知ることで、自己理解を深め、自分の困難を客観視することで自尊心を高めることができるからである。しばしば、自閉人である子どもは社会的意識を獲得していくにつれ、同年代の子どもとの違いを感じ始め、なぜ自分がある状況や出会いを困難と感じるのか理解するのに苦戦する。また、自分の知性や力に疑問をもち、自分には何か問題があるのではと考えるようになる人もいる。「僕はおかしいの？」と何度も母親に問いかけた少年もいた。また、このような違いに気づいたり、意識したりすることさえできないケースもある。

診断を受け、それを自覚することで、このような多くの困難を理解する方法が得られ、自分には何かだめなところがある、自分の困難に責任があると感じることから解放される。また、本人や家族が、同じような困難を共有している可能性がある同じ診断を受けている人たちとつながることができる。

はっきりと話しておきたい。診断について伝えられたこと、あるいは自己診断であるにしても診断について時間とともに気づいていったことをネガティブ

な体験や傷ついた体験と感じた自閉人の方に私はこれまで会ったことがない。確かに、その反応は連続体を成す。ある人は、その瞬間を、自分の難しさを突然理解し、苦悩は自身が招いたわけではなく、むしろ内部配線の結果であると救われたような気持ちになったことを思い出す。他の人は、開示によっていかに自分の生活がすぐに好転したかを説明し、「やっと自分のことが分かった。そして自分を責めないようになった」と新しい始まりを強調する。スペクトラムにいる成人は、診断されること、あるいは自己診断すること、すなわち診断名が明らかになることで、安心感が得られ、自分に対する否定的な感情を消し去るプロセスが始まったということを、圧倒的に多く共有している。また、前述したように、自分の長所やポジティブな資質を理解する助けにもなる。

この問題を取り上げる一番よい時はいつか？　親自身がおそれていたり、自閉という用語を理解していなかったりするために、親はしばしば子どもに診断を開示することを避ける。確かに、子どもが同年代の子どもとの違いを感じていることを表し始めているとき、あるいは他者には容易いように思われることがなぜ自分には難しいか疑問に思っているとき、そのことについて話す必要がある。子どもあるいは10代の子が自己を卑下するような発言をしたり、自尊心が脅かされているとき、診断について話し合うことは重要である。もし子どもがからかいや、いじめの被害者になったら、開示は自分の行動や様子がなぜ変わっていると見なされるのかを理解するのに役立つ。子どもあるいは成人が同じく自閉人の方に会えば、お互いに困難や差異について説明し、共有する機会にもなる。

宣告や最終的なゴールとしてではなく、プロセスとして開示について考えることが有用である。そのプロセスは、それぞれの家族、個人で異なる。それは、一瞬でなされる啓示ではなく話し合いであり、数週間、数か月、あるいは数年かけて知っていくものである。「話し合い」は話し言葉による会話だけで、あるいはそれを主とすることで行われる必要はない。文字、写真やアイコン、話し合いの中で自然に描かれた絵、自閉に関する年齢相応の本など、視覚支援も

有用となり得る。

　スティーブン・ショアは、自閉に伴う可能性がある課題を認めつつ、個人の長所を強調し、時間をかけて次の四つのステップを展開していくことを推奨している（成人やより自覚のある子どもであれば、本人がステップ 1 〜 3 に貢献することができる）。

ステップ1：自分個人の特徴的な長所やポジティブな資質について子どもに気づかせていく。

ステップ2：子どもの長所と課題をリストアップしていく。

ステップ3：一方的な評価や判断をせずに、子どもの長所と、ロールモデルとなりそうな人物、友人、好きな人たちの長所とを対照していく。

ステップ4：子どもが体験していることやできないことについて要約するために、自閉というラベルを紹介する。

　スティーブン自身も長年音楽を教えていた 10 代の少年に診断を開示するために、このプロセスをとった。両親は、自分たちが目にしてきた課題から息子が成長することを望んでいたため、自閉の話題を持ち出していなかった。しかし、わが子が思春期を迎え、他者との違いがさらにはっきりしてきたとき、両親はスティーブンにガイダンスと直接的な援助を求めた。そのすぐ後のレッスンで、スティーブンはまずその青年の長所として音楽、グラフィックデザイン、コンピューターを挙げた。それから、課題（「弱点」という言葉を慎重に避けて）である友人を作ること、書字、スポーツについて話し合った。「弱点」ではなく「課題」と言うのは、自閉を甘く見るためではなく、より客観的で否定的でない方法で自閉について伝えるためである。また、課題は克服し得るものであり、この言葉を使うことは、診断の知らせとともに、その子が成し遂げられないであろうことを列挙する多くの専門家によって長年にわたって培われてきた

悪影響に打ち勝つのに役立つ。

　次に、スティーブンは2番目のステップに移った。課題と長所を並べ、それぞれの課題に対応する長所を一つか二つ指摘した。そして、スティーブンが言うところの「一方的な評価や判断なしの比較」をし、人は誰でも得意なこともあれば不得意なこともあることを強調しながら、その子の生活の中の他の人たちと、その人たちの長所と課題について触れた。おそらく、その青年の妹の方が得意なこともあれば、青年の方が得意なこともあっただろう。なぜなら、人によって脳が違うからだ、とスティーブンは説明した。スティーブンは、有名人や歴史上の人物でスペクトラムの可能性がある人物を挙げた。

　最後にスティーブンは、この青年に特有の一連の特徴が自閉スペクトラムと呼ばれるものに当てはまることを指摘した。この青年の場合、最初の開示のプロセスにかかった時間は20分ほどだった。他の人の場合は、そのプロセスは数日、数週間、数か月に及ぶこともある。

　自閉という言葉を意図的に避けたり、タブー視したりするのではなく、開示がされるずっと前から、会話の中で「自閉」という言葉を自由に使うことは、すべての人にとってそのプロセスを容易にする一つの要因である。親や他の愛する人が診断を開示することを選択するずっと前であっても、人の自閉に関連がある長所や課題を指摘する際に、時折自閉について言及することで、よりバランスのとれた視点を提示することができる。そうすることで、感じる可能性のあるスティグマを減じたり取り去ったりすることができる。

　自分の診断を理解することは、年齢を問わず、その人がよい人生を送るために何が必要か、どんなサポートが必要か意思決定するために、本人や家族が正確な情報を探すのに役立つ。

　同じように重要なもう一つの開示は、自閉人の方がいつ、誰に自分の診断を表明するべきか、ということである。あるいは、他のケースでは、スペクトラムにいる人を愛する親などが、いつ診断を開示すべきかということである。

　スティーブン・ショアがこの問題に取り組んでいるように、自閉人であるこ

とが状況や人間関係に大きな影響を与えていて、よりよい理解と、必要であれば特別な便宜やより多くのサポートの必要性が明らかな場合はいつでもこのことを考慮することが重要である。だからといって、必ずしもあなた（あるいはあなたの子ども）の実際の診断名を開示する必要はない。診断名を共有することは情報が過多となる可能性がある。特に職場環境においては、健康上の問題や仕事に関係のないプライベートな事柄を明かさないのと同じように、不適切かもしれない。しかし、スペクトラムにいることの側面が、仕事をする力や、教室で課題に取り組んだり活動に参加したりする力に影響している場合、あるいは課外活動への参加に影響している場合は、少なくとも限定的にでも、開示する価値があることが多い。

　この問題は、ある便宜を図ることで、自閉人の方が仕事をする力が向上する場合によく出てくる。カーリー・オット（第12章参照）は、自分がニューロダイバージェントであることに由来する多くの強みが、勤務先の銀行でより有能な従業員になるのに役立っていることに気づいた。しかし、入社早々、職場が自分にとって困難なものとなる感覚の問題にも遭遇した。彼女が働いていた開放感のある間取りのオフィスはバックグラウンドノイズが多く、集中することがほとんど不可能だった。そのため、彼女は毎晩遅くまで残業し、就業時間後に仕事を終えていた。しばらくして彼女は、便宜を要求した。自分が特に音に敏感であることを上司に説明し、集中力を維持しやすい自宅で仕事ができないかと要望した（これは新型コロナウイルスの大流行により、そのような対応が一般的になる前の話である）。このような要求をするときは、個人的な必要性ではなく、よりよい従業員やチームメンバーになる契機となることを強調するのが賢明である。

　このような状況では、自閉という言葉を使ったり、実際の診断を開示したりする必要は通常ないが、自閉であることを隠し続けたり、「マスク」をかぶり続けたりすることは、非常にストレスがかかり、消耗が激しいと多くの人が感じている。多くの人が「自閉的燃え尽き症候群」について語るが、これは本質

的に、本当の自分を隠すことに常にエネルギーを注ぐことによって引き起こされる疲労、極度の調整不全、シャットダウンのことである。LGBTQの人たちが「カミングアウト」について語るのと同じように、自閉人の方々も自分の診断を開示することの相対的なメリットを吟味している。もちろん、プライバシーに対する独自のニーズ、注目を浴びることに対する独自の許容レベル、何を共有し何を隠すかについての独自の感情など、人それぞれである。自分の自閉症の診断を開示することで、自分の状況はよくなるのか、それとも悪くなるのか、しばしばその決断はリスクの評価に帰結する。自分の診断を完全に開示するか部分的に開示するかは、その目的にもよる。カーリーの場合は、仕事の便宜を図る必要があった。別の自閉人の方は、自閉について他の人を教育するために、特に何が自閉で何が自閉ではないかについて不正確で欠陥だらけの認識をもっている場合には、開示することを選ぶかもしれない。

　診断を同僚と共有するタイミングが来たら、淡々とした感じで、ポジティブなことを強調するようにすることをカーリーは勧めている。同僚や上司が、あなたが比較的得意なことでできたことを褒めてくれたら、それをスペクトラムであることと結びつけることができる。「ああ、難しくはなかったです。私が自閉人なのは本当に助かりました。私には自然にできるのです」というように。そうすることで、それを聞いた人は、肯定的な関連づけをすることができ、また、将来、便宜を図る必要が出てきたときに、便宜を図ることに前向きになってくれる。二次的な利点として、このように開示することは、自閉やニューロダイバーシティについて同僚や他の人を教育する自然な方法となる。人は皆、他の人々や集団に対する固定観念を抱えており、それを克服し、理解を深める最善の方法は、人々が相互的な人間関係の中で互いに出会うことである。

　モレニケ・ギーワ・オナイウ（Morénike Giwa Onaiwu）は、自閉人の大学教授であり、作家であり、自己権利擁護者である。新学期の初日、彼女はいつもADA〈障害をもつアメリカ人法〉の便宜の話題を取り上げ、それをよい機会と捉えて自分自身が自閉スペクトラムであることを話す。ほぼ毎回、学生たち

は驚きの表情を浮かべ、中には自閉人の先生に出会ったことがない者や、会ったことがあるのは子どもか10代の若者だけだと言う者もいる。学生たちはその後に続き、自分自身の診断や、自分が自閉スペクトラムかもしれないという疑いを開示することもしばしばある。

「"自閉症者"が大学教授になれるとは知りませんでした」と学生たちは言う。モレニケはこう返す。

「あなたたちはそれ以上の存在になれます！」

自閉であることを開示することは、しばしば自己権利擁護の形、つまり自分自身のための便宜や支援を求めることから始まる。そのプロセスは、より一般的な権利擁護につながることが多い。同じ組織や学校にいるスペクトラムにいる可能性のある人たちのために道を開いたり、将来的に、同僚がニューロダイバージェントの人たちに対してより開かれたり、より詳しくなったりする。

このような啓発は、自閉をめぐるアイデンティティのあり方の変化という、もうひとつの発展的な問題をも生み出している。

❖アイデンティティとしての自閉

少し前、ある大きな自閉に関するの学会に出席したとき、私はあるやりとりを目撃した。それは、社会が自閉をどのように見ているのか、そして自閉人の方々が自分自身をどのように見ているのかという、大きな文化的変化を感じさせるものだった。大きなコンベンション・センターのロビーの向かい側にベビーカーを手にした若い女性がいた。細いメタルフレームの眼鏡をかけた中年男性と会話をしていて、子どものことを褒められていた。

私はその方々に近づくと、その紳士が回想録『Look Me in the Eye』〈邦題：眼を見なさい！　アスペルガーとともに生きる〉の著者で、自閉コミュニティで最も率直で前向きな発言をする人物の一人である、ジョン・エルダー・ロビ

ソン（John Elder Robison）であることが分かった。私はジョンに近づき、女性との会話を邪魔しないように注意しながら自己紹介をした。その女性はスペクトラムの当事者で、娘さんはもうすぐ3か月になるとジョンに話していた。ジョンは微笑みながら、その乳児をうれしそうに見つめて言った。

「この子はきっと、立派な自閉人のちびっ子に育つだろう」

立派な自閉人のちびっ子。この言葉が私の心に響いた。数年前なら、誰かにその人の子どもが自閉に育つかもしれないと言うことは、侮辱か呪いとさえ考えられていたかもしれない。しかし、ここでは自閉コミュニティで最も著名な人物の一人が、ニューロダイバージェントの仲間に対して、その子どもが自分たちが共有する大きなコミュニティの一員に成長することを願っているのだ。

とうとうここまで来たのだと、そして自閉は、治癒させるもの、回復させるもの、取り除くものから、包容されるアイデンティティへと進化したのだと私は思った。明らかに、私たちはまだ長い道のりを歩んでおり、多くのスティグマや誤った情報が残っている。

アンドリュー・ソロモン（Andrew Solomon）は、様々な障害や違いのある子どもを育てる家族の物語を綴った名著『Far From the Tree』〈邦題：「ちがい」がある子とその親の物語〉で、ゲイとして育ち、慢性的なうつ病を患っていた彼が経験した困難と、最終的に自分のアイデンティティを包容することでいかに強さを見出したかを語っている。TED Talks〈TED は、「広める価値のあるアイディア」の精神のもとに活動する非営利団体。TED トークでは、様々な分野で活躍する人によるプレゼンテーションを公開し、聴衆とアイディアを共有している〉では次のように言っている。

「アイデンティティの強さとは、そのコミュニティから強さを引き出すために、そのコミュニティに入り込み、そこで強さを与えることでもある。それは、"but" を "and" に置き換えることである。『私はここにいるが、がんに罹（かか）っている』ではなく、『私はがんに罹っている、そしてここにいる』ということである」（もちろん、がんに罹患することは QOL に悪影響を及ぼし、生命を脅かすこ

とがほとんどであるのに対し、自閉人であることは、QOL を向上させる可能性を秘めた相対的な長所もあれば、困難もある）。

　より多くのスペクトラムの人々が、自閉を自分のアイデンティティとして包容するようになり、そのコミュニティから力を引き出し、同様に力を与えている。この現象は、自閉の歴史や、自閉や自閉人の方々について長年にわたって信じられてきた思い込み（そのほとんどが間違いだと証明されている）を考えれば、なおさら注目に値する。心因学派と呼ばれる初期の研究者たちは、自閉は感情的虐待の結果であるという誤った仮説を立てた。オーストリアの精神科医レオ・カナーは、「冷蔵庫マザー」という言葉を作り、冷淡で思いやりのない子育てをする親が、子どもを自閉に陥らせると主張した（彼は後にその主張を撤回した）。心理学者ブルーノ・ベッテルハイム（Bruno Bettelheim）の著書『Empty Fortress』〈邦題：うつろな砦〉は、自閉人である子どもは本質的に空っぽの人間の殻であると主張した。自閉治療の歴史の中で最も物議をかもした人物の一人であるイヴァ・ロヴァスは、自閉人の方々を風変わりな行動の集合体であると見なした。彼の行動分析学的アプローチは、「なぜ」と問うことなく、病理的と見なされる行動を「修正」することを目的としていた。そのゴールは、自閉人である子どもをある仮想的な定型発達の理想像に近づけることであり、それを彼とその同僚たちは同級生と「見分けがつかない」と言及した。

　診断を開示するプロセスでさえ、長い間、否定と悲観に満ちていた。多くの親は、医師や心理士が自閉症の診断を下してすぐに、その子ができそうもないこと、つまり友達を作ること、大学に通うこと、仕事に就くこと、それなりのQOL をもつこと、などを列挙して追い打ちをかけたという体験談をもっている。

　残念ながら、そのような誤った、人を傷つける、しかし長い間支配的であったアプローチや実践の影響は、いまだに社会に残っている。一部の専門家やアプローチは、自分たちが実践し利益を得ているタイプの療育方法を採用しないことで、親が甘くなりすぎたり、子どもの将来を破滅させたりしているとして、

暗にせよ明瞭にせよ、いまだに親を非難している。また、自閉を病理化することだけを続けている人もいる。情勢と見識を変えたのは、自己権利擁護運動である。それは、多くの場合、人を傷つけるこのようなアプローチに直接苦しめられてきた自閉人の方々が、自分自身と自閉コミュニティのために発言し、自閉を自分たちのアイデンティティに不可欠なものとして包容するための努力によってなされてきた。

数年前、テンプル・グランディンは私が企画を手伝った年次大会で講演した。ある人が彼女に、もし自分から自閉を取り除くことができたら、それに同意するだろうかと尋ねた。テンプルの回答はシンプルで率直なものだった。

「もし私の自閉を取り除いたら、私という人間の本質的な部分を取り除いてしまうことになります」

このような理解は、自閉に関する言葉の進化にも反映されている。1980年代後半までは、専門家は知能や発達に障害のある人々について言及するのに「retard」や「idiot」（「idiot savant」とも使われる）といった言葉を使うのが一般的だった〈日本では例えば、「精神薄弱」や「白痴」に当たる言葉である。ちなみに日本で法律用語としての精神薄弱が知的障害に改められたのは1999年である〉。スペクトラムにいる人たちは、否定的な意味合いだけで「自閉症者」と呼ばれていた。1980年代から90年代にかけて、「パーソン・ファーストの言葉」を使おうという運動が起こった。この言葉は、善意から提唱されたもので、障害によって個人を定義するのではなく、その人全体を認識することを目的としている。近年、多くの自閉人の方々がこのアプローチに異議を唱え、自閉が自分らしさやアイデンティティの感覚にとっていかに不可欠であるかを否定していると主張している。自己権利擁護者が自閉の経験について語れば語るほど、大多数は自閉人と呼ばれることを好むようになった。無発話の自閉人の青年、フアンはこう表現した。

「私の自閉は私そのものです。あなたは私のことをベトナムのある人と呼ばないでしょう。ベトナム人と呼ぶでしょう」

第Ⅲ部　自閉の未来

もちろん、自閉をアイデンティティとして包容するかどうかは人によって異なり、それは連続体を成す。第12章で取り上げている人たちのように、アイデンティティとして包容するだけでなく、自閉を中心に自分の人生を構成するようになり、自閉人の権利擁護者として充実したキャリアを築く人さえいる。例えば、ベッカ・ロリー・ヘクターは、自分自身を理解し、必要な支援を得ようとして学んだことが、他の人にも役立つことに気づき、キャリアの道を変え、権利擁護者となり、自閉人の方々のためにオンラインでウェビナーや情緒的サポートを行うサービスを提供している〈第12章も参照〉。対照的に、『ユニークリー・ヒューマン：ポッドキャスト』の共同司会者であるデイブ・フィンチは、自分のことを主に夫、父親だと、そして主たる仕事はエンジニアだと考えており、自閉はそのリストのさらに下の方にあるという。

　スウェーデンの環境活動家、グレタ・トゥーンベリは、スペクトラムにいる最も有名な人物の一人である。インタビューの中でトゥーンベリは、スペクトラムにいることが環境問題への関心を集中させ、国際的リーダーとして頭角を現すのに役立ったと語っている。しかし、彼女が気候変動問題について頻繁に発言する一方で、自閉であることに焦点を当てて公の場で話すことはほとんどない。彼女が公の場で表明するアイデンティティは、明らかに環境活動家であり、自閉人の自己権利擁護者ではない。

　人生の様々な場面で、自閉によって定義されたくないと表明している自閉スペクトラムにいる人たちもいる。特に自閉を否定的な経験と結びつけている場合にはそう考えている。私は講演活動をする際、HBO制作のドキュメンタリー番組『Autism: The Musical』をよく紹介する。自閉人の若者たちがミュージカル作品を創作・上演するミラクル・プロジェクト・ロサンゼルスのプログラムの初期に活躍した五人の若手パフォーマーの物語を取り上げたものだ。自閉スペクトラムにいる当時小学5年生だったワイアットが、特別教育のクラスのことで困惑していると母親に話しているシーンがある。

　「学校で何か問題あるの？」母親は尋ねた。

「みんな頭が悪いんだ」とワイアットは言う。

インクルーシブクラスに移りたいかと聞くと、彼はためらう。

「ママ、いじめっ子について聞いたことある？」しばらくいじめについて話し合った後、ワイアットはこう尋ねた。

「僕が特別教育のクラスにいるからだと思う？　だからいじめられると思う？」

その年頃のワイアットのように、自閉人の方々の中には、スペクトラムにいることを否定的な、外から押しつけられたアイデンティティと考えるようになる人もいる。自分に何ができないか、どこに馴染めないか、いじめっ子にどう扱われるか。それは、スティグマの結果であり、自己権利擁護者が変えようと必死になっていることなのである。

10代の子や成人でさえ、自閉につきまとうスティグマから逃れるのは難しい。それは、その人がレインマンのようなサヴァンか、責任能力のない人かのどちらかだという思い込みである。ある青年は私に言った。

「私はコンピューターの天才か、人生で本当に困ったことがない人間だと思われてしまいます。それは真実とはほど遠い。私はコンピューターが苦手だし、自閉を障害と分類するような困難もたくさん抱えています」

残念なことに、自閉にまつわる社会的スティグマは、内在化してしまうかもしれない。成人になってから自閉症と診断されて、現在は受賞歴のある映画やテレビ番組のエグゼクティブ・ディレクターとして成功を収めているスコット・シュタインドルフ（第12章参照）は、診断を受けたときに最初は羞恥心を感じたという。西洋文化が話し言葉の能力に過度の価値を置いているため、無発話の人や、発話や言語に明らかな困難がある人は、特に誤解され、スティグマの犠牲となる。

役に立つのは、そうした外的な思い込みを拒絶し、自分自身のアイデンティティを構築し、スティグマや誤解を打ち砕くことに尽力する人々と連携することだ。ジャスティン・カナは動物を愛するプロのアーティストであることを自

分自身のアイデンティティとしている。マイキーは、自閉人の小学4年生というだけでなく、スポーツに関する知識と情熱にあふれ、その専門知識を気軽に分かち合っている。ロン・サンディソン（第12章参照）は、医療の専門家であると同時に自閉人の牧師でもあり、教会、シナゴーグ、モスクで講演を行っている。本章の後半で紹介しているダニー・ウィッティ（Danny Whitty）は、才能あるシェフであり、無発話の人たちのためのオンライン上の権利擁護者である。これらの人々は、自閉にまつわるスティグマに焦点を当てるのではなく、スペクトラムにいることに伴う長所や興味を中心にアイデンティティを構築している。

　自閉人が二次的なメンタルヘルスの問題を経験するリスクが高いことを考えると、肯定的な自己感を築くことはより重要である。ジャスティンとライアン〈第3章参照〉は、自閉に関連した困難を抱えているが、自分たちが人間であることに誇りをもち、他の人たちからは興味深い、あるいは驚くべき存在として見られている。

　多くの自閉人の方は、自閉をアイデンティティとして包容したとき、コミュニティを発見することを実感する。共通の経験や困難を共有することで、自閉人の方々が他の自閉人の成人とつながりをもつことはよくあることである。ベッカ・ロリー・ヘクター（第12章参照）は36歳で自閉症と診断された。『Spectrum Women』というアンソロジーに一つの文章を寄稿した後、彼女は、年齢も国もバックグラウンドも様々であるが、同じ困難や経験、展望を共有する女性たちの新しいコミュニティとつながり、絆を深めていることに気づいた。ベッカは私に言った。

　「まるでふるさとのように感じました。また親友をもつことができたみたい。親友なんて4歳のとき以来いないんだから！」

　集団としてのアイデンティティを生み出すものの一つにユーモアがある。私の友人であるデイナ・ガスナーとスティーブン・ショアは、ともに自閉人の大人だが、定型発達の人たちが正直で率直でストレートであることよりも、自ら

社会的な泥沼を作り出していくことについて、互いを笑わせることができる。マサチューセッツのキャンプで知り合った自閉人の方たちは友人となりそのグループは、「アスペルガー・アー・アス（Aspergers Are Us）」というコメディ劇団を立ち上げ、ネットフリックスと HBO 制作のドキュメンタリー番組〈邦題：アスペルガーザらス〉の題材にもなった。その劇団のショーでは、自閉以外のあらゆることについてジョークを飛ばしているが、自閉人の感覚を共有していることが自分たちのコメディの原動力になっているという。

　スペクトラムにいる人々が自閉をアイデンティティとして包容することによる利点の一つは、新たに診断された人々の道をひらくことである。若い自閉人の友人、レベッカは 22 歳で診断された。それ以前、彼女は自閉人である子どもたちと数年間働いていた。

　「私はその子たち一人ひとりの中に自分自身を見ました」とレベッカは私に言った。

　「私たちは特別な形でお互いのことを**つかんでいました**。私はいつもそう思っていました。でも、その理由が、単に私が特別な才能をもっているという、ただ「それ」以上の理由があるとは、どうしても思えなかったのです。診断を受けてからは、自分自身を見つめることで、スティグマを直に目の当たりにするようになりました。スティグマを内在化していたので、自閉のレッテルを自分の中に受け入れるのに時間がかかりました。自閉にまつわるスティグマは、善意の人たちによってさえ、様々な形で広まっています」

　しかし、続けてこうつけ加える。

　「私たちは本当に長い道のりを歩んできました。そして日々、より多くの自閉人の方々が自分の体験談を語り、未来への道を切り開いています」

　レベッカは現在、自分自身の体験に基づき、自閉人であることがどのようなことなのかを定型発達のセラピストに教えている。そうすれば、自閉人であることの体験に鈍感な慣習を改め、より「自閉人に優しい（autistic friendly）」慣習を発展させることができる。

レベッカにとって、そして数え切れないほど多くの人にとって、未来はとても明るく前向きに見える。

❖ 自閉は、私たちの他の部分と どのように重なり合うのか

スペクトラムにいるとても多くの人々が、自閉を自分のアイデンティティの中心であると認めるようになってきていることは、意義深いことであり、勇気づけられることではあるが、自閉人であることが**唯一の**アイデンティティであることは決してない。自閉人の方々は、すべての人間と同じように、何重ものアイデンティティをもっている。私たちは皆、多元的な存在であり、すべての人がいくつものコミュニティの一員である。自閉が様々なアイデンティティに影響を与えるように、他のアイデンティティも自閉人であることに影響を与える。

この重なり合うアイデンティティという概念は、黒人の法学者であり公民権擁護者であるキンバリー・クレンショー（Kimberlé Crenshaw）によって最も明確に表現された。クレンショーは1989年に画期的な論文を発表し、黒人女性であるという現実を、単に黒人であるとか女性であるというだけでは理解できず、むしろその二つのアイデンティティがどのように組み合わされ、互いに影響し合っているのかによって理解できると主張した。クレンショーはこの考えを、二つの道の交差点に立つ人という比喩で説明した。二つの道はそれぞれ一つのアイデンティティを表している。どちらか一方の道だけでその人を定義することはできない。重要なのは、私たちは皆、重なり合い、交差する複数のアイデンティティをもち合わせているということだ。

この「交差性」という概念を最も明確に説明してくれたのは、モレニケ・ギーワ・オナイウという複数のアイデンティティを抱える傑出した女性であることを記しておきたい。モレニケは、自閉人であり、自閉人の子どもをもつ黒人の母親であり、大学教授であり、移民の娘である。彼女自身の体験は、重な

り合うアイデンティティがいかに互いに影響し合い、私たちの人生の行く末を左右するかを明確に示している。彼女はナイジェリアと、アフリカ大陸の西側の諸島の一つであるカーボベルデから移住してきた両親の元にアメリカで生まれた。幼い頃、いつも同級生たちとの違いを感じていたが、その理由をはっきりと特定することはできなかった。

「『おてんば者』だと感じていました。おそらく、男の子に囲まれている唯一の女の子だったからだと思います」と彼女は言う。

モレニケはアフリカ系アメリカ人の少女で、白人の多い学校に通っていた。黒人に囲まれているときでさえ、彼女の家族の西アフリカの習慣が他の黒人の文化とは異なっていたため、居場所がないと感じることが多かった。ナイジェリアの親戚を訪ねても、自分がアメリカナイズされすぎていて馴染めないと感じた。

「その『こと』が何なのか、その『こと』を解決してその場に溶け込めるようになるにはどうしたらいいのか、いつも考えていました」と、彼女は『ユニークリー・ヒューマン：ポッドキャスト』でのディスカッションで語った。

ADHDとうつ病と診断されたが、モレニケが自分自身をはっきりと理解できるようになったのは、自分の子の末っ子二人が自閉症と診断されたのに続いて自身も自閉症と診断されたときだった。

「ニューロダイバーシティのコミュニティ、とりわけ自閉人の方々との親近感を感じました」

やがてモレニケは活動家となり、自閉や多様性の問題についての本を数冊執筆し、自閉スペクトラムであることが他のアイデンティティと重なる様々な点について発言している。モレニケは自身の経験から、自分が自閉である可能性について先生や医療の専門家がよく知っていればよかったのに、おそらく自分が黒人だったために見過ごされたと言っている。

実際、黒人女性だけでなく、概して女性は、文化的バイアスから過小診断されている可能性が高い。自閉人の男性の数は女性の数を長い間上回っており、

最新の数字によればその割合は 4 対 1 である。しかし、いくつかの研究によれば、その理由は、診断を行う医療やメンタルヘルスの専門家が女性を見過ごしていたり、かなり年齢が高くなるまで診断しようと思わなかったり、あるいは男性向けに作られた診断基準が適用され、男性とは行動パターンが大きく異なる可能性のある女性には当てはまらなかったりするためかもしれない。

　同様に、黒人の子どもは、白人の子どもに比べ、スペクトラムと正確に診断される可能性が低い。おそらく、白人の子どもが学校などで行動上の問題を起こすと、すぐに疑いの目が向けられるが、対照的に、黒人の子どもの同じような行動には先生や医師は細心の注意を払わず、その行動が障害ではなく、人種や文化の反映であると誤って判断する可能性がある。

　そして、自身が自閉人である親が直面する困難もある。自閉人である親の多くは、先生や医療関係者から、自分が自閉スペクトラムにいるという理由だけで、親としての能力を疑われることがよくあると報告している。場合によっては、自閉人である親は、自分が自閉人であるという理由だけで、社会サービス機関や裁判官に親として不適格であると宣告され、子どもの親権を取り上げられることをおそれて生活している。自閉だからといって親としての適格性が低いというエビデンス〈科学的根拠〉はない。実際、自閉人である親は、ニューロダイバージェントの子どものニーズにより敏感である可能性が高いが、自閉の暗黒時代から残る思い込みが、多くの分野で根強く残っており、不幸な結果を招いている。

❖ 自閉とジェンダーの多様性を整理する

　自閉人の自己権利擁護者が浮かび上がらせることに成功しているもう一つの重要なアイデンティティの問題は、自閉とジェンダーの多様性の重複である。ますます多くの自閉スペクトラムにいる方々が、トランスジェンダー、ノンバ

イナリー、またはジェンダークィアであることを認めている。また、その逆もまた然りであり、未診断のジェンダーダイバージェントの方々が自閉であると認めるケースが増えている。

2020 年に行われた大規模な研究によると、出生時に割り当てられた性別にアイデンティティをもたない人は、シスジェンダー（出生時の性別にアイデンティティが一致する人）に比べ、自閉である可能性が 3 ～ 6 倍高いことが分かった。自閉人の方々がスペクトラムにあるように、ジェンダーもスペクトラムにある。この問題について広く講演している自閉人でありトランスジェンダーであるイギリスの心理学者、ウェン・ローソン（Wenn Lawson）は講演でこう述べた。

「私たちは皆、とてもとても異なっています。女の子らしい女の子もいれば、男の子のような女の子もいて、その中間もある。それは男性でも同じです」

ウェンはそのことをよく知っている。生まれたとき女性だったウェンは、2 歳のときに知的障害と診断され、5 歳まで無発話であり、17 歳で統合失調症のラベルを貼られた。ウェンが自閉症と診断されたのは 42 歳のときだった。それは新たなレベルの自己理解という心地よさを伴うものだったが、ウェンは違和感があり続けていて、それがなぜなのか自分でも分からなかった。

ウェンは、胸があること、生理があること、女性の更衣室にいることに不快感を覚えていたが、何年もの間、ウェンはそれらの感覚を、自分が特定の音や質感を嫌うのと同じカテゴリーに入れていた。

「それは感覚的なものだと思っていました。でも実際は、それは……ジェンダーの事情だったのです」とウェンは言う。

ウェンは経験しているのは性別違和であると知るようになった。ウェンは自分が本質的には男性であることを知ったが、生理学的には女性であった。精神科医が、ウェンの真のジェンダーアイデンティティが出生時に割り当てられた性別とは反対であることを確認したのは、ウェンが 62 歳のときだった。それから数年にわたり、ウェンの身体をジェンダーアイデンティティに適合させるための移行プロセスが始まった。現在、彼はこう説明している。

「私はよりひとつのまとまりをもった完璧な人となりました。今まで経験したことのない"わが家"にいるようです」

ウェンは、自分の本当のアイデンティティをカモフラージュすることに伴う難しさやストレスがしばしば原因で、ノンバイナリーやジェンダーに疑問をもつ人々が経験する抑うつやその他のメンタルヘルスの問題の割合が高いというのが主な理由で、自分の話を語り続けている。あるイベントで、自分のジェンダーアイデンティティを理解するのに苦戦している子どもをサポートするために、親は何ができるかと尋ねられたウェンは、はっきりとこう答えた。

「私たちに耳を傾けてください。私たちのそばを歩いてください。私たちをずっと支えてください。そして、もし変わることがあれば、私たちと一緒に変わってください」

❖ 無発話の人が声を上げる

2018年2月、シャーロッツビルにあるバージニア大学を訪れたとき、私は目を開かされ、自閉コミュニティの驚くべきサブカルチャーについて理解を改めさせられた。二日間にわたり、私は「Tribe」と呼ばれる団体と過ごした。そこには、九人の青年がいて、皆が自閉人で、無発話者を自認していた。コミュニケーション・レギュレーション・パートナー（CRP）と呼ばれる補助者のサポートを受けながら10代の頃から文字盤やキーボードの文字を指差してメッセージを綴ることでコミュニケーションを学んできていた。皆、子どもの頃や10代に至るまでずっと、かなり重度の知的な障害があると考えられていた。

私が目にしたもの、そしてそれ以来学んだことのおかげで、自閉の世界で最も誤解され、疎外されている層の一つについて、新たな洞察を得ることができた。自閉人の方々の30～40パーセントは無発話者であると推定されている（使用する言葉に関する大切な点：言葉を話さない人たちのことを、「言葉がない」

と呼ぶ人もいる。しかし、「言葉がある」とは、話すことであろうと、あるいは手話や筆談など他のコミュニケーション手段であろうと、言語に基づく体系を使用する人を指す。言語的であっても、音声的でないこともある）。音声を発することができない人もいれば、音声は発するが明瞭な発話を産出しない人もいる。また、トゥレット症候群の人や脳卒中の人がしばしば発話をコントロールできないのと同じように、発話が意思に基づくコントロール下にない可能性があり、最小限の発話しかできない、あるいは「不確かな」発話をする人もいる。

　はっきりさせておくと、無発話は自閉に内在する特徴ではなく、同時に見られる様態であり、神経学的な基盤をもち、しばしば運動性発話障害と呼ばれる。

　社会には、話すことと知性を同一視し、発話を通してコミュニケーションをとる人の知性はその人の知性を反映し、話すことでコミュニケーションをとれない人は知性が低いだろうという思い込みがある。何十年もの間、専門家や教育者を含む人々は、発話によるコミュニケーションができない多くの自閉人やニューロダイバージェントの方々について、そのような間違った思い込みをしてきた。脳卒中患者や脳性麻痺の人の多くは、明瞭な発話はできないことがあっても、情報を取り込んで処理する能力を保持していることが分かっている。同じように、多くの自閉人にとって、意味のある発話ができないことは、その人の心の働きを反映しているわけではない。

　なぜこの人たちは話せないのか？　明瞭な発話を産出するには、人間が遂行する中で最も要求の高い運動の協調が必要である。呼吸を調音器（舌、唇、歯、口蓋、顎）の動きと同調させ、特定の音や、言葉として聞こえる音の系列を作り出す必要がある。自閉人の方々の中には、神経学的な機能障害（impairment）によって、脳が構音のための信号を体の部位に送ることができず、その結果、発話ができない人がいる。要するに、機能障害があるのは、思考を発話に移す力なのである。

　急速に変化しているのは、自閉スペクトラムにいる人々が、この神経学的な困難を回避し、話す以外の方法でコミュニケーションをとることを可能にする

アプローチ（ハイテクであれローテクであれ）を利用するようになっていることである。新たに力づけられた人々は、新たに手にした声を使って発言し、固定観念を打ち砕き、その過程で会話に加わり、独自のサブカルチャーやアイデンティティを作り出している。

「トライブ」を訪問したとき、私はそれを目の当たりにした。言語聴覚士であるエリザベス・ヴォセラー（Elizabeth Vosseller）がコーディネートするプログラムに参加している九人の自閉人の青年たちの中に、私は二日間にわたって同席した。ヴォセラーは、自閉人の方が文字盤やキーボードの文字を指差し、CRP がその文字を読み、そして完全な形の単語や文を声に出して読むというサポートをするアプローチを開発した。場合によっては、自分で発話を産出する力のある人が、綴りながらいくつかの言葉を話すこともある。

補助代替コミュニケーション（AAC）のいくつかの形態は、長年にわたって論争を巻き起こしてきたが、その理由の大部分は、パートナーからの支援を必要とするコミュニケーション方法であるため、伝えられていることが純粋に自閉人の方の意志に基づく表現なのかどうか疑問視する声があったからである。懸念されたのは、メッセージの作者は誰なのか、支援者なのか、それとも支援されている無発話の人なのか、ということだった。1994 年に出版された本の中の私が書いた章では、私は自分なりの疑問をもちながらも、オープンマインドを保ち、他の人たちにもそうするよう促している。

「トライブ」を訪問したことで、私の疑問が解け、このようなコミュニケーションの驚くべき可能性に気づかされた。それは私がまだ見たことのない形態の AAC だった。私は長年にわたり、ローテクにせよハイテクにせよ発話によらない伝達方法でコミュニケーションをとる多くの自閉人の方々と知り合い、相談に乗ってきたにもかかわらず、「トライブ」の人たちと交わしたような洗練された会話コミュニケーションを目の当たりにしたことはなかった。「トライブ」のメンバーのような方たちは長年大きく誤解されてきた。

私はこの目で見、この耳で、青年たちが私と、あるいは青年たち同士で

「トーク」しているのを聞いた。重要なのは、パートナーは直接的な身体的介助をせず、文字板やキーボードを持ち、文字や単語を声にして、その存在によって、スペクトラムにいる方々が意図をもってコミュニケーションを図り、うまく整えられ、集中した状態を維持するのを助けていることである。話すことができる人たちでさえ、動揺したり、体調が悪かったり、調整不全になったりすると、話すことやその他の運動制御の問題に悩まされることがあるので、支援が不可欠であるとエリザベスは説明する。無発話の人にも支援が必要ではないのでしょうか？　と。

　特に印象的だったのは、エリザベスが幼い頃から協力していて、後に私がポッドキャストでインタビューしたイアン・ノードリングだ。現在20代のイアンは、幼い頃コミュニケーションがとれず、「何のためにやってるか分からない」と感じる数え切れないほどのセラピーに耐えてきたと語る。

　「恐ろしい状況で身動きがとれなくなり、話そうとするが何も出てこないという悪夢を見たことがあるだろうか？」とイアンは尋ねる。

　「それが私でしたが、私は目を覚ました」

　奇跡が起きて、一夜にしてコミュニケーションができるようになったわけではない。発話を妨げる同じような運動制御の問題は、盤上の文字を指し示すスキルなどにも影響を及ぼす可能性がある。そのため、イアンはスペルは知っていたが、文字盤を使って流暢さを獲得するまでには、何か月も何年も練習が必要だった。

　「これは長年の運動の練習とコミュニケーションの賜物です」とイアンは文字盤の使用について語った。

　話すことができる人のほとんどは、発話は自動的なもので、考えたり練習したりする必要はほとんどないと考えている。もちろん真実は、私たちは誰一人としてこの世に生まれながらにして話すことはできず、何年も、発話を産出するために働く心と体の様々な部分の鍛錬を経て初めて話せるようになるのだ。エリザベスは、野球を習う子どもが、初めはティーバッティングをしたり、何

時間も練習して投げたり捕ったりできるようになるのと同じだと例える。重要なのは能力があると想定することだと彼女は言う。つまり、コミュニケーションの力を妨げているのは神経学的な問題であり、もし周りの人が方法を見つけることができれば、その人は多くのことを分かち合うことができるだろう、と。

　私が会ったもう一人の無発話者、ダニー・ウィッティがまさにそうだった。ダニーは3歳で自閉症と診断され、両親は自閉人の子どものためのよりよい選択肢を見つけることを願い、家族で日本からサンディエゴに移り住んだ。ダニーは話せるようになって間もなく、その力を失った。医師は、運動性発話障害の一種である失行症であり、基本的にダニーの神経系と運動系は整っておらず、発話に必要な微細運動の技能に苦戦していると言った。何年もの間、ダニーは自分が知っていることのほとんどを伝えることができなかった。

　「学校はひどく、屈辱的で、トラウマになるようなものでした」とダニーはポッドキャストのインタビューで語った。

　「コミュニケーションがとれず、自分にほとんど価値を見出せない社会で生きることは、魂を打ち砕かれるようなものでした」

　ダニーは両親と二人の姉妹に支えられ、愛情に満ちた家庭で育ったという温かい記憶がある。キッチンにいる母を手伝うのが好きだったが、身体的な制限があったため、基本的な作業以外は難しかった。しかし、料理の奥深さに心を奪われ、10代の頃には『Bon appétit !』や『Food & Wine』といった洒落た料理雑誌を読みあさった。

　その後、20代になってエリザベスと連絡をとり、サンディエゴのインストラクターを紹介してもらった。新型コロナウイルスの大流行によるロックダウンが始まり、妹のタラが家族の元に戻ってきてからは、タラがコミュニケーションの援助をし始めた。そして34歳のとき、流暢に綴れるようになり、自分の考え、夢、冗談、そしてレシピを分かち合うようになった。

　自分を理解してもらえるようになったことで、ダニーの人生は一変した。

　「毎日の服装選びのような小さなことから、悲しみや将来の夢、無発話の自

閉人の人たちへの権利擁護のようなとても大きく重要な話題まで、生まれて初めて、すべてが開けました」とダニーは言う。

　彼だけではない。イアンやダニーのような体験談や彼らの権利擁護は、無発話の人々に対する認識を変え、様々な形態のAACを使ったコミュニケーションの機会や選択肢をますます広げている。文字盤を使った方法はますますポピュラーになってきているが、無発話の人たちは、キーボードやタブレット・コンピューターでのタイピング、筆談、画像の指差しなど、様々なモダリティを使用している。また、声を出せるが、まず自分の考えをタイプしたり書き出したりしてから、それを声に出して読むことを好むスペクトラムの人もいる。そうすることで、他者とのかかわりのさなかに声を出そうとすることで生じるストレスや不安を感じることなく、うまく整った状態で言いたいことを練る機会を得ることができる。

　無発話の人たちは現在、自分たちを擁護するためにまとまり、目覚ましい活動を展開している。I-ASC（International Association for Spelling as Communication）は、スペリングを使う人たちとその仲間たちのグループで、トレーニング、教育、研究を通じて、無発話の人たちのコミュニケーション・アクセスを向上させるために活動している。また、障害者の権利に詳しい弁護士であるタウナ・シーマンスキー（Tauna Szymanski）が共同設立したCommunicationFIRSTは、発達性や後天性の発話に関係した障害のある人々、特に自閉スペクトラムを含む無発話の人たちの権利、自律性、機会、尊厳を保護し、向上させるために幅広く活動している。

　これらの団体やその他の人々が、基本的人権としてのコミュニケーションの権利擁護に取り組む一方で、イアン、ダニー、ジョーディン・ジンマーマン（第12章参照）のような人たちは、自分たちのライフストーリーを共有することによって、その運動を推進している。彼らの権利擁護の取り組みとは、自分たちの真実を表明し、自分たちの声を聞いてもらうことである。イアンは言う。「あなたができる最も愛情深いことは、私の言葉を聞き、それを信じること

です」

◈訳者解説

● **embrace**：本書では「快く受け入れる」、「包容する」と訳している。accept（「受け入れる」、「受容する」）よりも積極的でポジティブなニュアンスがある。本章で示されているのは、いわゆる障害受容（acceptance of disability）とは違い、自閉をアイデンティとして包容するという見方である。

● **Spelling to Communicate (S2C)**：スペリングによるコミュニケーションの手法について、ASHA（米国音声言語聴覚協会）はその問題点を挙げ、使用に反対している。詳しくは『ASHA Warns Against Rapid Prompting Method or Spelling to Communicate』（https://www.asha.org/slp/asha-warns-against-rapid-prompting-method-or-spelling-to-communicate/）を参照。

● **presume competence（能力があることの想定）**：決定的なデータがない場合、教育上の決定は「最も危険の少ない仮定（least dangerous assumption）」に基づいてなされるべきであるという考えが背景にある言葉。子どもが学べないと仮定し、その仮定を反映するような教育（低い期待、機会の制限、貧弱な教材や学習環境等）をする場合と、子どもが学べると仮定し、その仮定を反映するような教育（高い期待、機会の提供、豊かな教材や学習環境等）をする場合、両者ともその仮定が誤りだったときにより危険の少ないのは後者、すなわち、能力があることを想定した方だという考え〔文献：Donnellan, A. M. The Criterion of the Least Dangerous Assumption. *Behavioral Disorders*, 9（2）, 141–150, 1984.〕。あくまでも決定的なデータがない場合の話であり、教育者の思い込みにより過大評価にも過小評価にもならないよう適切な実態把握に基づく教育が大切である。

第12章

還元し、道を拓く

　近年の自閉コミュニティにおける最も重要な変化の一つは、自分たちのことを語られたり、代弁されたりするのではなく、自分たちのために自ら発言すべきであるという考えのもと、自閉に関するあらゆる議論にスペクトラムにいる人が中心的にかかわることが不可欠であるという認識が高まってきたことである。実際、自閉人の方々の言葉や行動を通して、私たちは自閉という体験について理解を着実に深めているのである。

　20年以上、私は、声を上げるだけでなく、行動を起こし、活動家や権利擁護者として公的な役割を担い、社会的・法的な変化を促し、医療従事者やその他の人々に自閉に対する認識を広め、無数の方法で自閉人の方々を力づけることに取り組んでいる、スペクトラムにいる数多くの素晴らしい人々と出会い、協力する機会に恵まれてきた。そしてもちろん、これらの自己権利擁護者たちは、それぞれ独自の方法でこの活動に取り組んでいる。多くの場合、自分自身の興味や強みをその使命に生かし、ユニークリー・ヒューマンであることの力を発揮している。

　私にとって、このような人々は、しかるべき称賛を受けていない英雄であり、自閉コミュニティと社会を未来へと導く人たちである。私は幸運にも、このような人たち一人ひとりと知り合い、一緒に仕事をすることができた。自己権利擁

護者たちの個人的なエピソードには、大きな苦労があり、ほとんどの場合、弾力性と粘り強さがとてもあることに驚く。その多くは、その歩みの中で出会ったメンターや協力者に感謝の意を表している。この章では八人のストーリーを紹介したい。

✤ カーリー・オット

「自閉がなければ、私は職を失っていたでしょう」

- 銀行幹部
- アメリカ自閉症協会のボランティア・オブ・ザ・イヤー
- 自閉人であることを明かす方法についてのエキスパート
- 自閉人の方々が職場でうまくやっていく方法をメンターとして指導

　カーリー・オット（Carly Ott）に会って、感銘を受けるのは難しいことではない。彼女は明晰で自信に満ち、国内最大手の銀行の副頭取兼上級オペレーション・マネージャーである。積極的にボランティアや権利擁護をしており、アメリカ自閉症協会やその他の非営利団体の役員を務めている。母親でもある。

　そのような現状からすると、20代半ばの彼女が政府からの給付金で生活し、セラピストに会うためや食料品を買うために時折小さなアパートを出るだけで、ほとんど何もできなかったと聞けば驚くだろう。

　私は数年前、カーリーがカリフォルニア州ベンチュラ郡の自閉症協会の会長を務めていたときに初めて会った。カーリーの存在は、スペクトラムにいることを自覚する前には自閉人の方々の人生がどれほど困難なものとなり得るか、また、本人が適切な環境とサポートを見つけることができれば、自閉人であることがいかに充実感と成功を見出す鍵となり得るかを如実に示している。

　振り返ってみると、カーリーには自閉人の方々に共通する特徴がたくさん

あった。幼い頃は手をひらひらさせ、強い圧力を欲しがり、毛布にくるまるのが好きだった。社会的理解にも苦戦した。映画館でハゲた男性の後ろの席に座ったとき、彼女は妹に、「この**巨大なスイカ**が私の前に座っていなかったら、映画をもっと楽しめたのに！」と、誰が聞いても分かるような大きな声で言ったことがある。

遠慮を知らないことが役に立つこともある。高校時代の生物学の先生から、州知事の前でアースデイのスピーチをするよう指名されたとき、緊張などまったく生じなかった。

一方、友達を作るのに苦戦し、転校を繰り返したこともある。

「社会的に受け入れられない女の子よりも、社会的に受け入れられない男の子の方が受け入れられやすい。意地悪な女の子は実在する」とカーリーは言う。

社会的な困難は大学を卒業するまで続いたが、住むことになったニューヨークは、率直でストレートなコミュニケーションをする人が多く、カーリーに心地よいところだった。

しかし間もなく、当時を振り返ると「自閉的燃え尽き症候群」と言えるようなことに苦しんだ。周囲に溶け込もうとする努力に疲れ果ててしまったのだ。ロサンゼルスに移り住んだカーリーは、うつ病と診断され、狭い雑然としたアパートに閉じこもり、身の回りのことをするのがやっとという感じだった。

その後、ある突破口が開かれた。ある日、食料品店のレジのところで雑誌を手に取った。その特集記事は自閉に関するものだった。

「それを読んだとき、電撃が走ったんです」とカーリーは言う。カーリーは黄色い蛍光ペンで記事に印をつけ、セラピストのところに持っていった。セラピストは言った。

「なんと！　これはあなたです！」

28歳の誕生日を迎えてすぐ、正式な診断を受け、州の制度を利用した支援サービスを受ける資格を得た。自分がスペクトラムにいることに気づいたことで、長年の葛藤に新たな視点を得た。**これですべてが理解できる**と思ったこと

をカーリーは覚えている。

　新たに力づけられたと感じたカーリーは、不動産管理の仕事に就き、それから 2008 年のサブプライム住宅ローン危機のさなかには大手銀行で不動産保全の仕事に就いた。

　すぐにある部署に移ったが、そこでマネージャーは、カーリーがビジネスとテクノロジーを、実質的に他の誰にも理解できない方法で理解していることをすぐに見抜いた。それは、カーリーの頭がユニークに働くからこそであった。

　幸いなことに、彼女の類まれな強みを高く評価し、困難を思いやる上司や同僚にも恵まれた。

　昇進するにつれて、スペクトラムにいることをオープンにしたいという気持ちと、診断を開示せず個人的な情報を自分の胸にしまっておくという選択との間でバランスをとっていた。カーリーは、他の人には自然に見える社会的かかわりにおける定型発達の行動の機微を理解するために、数え切れないほどの時間をテレビ番組や映画の研究に費やした。彼女は言う。

　「私は頭の中に、起こり得るあらゆる状況での適切な対応方法をまとめた暗記カードを作りました。誰かがミルクをこぼしたらどうするか、エイリアンが侵略してきたらどうするか。それはすべて私の暗記カードにあります」

　その一方で、彼女は仕事をうまくこなし、気まずい衝突を避けるために、他の同僚たちと「はずれて」いることに価値を見出していた。パーティションで区切られたデスクに同僚がいるオフィスで仕事をこなすのはとても難しく、周囲の雑音に気を取られるため、静かな夜間に仕事をしていた。それがあまりに負担になると、カーリーは在宅勤務の便宜を図ってもらった。

　「自分の環境をコントロールできるということは、一日中のマスキングによってくたくたにならないので、仕事に集中できるんです」と彼女は言う。

　それでも多くの女性は、仲間はずれにされるのをおそれて、職場では自閉であることを隠す方が楽だと感じている、とカーリーは言う。

　「私たちの大多数は、生存機能としてマスクをかぶるようになるのです」

このような社会的バイアスによって、多くの女性はかなり年をとるまで自閉症の診断を求めようとせず、また医療やメンタルヘルスの専門家も、スペクトラムにいる女性の診断に対してバイアスをもっている。カーリーは、それを変えようと声を上げている。

自分が自閉人であることを同僚に伝えたい人には、カーリーはそれをポジティブに伝えることを勧める。

「もし誰かが、あなたがニューロダイバージェントであることに由来する強みに関係したことで褒めてくれたら、『そう、私は自閉人だから、私にとってはごく自然なことなんです！』とだけ言えばいい」とカーリーは言う。

カーリーにとって、それは大げさな表現ではない。彼女は、スペクトラムにいる人たちは職場で貢献できることが多くあると固く信じている。彼女がアメリカ自閉症協会で活動するようになり、同協会が2018年のボランティア・オブ・ザ・イヤーに彼女を選んだことがひとつの理由である。カーリーはまた、いくつかの美術館の理事を務め、それらの役職を利用して障害のある人のインクルージョンを主張している。

決意と気概のおかげで、かつては心痛と混乱をもたらしていたものが、今やカーリーの大きな力となった。彼女は言う。

「もし誰かが私に治療法とそれを受けるための100万ドルをくれると言っても、私はそれを受け取らないでしょう。既成概念にとらわれず、他の人がつまずくような問題の解決策を思いつくことができるのは、私の自閉のおかげです。自閉がなければ、私は仕事を失っていたでしょう」

✤ ベッカ・ロリー・ヘクター

「私の世界を、自閉が鮮やかな可能性で彩った」

● ブロガー、講演家

● QOL の問題について自閉人の方々にアドバイスやカウンセリングを行っている
● スペクトラムにいる人たちと自助ツールを共有している

　ベッカ・ロリー・ヘクター（Becca Lory Hector）は昔から天気に特別な興味をもっていた。そのため、自閉症の診断を受けたのが、ロングアイランドにしては湿度が低く、春の晴れた日の午後だったことを覚えている。

　36 歳だった。

　母親の車の助手席に座り、その新情報について頭の中を整理していると、母親が聞いてきた。

　「大丈夫？」

　ベッカはその質問に考え込んだ。人生のどれだけの時間を悲しみ、怒り、混乱に費やしてきたかを考えた。あるいは憤慨。不安、パニック発作、抑うつ状態。

　「いいえ。でも、これからは大丈夫になるかもしれない」とベッカは言った。

　前に進む準備ができるまで、約 1 年かかった。それ以来、ベッカは止まることを知らない。そして彼女は、あの晴れた日に起こったことがすべてを変えたと言う。

　ベッカとはコロラドで一緒にプロジェクトを進めるうちに親しくなり、私は彼女の知性、強い自己感、そして自閉に対する長年の誤解に挑戦する姿勢に感銘を受けた。自閉に対する不正確な思い込みをなくそうとする決意は、『Spectrum Women』というアンソロジーに寄稿した「Autism Saved My Life（自閉が私の人生を救った）」という目を見張るようなタイトルの力強い文章に表れている。

　彼女は、診断を受ける前は抑うつ、失敗、失望に苦しんでいたという。しかし、自分の診断を理解することで、それが変わった。これはベッカが書いた文章の一部である。

第 12 章 ✤ 還元し、道を拓く

「それまでは混沌と混乱の渦だった私の世界を、自閉が鮮やかな可能性で彩った。自閉というレンズを通して、世界は私にとって意味あるものとなり、私はようやく自分の言葉で人生を生きる準備ができたのです。長年にわたって積み重ねられてきた社会の束縛や要求の膜が徐々に剝がれ落ち、その中には私がいた……それまで知ることのできなかった自分を知ることができた。私はこのバージョンの自分が好きだ。私はこのバージョンの人生が好きだ。私はこのバージョンの**私**の人生が好きだ」

その事実を知り安堵したものの、ベッカはまた、成人してからスペクトラムにいると診断された人たちは、情報はあっても打つ手がないことがあまりにも多いということも理解するようになった。新たにスペクトラムと診断された子どもは、学校のプログラムやセラピー、仲間との活動から恩恵を受けることができるが、大人はしばしば自分一人で抱え込んでしまう。ベッカは私に言った。

「人生を変えるような大きな情報を与えられたのに、それに関して何もすることがないのです」

一つは、自閉人の方々は助けを求める方法を知らないことが多いということである。助けを求めること自体が学習されるスキルであり、スペクトラムにいる人たちは、助けを求める方法と自分自身のために主張する方法の両方を実例から学ぶ必要がある。

実際、多くの親や専門家が最も重視しているのは、スペクトラムにいる人たちに自立を促すことである。ベッカは言う。

「それは世界中で最大の嘘です。私の人生で自立している人なんて知らない」

その代わりに、ベッカは**相互依存**という考え方を優先している。つまり、誰にどのような助けを求めればいいのか、そしてどのタイミングで求めるのがベストなのかを学ぶことである。

ベッカは例を挙げてこう言う。

「祖父は会計士だったから、経済的な相談は祖父のところに行きました。でも、どんな服を着たらいいかは絶対に聞かない。それは愚かなことでしょう」

助けを求めることについて学ぶため、ベッカは文献を精査し、市場で最も人気のある自己啓発書をいくつか集め、知恵を得るために注意深く研究した。その結果、彼女は「境界線」、「自分のための時間をとること」、「自分の価値を理解すること」といったパターンや繰り返されるテーマがあることを発見した。ベッカはその蓄積された知恵をもとに、そのアドバイスをスペクトラムにいる人たち向けに特別にパッケージし直した。

　「自閉人である私たちはパターンやルールを必要とします。だから、自分の人生のルールを本質的に書き換えていくことになります」とベッカは言う。

　その代表的な例が、ジョン・カバット・ジン（Jon Kabat-Zinn）によるマインドフルネスの説明であった。自閉人の方々は、未来のことを心配したり、過去のことを反芻したりする傾向があるとベッカは言う。

　「その代わりに、今この瞬間に注意を向けると、心配事が解消されます。なぜなら、自分がコントロールできるのは、実際には今だけだからです」

　蓄積された知恵を分かち合う過程で、ベッカはコミュニティも見つけた。『Spectrum Women: Walking to the Beat of Autism』という素晴らしいアンソロジーに作品を寄稿した、世界各地に散らばる14人の自閉人の女性の有志からなるコミュニティである。

　成人が診断を受けた後、自閉人であることで生じる一連の困難や理解に対処しているのは自分だけであるかのように孤独を感じるのは自然なことである。しかし、スペクトラムにいる他の女性たちとつながることで、人生で初めて親しい友人ができたことを実感したとベッカは言う。

　「あなたは壊れていないだけでなく、実際にはとてもイケてる自閉人であり、あなたと同じように変わった人たちがいることを知ります。あなたがその人たちと一緒に変であることを楽しめば、その人たちもまた変であることを楽しめるのです」

　他者とつながる力、相互依存的であること、ありのままの自分をそのままに受け入れ、愛してくれる人が人生にいること、これこそが何よりも最大の自助

ツールなのかもしれない。ベッカ・ロリーは、ロングアイランドのあの晴れた日にはまだ大丈夫ではなかったかもしれない。しかし、彼女は今、確実に大丈夫になっている。

✣ クロエ・ロスチャイルド

「人助けが大好きなんです」

- 第8の感覚である内受容感覚についての共著書がある
- たとえ話すことができても、自閉人の方々がコミュニケーションをとるための様々なAACの方法を受け入れ、推進することを提唱している

　クロエ・ロスチャイルド（Chloe Rothschild）との出会いは、『ユニークリー・ヒューマン』の初版が出版されてから間もなくの頃だった。クロエはメールで二つのことを伝えてくれた。（1）私の本が、自閉に関する彼女の蔵書の100冊目となったこと、（2）自閉人の方々がコミュニケーションのために使っている様々な方法について、私が理解を示してくれたことに感謝していること。

　その後、私は当時20代前半だったクロエと何度も全国的なカンファレンスで時間を共有した。そのたびに、私たちの交流は有意義で楽しいものだと感じた。彼女は自分を明確に表現し、自己認識があり、自分自身を擁護したり、スペクトラムにいる人たちを助けたりすることに情熱的である。調子が整っているときは会話によるコミュニケーションが十分に可能で、話し手としても魅力的で楽しいが、iPadに自分の考えをタイプし、デバイスに読み上げさせたり、iPadの文を自分で音読したりするなど、別のコミュニケーション手段を好んで使うことが多い。紙とペンを使い、書いたものを読み上げることもある。そのうちに、クロエは補助代替コミュニケーション（AAC）の方法を使う人たちのために、積極的に発言する権利擁護者となり、話すことができる自閉人の方々

がAACを使うことを選択していてもそれを認めない人たちと闘っている。

　さらに驚くべきことは、クロエが重要で独創的なメッセージを伝えるために、こうした様々な方法を用いていることである。クロエは、自閉人であることの肯定的な側面と困難な側面の両方を繊細に表現する稀有な力をもっている。

　クロエは、陽気で、熱心で、自信に満ちているように見えるが、スペクトラムにいることは、彼女にとっていつも簡単なことではなかった。クロエは人生の前半は苦戦した。未熟児で生まれ、母親のスーザン・ドランは彼女をよく泣く赤ん坊だったと記憶している。クロエには重い視覚障害（visual impairment）があり、法的には盲であった。さらに、母親を心配させるような行動の違いもあった。3歳のとき、神経科医に発達性発語失行症（神経学的な根拠に基づく運動性発話障害で、明瞭な発話の能力を妨げる）と診断された。数年後、別の医師には「ADHDと"アスペルガー障害の兆候"がある」と言われた。

　スーザンはその医師のあきらめたような言葉を鮮明に覚えている。

　「この子を家に連れて帰り、愛してあげてくださいと言われました。まるで希望がないようにね」

　自分自身の生い立ちを熟知しているクロエが語るには、次の展開はつらいというより、むしろあっけらかんとしたものだった。

　「かかりつけの小児科医のところに戻ったら、『冗談じゃない。彼女は自閉症です』と言われたんです」とクロエは振り返る。それで診断は十分だった。

　オハイオ州の校区では、子ども一人につき一つの障害にしか対応できなかったため、両親はクロエの視覚障害に対応することを選び、当初、自閉症という診断結果はほとんど役に立たなかった、と母親は言う。

　「そうでなければ、必要な大きな活字の本が手に入らなかったからです」

　クロエは早くから言葉を話していたが、他の子どもにはほとんど興味を示さなかった。子どもたちが遊ぶために家に集まっても、クロエは母親や他の親たちの方に引きつけられていた。クロエには感覚の困難もあった。風を怖がるので、風が強いときは大人が抱っこしなければならなかった。不器用で、よく転

んで怪我をした。小児科の診察室で転倒したのも、その印象的な一例である。

「視覚の問題なのか、自分の体が空間のどこにあるのか分からなかったからなのか、それは分かりません」とクロエは言う。

高校生活は困難だった。先生たちは、クロエが注意を引こうとしているか、わざと人を操ろうとしているのだと決めつけることが多かった。

「それ以上のことがあったのです。行動にはコミュニケーションの目的があります」と彼女は言う。

転機が訪れたのは20代前半、サマーキャンプ中にトラウマとなるような体験をしたときだった。親しい人にさえ、何が起こったのかを伝えられない自分に気づいたのだ。その後、クロエはPTSDと診断された。彼女が最もトラウマになったのは、自分から話すことも説明することもできなかったことだ。「1年後、彼女は『私が経験したことを誰にも経験してほしくないから、話したい』と言いました」と母親は振り返る。

クロエは、自分の体験した世界を説明し、自閉的体験を理解してもらうための本を書きたいと思った。コミュニケーションに苦戦していたが、まず医学生を前に、iPadにあらかじめ入力したメッセージを使って講演することから始めた。クロエはその方法を使うことで、いきなり話すよりもはるかに流暢で明瞭に話すことができたので、様々な方法を使ってコミュニケーションをとるようになった。

より効果的なコミュニケーション方法を編み出し、他者のコミュニケーションをサポートすることに加え、クロエは自己調整にも重点を置き、重みのある毛布、家の地下にあるセンサリールーム〈感覚刺激が調整された部屋〉、テンプル・グランディンのスクイーズ・マシン〈挟まれることによって圧刺激を得るもの〉の小型版など、効果のあるものは何でも使った。

「私は感覚的な刺激が得られるグッズをたくさん持っているので、どれか壊れてももう悲しくありません」とクロエは言う。

クロエは、自分の経験と視点を分かち合いたいと思い、作業療法士のケ

リー・マーラー（Kelly Mahler）と、同じくスペクトラムにいるジャーヴィス・アルマ（Jarvis Alma）と共著で『My Interoception Workbook』を出版した。彼女は、自分の身体や内臓を感じ、空腹や喉の渇き、疲れ、痛みなどを伝える、第8の感覚である内受容感覚について説明している〈五感に加えて、第6は前庭感覚、第7は固有受容感覚〉。視覚支援やその他の方略によって、クロエは今は自分の体が自分に伝えている「メッセージ」をよりよく理解できるようになった。

「人助けが大好きなんです」とクロエは言う。

クロエの母親であるスーザンは、自閉人の子どもをもつ他の親たちに明確なメッセージを送っている。

「あなたの子どもは、本当にやりたいことなら何でもできる、ということを理解してください。子どもはもう少しの手助けが、親は自分の直感を信じることが、ただ必要かもしれません」

そしてクロエは独自のメッセージをもっている。

「能力があることを想定してください。人のことを何かをできないと決めつけないでください。その人のことを知り、チャンスを与えてください。その人はおそらく成し遂げる大きな力をもっているのだから」

✤ アニタ・レスコ

「大切なのは転んでも立ち上がることです」

- 麻酔看護師、航空写真家
- 50歳で診断された
- 自閉人の方々によりよいサービスを提供するため、医療従事者の教育に取り組んでいる

アニタ・レスコ（Anita Lesko）は、自分が自閉であることを偶然発見したと言うのが好きである。同僚の息子がアスペルガー障害と診断されたとき、彼女は50歳だった。アスペルガー障害という言葉を聞いたのはそのときが初めてだった。興味をもったアニタは、その友人が診察の際に持参した紙を見せてもらった。それは、ある特徴について尋ねる質問票だった。

「12個中10個当てはまればアスペルガー障害だと書いてありました。私は12個全部当てはまりました。突然、パズルのピースがすべてはまったのです」

その3週間後、神経心理学者を訪ね、診断を受けた。

「今まで受け取った中で最高の贈り物でした。自分の人生のミステリーに対する答えがやっと分かったのです」

帰り道、書店に立ち寄り、この分野の本を数冊購入した。その夜、アニタは眠らなかった。トニー・アトウッド（Tony Attwood）の『The Complete Guide to Asperger's Syndrome』を読みふけった。

アニタの主な感情は安堵だった。生まれてこのかた、孤独を感じ、周りの誰とも違っていると感じていた。馴染めない感じだった。小学5年生のとき、校長先生が母親に「アニタは何もできない」と言うのをアニタは聞いていた。母親はその言葉に反抗して、いつも支えてくれた。母親はまた、長年にわたって友人を作ったり友人関係を保つことがなかったアニタの親友でもあった。

「6歳か7歳のとき、私は小さな魂の抜け殻だった」彼女は言う。

「転んでばかりいた。でも、大切なのは転んでも立ち上がることです。常に覚えておくこと。目標に向かって取り組める次の日がいつもあるということを」

実際、アニタは決意をもって目標を追求してきた。22歳のとき、麻酔に興味を示した彼女は、医師から麻酔看護師になることを勧められた。アニタはその道を追求し、コロンビア大学で麻酔看護の修士号を取得し、その分野で30年以上勤めている。専門は神経外科、外傷、臓器移植、火傷、整形外科の人工関節置換術の麻酔である。

第III部　自閉の未来

1995 年に初めて映画『トップガン』を観たときから、航空写真にも長年興味をもっていた。それがきっかけで軍用航空写真家として働くようになり、F-15 戦闘機に搭乗したこともある。

アニタは自閉の世界でも有名で、回顧録『When Life Hands You Lemon, Make Lemonade』などの著書がある。私たちは 2013 年の世界自閉症啓発デーに国連で講演したときに知り合い、以来、いくつかのカンファレンスで協力してきた。

医療の問題に取り組みたいというアニタの熱い思いは、『The Complete Guide to Autism & Healthcare』の出版に結実した。彼女の目標は、国際的な自閉権利擁護者となり、スペクトラムにいる人々に対する医療の専門家や制度の対応を根本的に改善することである。医師や他の人々は自閉人の患者がする自分の健康についての話を、定型発達の患者と同じようには信用しないことがあまりにも多いため、アニタは医療従事者がスペクトラムにいる人々とより効果的にコミュニケーションをとれるよう教育することに主眼を置いている。

しかし、おそらくアニタが成し遂げたことで最も誇らしいものは、2015 年に同じく自閉人のエイブラハムと結婚したことだろう。スティーブン・ショアは、自閉スペクトラムにいる人たちも他の人たちと同じように愛と人間関係を求めているという認識を高めるための試みの一環として、アメリカ自閉症協会の全国会議中に一般公開された初の“自閉人だけの結婚式”で司会を務めた。

「エイブラハムが自分の人生にいること、長い一日の終わりに彼と話すことができること、私たち二人が一緒にいることで、安らぎ、心地よさ、安心感を得ることができます」とアニタは言う。

✤ コナー・カミングス

「今日の挑戦がうまくいかなくても、明日の挑戦が待っています」

● 親が離婚している、障害のある成人の方に恩恵を与える法律の制定を働き

かけ、成功させた
● ミッキーマウスの耳をつけてアメリカ連邦議会で証言したことで有名

　コナー・カミングス（Conner Cummings）についてまず知っておいていただき
たいのは、母親のシャロン・リー・カミングス（Sharon Lee Cummings）ととも
に、2015年に可決されたバージニア州の法律「コナーズ法」の立役者である
ということだ。その法律は、法律の抜け穴をふさぎ、障害のある成人した子を
もつシングルペアレントが養育費を受け取れるようにするものである。

　もう一つは、アメリカ連邦議会でミッキーマウスの耳をつけて証言したこと
だ。半年に一度、母親と一緒にウォルト・ディズニー・ワールドに行く際に買
い集めたミッキーの耳の帽子は50セット以上ある。人ごみにいるときはいつ
もミッキーマウスの耳をつけている。その方が居心地がよく、自信がもてるか
らだ。

　「好きなチームの野球帽をかぶっているのと変わらない」とコナーは言う。

　彼の権利擁護とミッキーの耳への熱中はどちらも重要だ。コナーとは数年前
にアメリカ自閉症協会のパネルディスカッションで協力して以来、定期的に連
絡をとり合っている。彼は、自分自身を表現したり、よく整った状態を保った
りするためのユニークな方法をもっていて、それらが相まって、コナーはすぐ
に周囲を引き込んで場の雰囲気を作る人柄の立派な活動家となっている。ボラ
ンティア活動が認められ、アメリカ自閉症協会に「年間優秀権利擁護賞」を授
与されたこともある。

　コナーが幼児期に自閉症と診断されたとき、このような栄誉を得ることは誰
も予想していなかっただろう。4歳のとき、コナーはまだ言葉を発せず、医師
は母親に、簡単な指示以外には応じることは決してできないだろうと告げた。
インクルーシブクラスで勉強を始めたが、苦戦を強いられた。コナーは私に
言った。

　「私は部外者のようでした。新しい友達をたくさん作りたいという願望は

あったのですが……ソーシャルスキルやコミュニケーションスキルが欠けていたので、友達ができないと感じていました」

さらに悪いことに、先生たちはコナーの力をほとんど信用しておらず、サポートするための便宜を図ってくれなかった。ある先生が、母親がコナーの学校の課題をやっていると言い出したため、シャロンはコナーを学校から引き離し、最終的には家庭教師として教師経験のある人を雇った。コナーはずっと、驚くべき粘り強さと意欲を示していた。彼はこう説明する。

「いろいろなことに挑戦する。今日の挑戦がうまくいかなくても、明日の挑戦が待っています」

ホームスクーリングは、コナーが自身のユニークな学習スタイルを理解する助けにもなった。コナーは自分が教育で得たことについてこう書いている。

「私は聞くよりも見る（視覚を使った）方が理解が進み学びやすかったのです。母が私に言ったのは、学び方ややり方が違ってもいいということ。それは私が劣っていることにはならない。実際、その逆で、企業は"既成概念にとらわれない"見方をする人に大金を払うのだと母は言った。私はもうけ者だと」

7歳になると、完全な文で話すようになったが、今日に至るまで文字で表現することを好む。その方が、コントロールしやすく、聞いたことを処理し、伝えたいことを形にするための時間をより得られやすいからである。そのコミュニケーションのスタイルがコナーを制限しているわけではなく、彼はフランス語とスペイン語を勉強している。コナーの先生は、買い物の仕方や値段の比較といったライフスキルの指導も行っている。

しかし、コナーは自分の可能性を最大限に引き出してくれたのは、ほとんど母親のおかげであると信じている。

「母は僕をとてもサポートしてくれる。何があっても僕を見捨てず、愛してくれる。そして一緒にいろいろな楽しいことをすることができる」

その中にはウォルト・ディズニー・ワールドに頻繁に行くことも含まれていて、それは幸せを感じ、不思議な感覚を与えてくれるという。

第12章 ❖ 還元し、道を拓く

2013年、シャロンはコナーの父親と離婚する際に、養育費を求めた。法律の抜け穴のせいで、彼女は負けた。シャロンの弁護士は、法律を変えるしかないと言った。弁護士は冗談半分だったが、その考えに触発されたシャロンは、まさにそれを成すための仕事に取りかかった。シャロンは州の上院議員の助けを借りたが、コナー自身が声を上げ始めて、この法案が初めて支持されるようになった。

　母子はリッチモンドのバージニア州議会議事堂で何度も演説した。コナーはいつもミッキーの耳をつけていて、州議会議員の間で知名度が上がっていた。この法律は上下両院で超党派の支持を得て可決された。当時のテリー・マコーリフ州知事がようやく署名して成立すると、コナーは知事にサイン入りのミッキーマウスの耳を贈って祝った。

　権利擁護活動に加え、コナーは才能ある写真家でもあり、三つの映画の撮影現場でスチールカメラマンとして働いている。ピアノも弾くし、スペシャルオリンピックスではアイススケートのメダルを獲得した。警察官がスペクトラムにいる人々を理解し接するのを助け、緊急通報に対応するために作られたビデオにも出演している。

　スペクトラムにいる人々へのアドバイスについて、コナーは次のように断言している。

　「自分が何者であるかを誇りに思い、誰にも違うとは言わせない、臆することなく立ち向かい、そして、自分自身を愛し、受け入れ、決してあきらめず、いろいろなことを学ぼうとすること」

　だからといって、物事が必ずしも簡単にいくわけではない。

　「毎日が挑戦の連続ですが、今はそれに立ち向かい、歓迎し、どんな困難も乗り越えることを楽しみにしています。私はとてもポジティブな人だから。私にできないことは何もない」

❖ ロン・サンディソン

「ハードワークが必要であり、愛と思いやりとビジョンが必要なのです」

● 病院の精神科医療の専門家、聖職者
● 自閉人の体験の多様性を祝う本の著者

　人生を見て、呪いしか見ない人もいる。しかし、ロン・サンディソン（Ron Sandison）は祝福に目を向ける。楽観主義、決断力、信仰心、そして自閉スペクトラムにいる人々を助けようという意欲を併せもつロンの稀有な姿は、人に伝染し、人の心を動かす。

　ロンは病院で精神科医療の専門家として働いているが、本当の情熱は自閉スペクトラムにいる人々を力づけることである。聖職者であるロンは、教会、シナゴーグ、モスクで、自閉と信仰の交差点について定期的に講演している。また、夫であり、父親であり、3冊の本の著者でもある。3冊の本はすべて、自閉人の方々に情報を提供し、力づけ、他の人々が自閉人の方々を理解するのを助けることを目的としている。

　ロンの幼少期を考えると、これらの功績はさらに注目に値する。彼の話によると、乳児期の発達は特筆すべきものではなかったが、1年半を過ぎたある日、ロンはそれまで覚えていた最も基本的な言葉さえも失い、母親と目を合わせなくなった。

　他の子どもたちとかかわることに苦戦し、頻繁にメルトダウンを起こした。医師は情緒障害と診断したが、ロンの母親はその見立てを受け入れなかった。母親はロンを神経科医のところに連れて行き、その医師は自閉症と診断した。

　専門家たちは両親に、ロンは中学1年生以上の読解力をもつ見込みはなく、大学にも行けないだろうし、おそらく有意義な人間関係も築けないだろうと話した。

専門家たちが間違っていることを証明しようと決意した母親のジャネットについて、ロンはこう言う。

　「美術の先生の仕事を辞めて、フルタイムのロンの先生になった」

　ジャネットは美術やその他の活動でロンに興味をもたせ、学びを支えた。

　ある年のクリスマス、ロンはジャネットからプレーリードッグのぬいぐるみをもらい、それをプレーリーパップと名づけた。それをきっかけに、ロンはプレーリードッグの生態の細部に魅了され、特別な興味を抱くようになった。ロンは常に右手に動物の本、左手にプレーリーパップを持ち歩いていた。

　ロンに続き、ジャネットもその熱中を汲み取り、プレーリーパップを読み書きのレッスンに取り入れ、社会的なかかわりにも引き込むようにした。ロンはその動物のぬいぐるみにまつわる架空の物語を口述した。ロンはそれをイラストにし、ジャネットはそれを書き留め、読解力とスペルを教えた。

　一方、学校は難しかった。

　「発話がとても遅れていたので、兄は私のことを『ロンはノルウェーから来たんだと思うよ』と紹介するんです。誰も私が何を言っているのか分からなかった」とロンは私に言った。感覚の困難があったり、社会的な手がかりを読み取ることが難しかったりしたため、友人関係を築くのが難しかった。

　ロンは今でも社会生活で気まずくなった瞬間を思い出すことがある。例えば、デトロイト・ライオンズのフットボールコーチ、ウェイン・フォンテスが解任されたことを知ったときのことだ。

　「私が働いていた洗車場に彼が来たとき、私は求職申込書を手渡し、『ウェイン、もう失業しなくてよいよ。ここですぐに雇うから』と言ってしまったんです」

　ロンが仲間とつながり、友人を見つけるのに役立ったのは、新しい熱中だった。陸上やクロスカントリーのスター選手になるほどの猛特訓をし、敬虔なクリスチャンになり、何千もの聖書の一節を暗記した。

　その結果、スポーツ奨学金を得て小さなクリスチャン・カレッジに進学し、

その後、オーラル・ロバーツ大学で学術奨学金を得て、神学の修士号を取得した。

ロンは、他の人たちが自分の才能を認めなかったときでも、両親が自分の才能を認め、自分を擁護してくれたことに信頼を置いている。母親のことは「ママベアー」と呼んでいる。

「母はいつも子グマが必要なものを得られるようにしてくれた」

そしてロンは今でもプレーリーパップをそばに置いている（私たちが『ユニークリー・ヒューマン：ポッドキャスト』のためにZoomで会ったとき、彼は誇らしげにプレーリーパップをカメラに向けた）。やがて、ロンは初代のぬいぐるみから他のぬいぐるみに代えていった。新婚旅行ではミツアナグマのぬいぐるみを手に入れ、新型コロナウイルスの大流行時にはフクロアナグマを仲間にした。

しかし、長い年月の間に、彼の熱意は進化した。ロンは言う。

「動物から芸術、陸上、クロスカントリー、説教、自閉についての講演へと進んでいきました」

「あなたがたはそれぞれ、賜物を授かっているのですから、神の様々な恵みの善い管理者として、その賜物を生かして互いに仕えなさい」〈ペトロの手紙第一4：10〉

ロンは記憶している 15,000 の新約聖書のこの一節にならって、年間約 25 の教会で説教し、会議やセミナーでも話している。

ロンは自分の才能を、自閉について人々を教育し、障害のある人々が自分自身の目的を見つけ、成功するために必要なサポートを得るのを助けることだと考えている。講演だけでなく、NASCAR〈アメリカのモータースポーツ団体とそのレースの総称〉のレーシングドライバーのアルマーニ・ウィリアムズ（Armani Williams）、プロ野球選手のタリク・エル－アブール（Tarik El-Abour）、活動家でミスコン出場者のレイチェル・バルセローナ（Rachel Barcellona）など、自閉スペクトラムにいる 20 人の非凡な人々へのインタビューに基づいた

『Views from The Spectrum』などの著作でも、そのような活動を行っている。

「人生における成功の 90 パーセントはつながりであり、自閉のある人は使い古したマジックテープのように、うまくつながれないのです。でも、うまくつながる方法を学び、自分の才能や資源を使うことができれば、驚くような素晴らしいことを成し遂げることができるのです」

楽観的になることは必ずしも容易ではないが、ロンの人生は、いわゆる専門家による初期の見立ては往々にして間違っている可能性があり、親やメンターなどのサポートがすべてを変える可能性があることを教えてくれる。

ロンは宗教について多くを語るが、親やスペクトラムにいる人々にどんなアドバイスをするかと尋ねられると、人生で成功を収めるには信仰以上のものが必要だと言う。

「ハードワークが必要であり、愛と思いやりとビジョンが必要であり、決してあきらめないことが必要なのです」

確かにロンの人生がそれを証明している。

❖ ジョーディン・ジンマーマン

「自分の考えや志を共有できるようになってから、私の人生は劇的に変わりました」

● タイピングでコミュニケーションをとるようになるまで長年誤解され、過小評価されてきた
● 無発話のスペクトラムにいる仲間たちのために「語りを変える」取り組みをしている

ジョーディン・ジンマーマン（Jordyn Zimmerman）は幼少期の学校生活を振り返り、孤立、強制的な ABA〈応用行動分析〉セラピー、退屈といった容赦な

く苦痛に満ちた日々を語った。小学校のある学年では、ほとんど何もせず一日中テレビゲームばかりしているクラスに入れられた。高校では、先生の名前が書かれたカードをアルファベット順に並べたり、バスの窓を洗ったり、服をハンガーにかけたりといった、退屈で反復的な課題を課せられた。

『ユニークリー・ヒューマン：ポッドキャスト』で彼女は、iPad に言葉を入力しテキスト読み上げ機能を使って伝えた。

「私はとても惨めでした」

ジョーディンは言葉を話さなかったので、ほとんどの先生は彼女にほとんど期待せず、努力した先生も彼女を特に扱いにくいと感じていた。自閉プログラムのディレクターとして 30 年の経験をもつウェンディ・ベルガント（Wendy Bergant）は、ジョーディンのドキュメンタリー映画『This Is Not About Me』でのインタビューで、ジョーディンについてこう語っている。

「ジョーディンはおそらく、私がこれまで働いてきた中で最もチャレンジングな子どもの一人でした」

ジョーディンは、小学 4 年生のときの支援員が、まるでジョーディンがその場にいないかのように、目の前で自分の問題について話し合っていたことを思い出す。ジョーディンは小さな頃から先生になることを志していたが、自分の指導者たちが自分のことを過小評価しているのを見て、「自分の夢がかなうのかどうか疑問に思った」と言う。

中学校はもっとひどく、過剰な感覚的負荷がメルトダウンに次ぐメルトダウンを引き起こした。ジョーディンを抑えようとして、高校は小さな個室を教室として使って他の生徒から分離し、たった一人の支援員か先生が個別に指導をした。

苛立ち、誤解されたジョーディンは、壁に頭をぶつけるなどの自傷行為か、走るかという二つの方法で応じることが多かった。ジョーディンが走ると、先生や支援員が追いかけ、制止する。それが数年繰り返された。

それはクリスティ・ラパーリア（Christy LaPaglia）という先生がジョーディン

に特別な関心を寄せ、介入するまで続いた。彼女は、ジョーディンが走ったら自分のオフィスへ向かうようにと、それを思い出せるように校舎のあちこちに張り紙をした。そこでクリスティは照明を落とし、ジョーディンは時々机の下に避難して、落ち着いて自分を調整できるまでじっとしていた。クリスティは「ジョーディンに『何かお手伝いできることはありますか？』とメモを書いて伝えました」と言う。

コミュニケーションツールを提供しようとした人もいたが、ジョーディンはその選択肢は限られていて単純だったと振り返る。例えば、高校1年のときに使っていたある本には、単語やフレーズ、指差すことのできる絵が載っていた。しかし、そのフレーズは「欲しい」、「匂いがする」、「分かりました」など概して単純な要求や陳述であった。食べ物の選択肢はクッキーだけだった。ドキュメンタリー映画の中で、自分の気持ちやニーズを伝えられないときはどうなるかと尋ねられたジョーディンは、「すごくイライラします」と答えた。

それが暴走、乱暴な振る舞い、自傷、メルトダウンにつながった。

18歳のとき、ついに突破口が開かれた。決して突然のことではなかったが、ジョーディンは時間をかけて、iPadのディスプレイをタッチしてコミュニケーションをとることを学び始めた。画像やシンボルから始まり、文字や言葉へと前進したが、たどたどしかった。しかし、次第に自分の考えや感情を表現する力を身につけ、1年後には、音声読み上げアプリを使ってiPadで効果的なコミュニケーションをとる無発話者となった。

「自分の考えや志を共有できるようになってから、私の人生は劇的に変わりました」と彼女は言う。

それにつれて、彼女に対する人々の認識も変わった。何年もの間、先生や他の人々は彼女の沈黙から、ジョーディンは知性に欠け、理解できず、能力がないと思い込んでいた。彼女が流暢にコミュニケーションができるようになるにつれて現れたのは、孤立させられ誤解されるというトラウマに何年も耐えてきたにもかかわらず、世界とかかわることを熱望する、明るく、面白く、繊細な

若い女性だった。

　急速に発達するコミュニケーションの力、自信、サポートにより、高校を卒業し、オハイオ大学のカレッジに進学した。そこでインクルーシブな大学チアチーム「Sparkles」を創設し、教育政策の学位を取得した。教育界でのキャリアを追求する決意を固め、ボストン・カレッジに進学し、カリキュラムと指導法に関する修士号取得を目指している。

　「人はもはや、私に尋ねたり、答えを出す時間を与えたりすることなく、私が何を望んでいるのか知っていると言うことはできない」とジョーディンは言う。

　また、権利擁護活動にも深くかかわり、他の人々を教育し、支援し、カンファレンスの基調講演を行い、無発話の人々が様々な AAC（補助代替コミュニケーション）を利用できるよう、その権利を訴えている。

　ジョーディンはしばしば自由にタイプし、自分の考えや意図を簡単かつ流暢に伝えているように見えるが、いつも簡単というわけではない。

　「私はまだ多くのギャップを克服しなければなりません。私は綴ることができる言葉以上に多くの言葉が頭の中にあると知っています」

　そして外的な障壁もある。2019 年、彼女がワシントン D.C. で権利擁護団体「全米障害者権利ネットワーク（National Disability Rights Network）」にサマーインターンをしていたとき、ジョーディンは公聴会の最中に合衆国最高裁判所を訪れた。しかし、警備員は iPad を持ち込むことを拒否した。いくらか交渉した末、ペンと紙が提供されたがほとんど役に立たなかった。

　「この国の最高裁判所が、コミュニケーションの権利を確保するスタンダードとなることをいかに期待されていないかを示しています」とジョーディンは言う。

　その経験は、ジョーディンが個人的な使命としている仕事の重要性を浮き彫りにした。それは、無発話の人々のコミュニケーション・ニーズを満たす機会、選択肢、アクセス権を増やすことである。ジョーディンの目標は、「自分たち

の人生と可能性についての語りを変えること」である。

　そのような高い目標を目指す一方で、ジョーディンは無発話の人々と接する教育者や家族に対して、より実践的なアドバイスをしている。彼女は、人々はあまりに多くの場合、注意の持続時間が短いと指摘する。ジョーディンのようにタイピングをする人と会話をする場合、その人が言いたいことを練ってタイプする間、数分間の沈黙が必要になることがある。時には、答えが出る前に聞き手が立ち去ってしまうこともあると彼女は言う。ジョーディンの提案はシンプルかつ奥深い。

　「おそらく最も重要なのは、気長に待つことです」

❖ スコット・シュタインドルフ

「私は私の人生の捉え方、私の創造性、そして私の感受性を愛しています」

- アルコール依存と薬物依存を克服し、ハリウッドで成功をつかむ
- もっと早く自分が診断されていたらという思いから、ニューロダイバーシティについて啓発し、スペクトラムにいる人々が成功した人生を送れるよう支援することを目指している

　ミネソタ州の小さな町で育ったスコット・シュタインドルフ（Scott Steindorff）は、周囲に溶け込めるような人間ではなかった。話すのが苦手で、運動神経も悪く、人の目を見るのを避けていた。

　「父が母に、私のことをゆっくりなだけだと言っていたのを覚えている」と彼は言う。

　スコットが落ち着かなく不安なようで、周囲との接続が途絶えているように見えることの説明がつかないと、両親は先生に10歳のスコットが薬物を服用している可能性があると告げられたこともあった。

それぐらいの明らかな困難により、彼は絶え間ないいじめの被害に遭っていた。最終的に仕返しをし、いじめっ子の一人を激しく殴りつけ、他のいじめっ子たちは手を引いた。

幼い頃から、スコットは書くことで逃避し、言葉で空想の世界を創造するプロセスに身を置いていた。運動競技に別のはけ口を見つけ、競技スノースキーヤーとなり、「アメリカ・スキー・チーム」の一員となるほどこのスポーツに没頭した。

スキー選手としての日々が終わると、憂鬱になり、不動産業で金を稼ぐことに精力を傾けた。そして、個人的な苦悩に直面する多くのニューロダイバージェントの方々と同じように、アルコール、そして最終的には薬物に慰めを求めた。

「コカインによって、それまで感じたことのないような力強さと完全さを感じた。こんなことを続けていたら、死んでしまうと思った」とスコットは言う。

最終的にリハビリ施設に入所したスコットは、彼が言うところの意識の転換を経験し、より害の少ない手段を探した。週に3、4冊の本を読みあさった。結婚もした。ビジネスを始めた。どれもスコットの不全感を取り除くものではなかった。

「私はまだいじめられ、からかわれている10歳の少年のように感じていて、自尊心や自己価値が低かった」と彼は言う。

それでも、アルコールや薬物とは別のものに出会わなければ生き残れないだろうと分かっていたスコットは、それらを断つ決意をした。彼はまた、ベストセラー文学の映画化を専門とするテレビや映画のプロデューサーとしてのキャリアを築き、プロとして成功することに力を注いだ。映画『The Lincoln Lawyer』〈邦題：リンカーン弁護士〉や『Chef』〈邦題：シェフ 三ツ星フードトラック始めました〉、ポール・ニューマンとの共同製作でエミー賞を受賞したTVミニシリーズ『Empire Falls』〈邦題：追憶の街 エンパイア・フォールズ〉などのヒット作を手がけた。

第12章 ✣ 還元し、道を拓く

その成功にもかかわらず、彼は苦しみ続けた。医師は彼を HSP（感受性の高い人）と ADHD と診断した〈HSP は医学的な診断名ではない〉。

しかし、ADHD と診断された娘の一人がセラピストと連携をとるようになったときに初めて、スコットはセラピストに自閉スペクトラムにいるのではないかと示唆された。スコットが 60 代のことであった。

スコットの最初の反応は羞恥心だったが、調べれば調べるほど、その診断名に納得がいった。

「セラピストと連携をとるようになり、自分に何が起こっているのか理解し始めました」

学べば学ぶほど、人間関係や自分の情動を理解することの難しさ、仕事の会議で人の目を見るのを避けること、注目されることへの嫌悪感など、自分が経験してきた困難をより理解するようになった。

「私は、自分が何者であるかを暴き、発見するプロセスを開始し、自分の過去に対する認識がらりと変わりました」

スコットは、あまりに大きな声で話し、社会的手がかりを逃し、会話を途中で切り上げることがあるため、友人を家に招くのが恥ずかしかったと娘に言われたこともあった。

時が経つにつれ、スコットはスペクトラムにいることを包容するようになった。

「私はユニークであり、損傷があるわけではありません」と彼は言う。

スコットはまた、スポーツでも、ビジネスでも、執筆活動でも、自分の成功の多くは、自分の脳の配線と、トピックやプロジェクトにレーザーのように集中する力のおかげであると正当に評価するようになった。自分の自閉症の診断についてスコットは言う。

「誰かに『自閉を変えたいと思いますか？』と尋ねられたら『いいえ。私は私の人生の捉え方、私の創造性、そして私の感受性を愛しているから』と答えるでしょう」

第Ⅲ部　　自閉の未来

スコットが後悔しているのは、人生のもっと早くにそのことに気づかせてくれる人がいなかったことである。適切な知識とサポートがあれば、「私の人生の問題の多くは回避できたはずだ」と彼は言う。

だからこそ、スコットは自閉への関心を高め、メンタルヘルスの専門家や教育者にニューロダイバージェンスへの理解を深めてもらうことに専念している。彼は、ニューロダイバージェントの方々は診断されずに誤解されたまま人生を送るか、引きこもることを選択することがあまりにも多いと考え、自閉や関連する様態について一般の人々の認知度を高めることを使命としている。アリゾナ州立大学のニューロダイバーシティ・プログラムを通じて、学生たちの自閉に対する感受性と意識を高めることにも取り組んでいる。NBC、ネットフリックス、HBO Max などでエンターテイメントをプロデュースしてきたスコットは、ハリウッドでの影響力を生かして、スペクトラムにいることによくつきまとうスティグマや羞恥心を取り除く手助けをする決意を固めている。

スコットの目標は、スペクトラムにいる人々が、彼自身がようやく達成できたような成功を、個人的にも仕事上でも経験できるように手助けすることである。彼は言う。

「これは私の人生で最も重要なことです。自閉人であることを誇りに思います」

◈訳者解説

● **相互依存（interdependence）**：ベッカ・ロリー・ヘクターの相互依存の考え方は、熊谷晋一郎氏の「自立とは依存先を増やすこと」という考えと同様である〔参考：熊谷晋一郎．自立とは「依存先を増やすこと」．令和3年度版 中学校国語教科書『現代の国語2』(pp.146-149)，三省堂．2021.〕。

英気を養う

　時に、一つの疑問が世界を開くことがある。数年前、私はペアレントリトリートに参加し、ファシリテーションの手伝いをしていた。一人の母親が私のそばに座り、注意を引くために私の腕を軽く叩いた。シンシアにとっては初めてのリトリートで、「右も左も分からない」と思われていた一人の親であった。当時、ちょうど2歳半になる息子は最近診断されたばかりだったので、そこで耳にすることはほとんどが初めてで馴染みのないことだった。多くの年月、長ければ数十年自閉人である愛する人との経験がある親たちに混ざり二日間ずっと話し合いに参加した。自分の子どもの熱中と独自性について語った親もいれば、学校の管理者とバトルをしたことや、バラバラな支援システムをうまく使いこなす難しさについて話をした母親もいた。シンシアは、19歳の子に適切な全寮制の学校が見つかったことへの感謝の気持ちを表している母親や、仕事をすることと母親であることのバランスをとることの困難について率直に話す母親にも会った。

　その後、リトリートの終わりの集いが始まる少し前に、シンシアは私の方を見てささやいた。

　「プリザント先生、一つ質問があります」

　とても特別な方法で自閉人の子どもを助け、自閉から「回復」したという子

どももいると謳っているオンラインプログラムを見つけたという話だった。私の意見を求めていた。

推奨される活動に従うことで、わずか数週間あるいは数か月のうちに自閉の症状は軽減し、卓越した大きな進歩を遂げた子どもの親が寄せたお客様の声が書かれていたと、シンシアは説明した。コストは？　約1,000ドル。

「プリザント先生、どう思われますか？」

シンシアの質問で、関連した疑問を私に寄せた親が多かったことを思い出した。「仮にお金のことは抜きにして」親は尋ねる。

「職場や家庭のことで地理的な制約がないとして、子どものための最善のサービスを得るためにどこに引っ越したらよいでしょうか？」

このような親は、どこかに自閉に関するサービスのメッカがあるという信念を抱いている。自閉に関連した困難を自閉人である子ども、ひいては家族からすべて取り除くことができる学校、ドクター、セラピストが存在しているかもしれないという信念である。

行くべきところはどこか？　どこの都市のどこの学校？　親は問う。

答えはそんなに単純なことではない。これが答えである。子どもを「普通」の状態にするあらゆる答えと計画を提供し、家族が、自閉を考慮せず、立ち止まらずに歩んでいくことを可能にする、専門家、クリニック、魔法の場所、治療アプローチは存在しない。

考えられる最善の生活を自分の息子に与えることを追求する中で、すべての選択肢を追い求めている、幼い子どもの母親であるシンシアを責める人はいないだろう。利用可能な最善のサービスを探し求めることに関して、家族を責めることができる人は誰もいない。親であれば誰もが、自分の子どもが幸福に充実した生活を送り、潜在能力を最大限に発揮し、中高生や成人になっても尊重され、かかわりをもち、コミュニティの価値ある一員として成長することを望んでいる。しかし、自閉に関連した困難や同時に見られる様態が複雑な問題となったり第一の焦点になったりするとき、大事なことをよく見失ってしまう。

第13章 ✤ 英気を養う

❖回復という疑問

　自閉に対するアプローチの中には、「回復」を明白なゴールとするものもある。がんを乗り越えたり心臓発作や脳卒中から快気したりするのと同様に、人は自閉を克服することができるという考えである。それが可能かどうか、望まれるかどうかさえ、未解決のままである。Journal of Child Neurology〈小児神経学の学術専門誌〉に掲載された2019年の研究では、569人の子どもたちを追跡調査した結果、時を経て、ごくわずかな割合の子どもが、「DSM」の自閉症の診断基準に合わなくなるような症状の改善を示したが、ほとんどの子どもたちは依然として「セラピーによる支援や教育的な支援を必要とする困難さ」を抱えていた。その研究からは、どの子どもがそのような達成を示すか予測する手段、つまりその理由は明らかになっていない。

　自閉のこの見方においては、回復を、「DSM」の診断基準を満たさない程度にまで「自閉症の症状」を減らすことだと考えている。様々な面で充実した生活を楽しんでいる、私がよく知る自閉スペクトラムにいる最も成功した人の多く（テンプル・グランディン、スティーブン・ショア、マイケル・ジョン・カーリー、ベッカ・ロリー・ヘクター、デイブ・フィンチ、デイナ・ガスナーなど今では数え切れない人々がいる）は、自身について回復したと言及していない。充実したキャリアをもち、コミュニティの積極的なメンバーであり、中には家庭や子どもをもっている者もいる。子どもの頃に自閉から回復したといったん見なされた人が、成人して後に自身を自閉であると捉え、自己診断する人もいる。他にも、多くの自閉人の成人（ほとんどの明らかな症状に邪魔されることがなかったり、あるいは自閉を「マスクで隠す」こと〈p.361参照〉に多大なエネルギーを費やすことを学んできたりしたことで、大部分は「定型発達」として通ると言っている人さえも）は、回復への強調に憤慨し、多くの人は自閉を自分のアイデ

ンティティとして不可分で一体であると見なしている。

　行動が自閉症の基準に合おうが合わなかろうが、人は QOL の高い人生を楽しむことができる。ある 10 代の子は、親に診断についての話題を初めて切り出されたとき、「私は自分の自閉を**愛している**」と言った。

　「回復」が可能であろうとなかろうと、それを一つだけの目標として追い、成功の成果の第一の印として見なすことは、親が精神的、経済的に消耗し、自閉人である子どもや成人にとってストレスフルとなり得る。特に、「自閉的行動」を減らすことや、マスキングの仕方や「自閉的行動」の隠し方の学習に処遇の焦点があるときはそうである。また、研究が「回復」の可能性はまれであることを示していて、さらに「回復」がどのように定義され、その追求が望ましいかどうかについても、かなりの論争があるにもかかわらず、専門家がその可能性を提示すること、とりわけ自分たちのサービスをプロモーションするためにそのような主張をすることは、専門的実践の倫理に反している。

　自閉に関連した困難を最小限にすること、高い QOL を達成することを見通して期待を維持することは「回復」と密接にリンクされる必要はない（単にそれを「大きく前進する」、「困難を乗り越える」あるいは「QOL を高める」と言う人もいる）。

　回復を最高度の目標とするとき、家族は子どもが見事に発達的に新しい局面に前進していることやユニークな特徴を見逃し得る。それは、まさに運転手が目的地にだけ集中して途中の見事な景色に気づかないようなものである。

　対照的に、私は多くの親が学齢であれ成人以降であれ、わが子が成す小さな達成と日々の進歩から大きな喜びを見出すのを見てきた。それは、生涯にわたる歩みに焦点があるからこそである。漸進的な達成が積み重なることが大きな変化へとつながり、自閉人の方々とその家族の QOL を向上させる。

　シーラは、私が会った誰よりも、その違いについてうまく説明している。息子のパブロは、10 歳のかわいい子で、高い不安と感覚過敏をもっていた。話すことができたが、調整不全によって参加やかかわりを維持することが難し

かった。数年間シーラは、多数の食事療法や様々な他の治療を試みて、パブロを変えようとし、自閉を取り除こうと必死であった。シーラが立ち止まり、自分の試みを新しい観点から見たのは、ペアレントリトリートに来て、ちょうど自分と同じような親たちに会い、その親たちの苦悩や成功の喜びについて聞いているまさにそのときだった。

シーラは目に涙を浮かべて、突然のひらめきをグループに伝えた。

「私はパブロの欠けているところを直そうと手を尽くし続けています。私が学んだことは、息子はひとつのまとまりをもった人であり、幸せであるということです」震える声でさらに続けた。

「私たちは、子どもたちの生活をより快適で幸せなものにするためにできることは確かに何でも追い求める必要があります。しかし、実際には子どもたちはひとつのまとまりをもった人です。**子どもたちが私たちの欠けているところを直すことができるのです**」

❖ 家族が違えば、夢も異なる

歩みに焦点を当てると、どの家族も異なるように見える。それはどんな子の子育てでも同じである。以前、私は個人開業による実践の一部として、数日間、家庭で相談を行うために二つの異なる家族を訪ねた。どちらの親も、自閉症と診断されたばかりの3歳未満の子どもがいた。私の役割は、どちらのケースも診断の確認をすること、そして今後予想されることや家族がしていくと思われることについて対話を始めることであった。

診断についての最初の話し合いの後、一つ目の家族の父親が質問した。

「息子はいずれ大学に行くと思いますか？」

自分の息子が学業面で成功するかが、父親の一番の関心事であった。

二つ目の家族とも最初の話し合いは、ほとんど同じだったが、母親からは次

のような別の角度からの質問があった。

「私たちが知りたいのは、娘が幸せになれるのかです」質問はさらに続いた。

「娘は友達をもち、自分のことを愛する人がそばにいてくれるでしょうか?」

おのおのの家族は異なる。同じ診断、歩みの同じステージでも、優先事項は本当に異なる。

以前、私は友人のバーバラ・ドミング（第10章参照）から額に入った絵をもらい、オフィスに飾っている。一人の男性が、遠くの太陽のような光に向かって綱渡りをしている超現実的な絵である。綱の一端だけが男性の後方に固定されている。自分が立っているところの前に伸びている綱のもう一端の方を両手でつかんでいるので、男性の次の一歩が定かではない。バーバラの解釈によると、男性はわが子が自閉症の診断を受けたばかりの家族を象徴している。親は長い旅が始まっていると明確に理解しているが、その旅は自分で一歩一歩道を作っていかなければならないものである。一つひとつのステップを選択することは、一歩間違えれば子どもと家族に致命的な結果をもたらすかもしれないという不安と恐怖にさいなまれる。残念なことに、親身になることを役割とする専門家の中には、実際にそのようなおそれを煽り、助長する者もいる。

このような感情は、小児期に診断された時を越えて続くことがある。実際、歩みの途上では常にそのように感じられるだろう。物事が安定しているときでさえ、親がしっかりとした土台を歩いていると感じるときでさえ、最愛のセラピストが立ち去ったり、学校のプログラムがうまくいかなかったり、子どもが思春期や青年期を迎え、新しい学校へ移行したりなど、いつ事態が変化してもおかしくない。親は再び、綱渡りをする人になる。

親が道を進むのをより難しくすることについても、この比喩を拡大して説明できる。バランスを保ちながら、自分の道をなんとか進もうとするとき、いろいろな人がアドバイスや指示をくれるが、それは心の動揺や罪悪感にさえつながることがとても多い。

「ここを右に曲がって!」

第13章 ✣ 英気を養う

「そこを左に行って！」

「そこで2回宙返りして着地して！」

　自分の子どもや家族のために最良の選択をしているかどうか、絶えず後から悩み、親や養育者は慢性的なストレスを感じ得る。多くの岐路において、はっきりとした答えはない。疑う余地がない選択はない。ある専門家は、子どもは1週間に40時間のセラピーを必要とすると断言するかもしれない。ある親は、特定の療育が自分の子どもに驚くほど効果があったからきっとあなたの子どもに同じように効果があるだろうと主張する。インクルージョンを主張する人もいれば、ホームスクーリングを主張する人もいるし、自閉人の生徒向けの私立学校を主張する人もいる。グルテンフリーの食事が必須と強く主張する人もいる。親は、一つの踏み誤り、つまり一つの間違った選択（あるいは選択しなかったこと）が取り返しのつかない損失を引き起こすと感じ得る。

　そのすべてが未来に目を向け、**とにかく私たちは何に向かって歩いていこう？　私の光は何？　わが子に対する自分の願いや夢は何？　それをかなえるために正しい選択をどのようにすべき？　これはわが子が望んでいることや必要としていることなのか？**　と、親が考えるのを難しくさせる。

　親は、それぞれ様々に答える。それぞれの家族はユニークな優先事項、目標、夢をもっている。そしてもちろん、多くの自閉人の10代の若者や成人、幼い子どもでさえも、自分自身の将来の目標や願望をもっている。

❖スモールステップ、視点の切り替え

　将来について、不安を感じるのは自然なことである。5歳の男の子の母親から、息子が15歳のときにどのようになっているか心配で胸がいっぱいで深夜に目が覚めることがあるという話を最近聞いた。将来の心配にとらわれたくないと言う親もいる。ジャスティン・カナが10代だったとき、ある人が母親に

成人になってからの将来について尋ねた。「私はすぐにそこに行くことはできません。一歩ずつです」とジャスティンの母親は答えた。

しばしば、親は3歳、5歳、7歳で一定の発達的な節目に達しないのではないか、手遅れになるのではないかという心配を表す。もし子どもが5歳までに一定の数の言葉を話さなければ、期待は失われると親はどこかで耳にする。あるいは、AAC（補助代替コミュニケーション）を使うことは**本当の**コミュニケーションではないので、発話にのみ焦点を当てるべきだと聞く。あるいは、小さい子どものIQあるいは学業面の達成は、子どもの将来を予測し得ると聞く（これらはすべて真実ではない）。

困難がひどく大きいように見えると、希望をもてなくなることがある。私は、幼い年齢で音声言語を身につけていない子どもの親に多く会ってきた。親は5歳までに話さなければ、おそらく決して話さないだろうとか、AACを導入することは発話の発達を妨げるので発話のトレーニングのみが望まれるといったことを耳にしている。どちらも真実ではない。発達は人生を通して続き、また、AACはコミュニケーション手段としてとても効果的であるだけでなく、実際は発話の発達を支える場合もある。それでもやはり、親は子どもができるだけ早く音声言語を身につけるのを見ようと必死になる。それが生じないとき、親は落胆する。燃え尽きた感じになり、望みがなくなる。一つの特定の目標に過度に焦点を当てると、親はすべてのことをそのプリズムを通して見て、長所や達成したことに気づいたり、あるいは子どもを見ることさえ難しくなる。残念なことに、回復を追い求めるあまり、子どもや家族の双方に慢性的なストレスがかかり、子どもの幸せや精神的ウェルビーイングが犠牲になってしまうケースもある。

このような状況で助けとなるのは、見方を変えることである。子どもが話さないときでさえ、意図的に母親や父親を見たり、指差しをしたり手を振ったりし始めているなど、結びつきの兆候があることは多い。これらは社会的関心の最初の兆しであり、より高次のコミュニケーションの力への基盤や足がかりで

あり、多様なコミュニケーション手段（ジェスチャー、音声、言葉、AACシステム）によって支えられる。しばしば、親は子どもに話をさせることだけに過度に集中していて、そのような期待できる兆しに気づかない。子どもが手をとって母親を冷蔵庫のところに連れて行くとき、その子は単に「人を道具として使っている」のではない。そのような行為を退ける人もいるが、それは意図的なコミュニケーションであり、築くべき最初のポイントである。私たちが大きな飛躍を夢見るのと同じように、多くの場合、こうした小さなステップが前進を示し、希望をもたらしてくれる。

　親や養育者にとって、同じ道の先の方にいる家族と知り合うのも助けになる。ペアレントリトリートで、3歳の子の母親は、同じ困難を幼い頃にもっていたことがある20歳前後の青年の父親に会うことができた。その青年は、話すことはできないが、コミュニケーションのためにiPadや文字盤を使っている。両親は、前向きな態度を維持し、子どもを愛情で包み込んでおり、有用な支援をすることでその青年が幸せで、自己決定のある、充実した生活を送っていることは明らかであった。

　アミールは、地元のお店や両親が経営するコミュニティシアターで売られるクッキーを焼く事業を営んでいる、発話がほとんどない若い男性である。両親は、アミールが10代だったときにはそのようなことをしているのをイメージできなかった。アミールは高いQOLをもっている。アミールは目的をもち、コミュニティに参加し、仕事に誇りをもち、自分に自信をもっている。成人した息子が家で生活していない人生を想像できなかったと両親は言う。

　それは、人間の発達は、生涯にわたるプロセスであることを思い出させてくれる。そして、優先事項は変わるということを思い出させてくれる。ある段階で確かに重要と思われたことも、数年でそうではないと感じることもある。

第Ⅲ部　　自閉の未来

❖楽しさ・喜びと自己感、それとも学業の成功？

　親は、子どもが大人になるとき最大限の成功を保証するために、子どもの学校のプログラムが何に重点を置くべきか知りたいと思うものである。人にとって、最良な QOL を確実なものにするのに役立つ重要な力や資質は何か？　私が考える最優先事項は、自己表現と自尊心を築くこと、楽しさ・喜びを注ぎ込むこと、肯定的な体験を作ること、健全な関係性を重視することである。また、自己認識、情動の自己調整の力、そして、必要であれば他者からの支援を受け入れる力を高めることも重要である。

　あなたが肯定的な情動体験をもつとき、学習や探求をしたり、自信をもったり、他者とつながりたいという意欲を高めたり、自分の目標を定めたり、より多様な体験を求めたりする気になる。言い換えると、それは、あなたの QOL を高める。また、幸福でいることは、あなたを一緒にいたい、より望ましい人にさせる。それは、人にあなたを求めさせる。これは、子どもが集団でかかわっているのを見るとき、明らかになる。子どもたちは不安や神経が高ぶっている、あるいはむすっとして不機嫌な子どもを避ける。しかし同じ子どもたちが、快活で、笑っていて、陽気で、整った状態にあり、親しみやすいと思われる子に会えば、その子に引きつけられる。楽しさ・喜びは、自然な連結装置である。

　けれども、多くの親、教育者、セラピストは、楽しさ・喜びを注ぎ込むことよりも、たとえ大きくストレスや調整不全を増やしても、学業的達成を優先させる。実際、ある行動的アプローチの著名な提唱者が楽しさ・喜びを重視するという考えに異議を唱え、自閉人である子どもに対してもそれを主張し、楽しさ・喜びを感じることよりもスキルを身につけることの方がずっと重要であるとするのを聞いたことがある。言い換えると、楽しさ・喜びを測定することは

重要ではなく、スキルを測定するべきであると。

　これは見当違いの考え方というだけでなく、大事な点を見落としている。子ども、そしてすべての人間は、楽しさ・喜びを感じるときにより容易に学ぶ。人は肯定的な情動を感じているとき、より効果的に情報を心に留め、思い出すことができる。常にストレスフルな状況のもとで学習しようとするとき、私たちは警戒心が強まり、心に留める情報はほとんどなくなり、学んだことを利用するのがより難しくなる。しかし、肯定的な情動を感じ、自分が生きる世界を信頼しているとき、学習経験に対する準備がよりでき、学習がより深く、より有意義なものとなる。楽しみ、周囲の人をたちを信頼しているとき、私たちは学ぶことやリスクを冒すことへの動機づけが高まる。

　全体像を考えるのではなく、子どもに無理をさせすぎ、学業を強く主張する教育者に何度となく会ってきた。しばしば、教育者は学業面の成績に関してのみ成功を測る政策を受けている管理者のプレッシャーのもとにある。極端なケースでは、結果的に子どもが学校に行くのを嫌がり不登校になる。単にシャットダウンする子どももいる。少なくとも、そのプレッシャーは克服しがたいストレスと否定的な情動的記憶を作る。学業面に狭く焦点を合わせることや、標準的なカリキュラムを手引きにすることに代えて、全人的な発達を考え、楽しさ・喜びを大きくし、学習や参加の可能性を高めるために必要な便宜や選択をするのが不可欠ある。**そのことが**ベストな QOL につながる。

❖ 自己決定の重要さ

　私は以前、ニュージーランドで最も大きく、絵に描いたような美しい都市であるクライストチャーチにワークショップをするために招かれた。このようなイベントを開く際には、慣習としてポリネシア系の先住民族であるマオリ人の代表が簡単な儀式を行うと知った。満員の会議場に到着すると、主催者から木

彫りの杖を持っている背が高く大柄な紳士であるマオリの長老を紹介された。その長老に短い儀式に導かれたとき、私は身が引き締まる気持ちになり誇りを感じた。それは、お互いの鼻と額をこすり合わせるあいさつをすることで始まった。そのやりとりは、**ホンギ**と呼ばれ、他者にあいさつするときに自分の気を分かち合う儀式を象徴している。

　それから、講演を始めようとしていたとき、長老は私の元へ来て、身を寄せて耳元で短い言葉をささやいた。

　「主体的になるためには、私たちはまず英気を養わなければならないというメッセージを伝えてくれると信じています」

　私はその言葉を受け取ったとき、全身に衝撃が走った。その言葉には、自閉人の方々が生きていくことについて私が信じていることがかなり要約されていた。私は、自閉人やニューロダイバージェントの方々が充実した有意義な生活に向けて前進するのを助けるための最良の方法は、深い敬意をもって自閉人の方々が他者や環境と結びつくための方法を見つけ、自己感を築くのを助け、つながりや、楽しい経験を促すことであると信じている。

　私たちは英気を養わなければならない。毎年、私は多くの自閉人の方々に会っている。これらの出会いについて、しばしば気構えや気力という観点から考えている。例えば、**この子は気分がよさそうだ、あの子は元気だ、気ままで伸び伸びしている子どもたちだ、など**。このような人々は、他者を引きつけるような類の人々であり、部屋を喜びと感嘆でいっぱいにすることができる人である。活発でなく、受動的で、慎重で、周りとつながっていないような人、あるいは恐怖心や心的外傷を抱えているような人もいるだろう。そのような人々について、私たちは**元気がない**、あるいは**元気づける必要がある**、と言うことがあるだろう。

　その違いは、重度の感覚の問題や生物医学的な問題など、生得的な要因によって引き起こされるか、少なくとも大きな影響を受けている可能性があるが、より元気な人は人生において正しいサポートとともに選択肢や機会が与えられ

ている人であることが多い。そのような人の熱中は尊重され、育まれてきている。また、自分自身の状況において発言権を与えられてきている。それは支援なしで自分の人生を生きていけるという意味ではない（それが可能な人もいれば、すぐには達成できない人もいるだろう）。実際、「自立」を最も望ましいゴールとして掲げるのは間違っているかもしれない。ベッカ・ロリー・ヘクターのような自閉人の方々から、QOL は、**相互依存**、安全で信頼できる人間関係をもつこと、他者やコミュニティに頼る方法を知っていることと、より高い相関関係がある可能性があることを学ぶ機会が増えている。きわめて重要なことは、誰かにコントロールされたり、延々と従い、援助に応じることを期待されたりすることなく、**自己決定**、すなわち個人的なアイデンティティの感覚、自分が何を愛し望んでいるかという認識、自身の人生にある程度の発言権をもつことである。

　自閉人であるわが子が 10 代後半や成人期に入るときだけ、自己決定について考え始め、利用可能または作成可能な選択肢を比較検討し始める親もいる。しかし、その対話は就学前などのより早期から開始されるべきである。年齢の高くないスペクトラムにいる人を育て、教え、支援する際、それを行う人たちは常に問う義務がある。

　「この子どもあるいは成人にとって、最終的に最も自己決定が多く、充実した生活を可能にするためにできることは何だろうか？」

　そのため、人に対する特定の期待を強要する代わりに、可能ならいつでも選択の機会を提供することが不可欠である。目標は、人を不完全なものとして直したり、（どんなことであれ）「普通」に見えるようにしたりすることにあるべきではなく、むしろ、人が自分自身で決定したり、自分自身の生活に対してコントロールを働かせる力を身につけるのを助けることであるべきである。

　ひどく調整不全になっていたジェシーは、手紙を運んだり、友人とリサイクルしたりする機会を得て、中学生として学校に貢献し誇りを強めたとき、自己決定に向かう階段を上り始めていた〈第 1 章参照〉。

セラピストにとてもイライラしていたスコットは、「いいね」という言葉を私が使うのを禁止したとき、自己決定を表明していた〈第5章参照〉。

　フェリーに乗るのをおそれていたネッドは、挑戦することを決定される代わりに身を引くチャンスを与えられたとき、自己決定できる自分について学んだ〈第4章参照〉。

　トランポリンでジャンプする機会を得るまでディナーに来なかったロスは、自己理解が十分にあり、自身の生活をコントロールできる大人とはどういうことかを示した〈第9章参照〉。

　親や先生、様々なコミュニティのメンバーが選択の機会を与え、機会を作り、自閉人やニューロダイバージェントの方々を力づけるとき、主体性を高めるだけでなく、その人たちはまた、当事者の方々の英気を養うのを助けている。

❖訳者解説

● **英気を養う（Energize the Spirit）**：何事かに取り組むための活力を蓄えること。元気づけること。一般的には、休養をとる際に用いられる言葉であるが、私たちは身体を休めるだけでなく、趣味などの好きな活動を行うことでも英気を養うことができる。それは当然、自閉人の方でも同様である。

● 綱渡りの絵は、クヴィント・ブッフホルツ（Quint Buchholz）の『Giacomond』という作品。

● **便宜（accommodation：アコモデーション）**：「配慮」や「調整」とも訳される。アコモデーションは、学習内容を理解したり課題に取り組めるように、個人に合わせて学習環境や教材教具などを調整することを指す。教える内容は変えないアコモデーションとは違い、教える内容そのものの変更を指すモディフィケーションという用語もある。本人に必要な支援を考える際に、両者を一緒くたにするのではなく、区別することが重要である。

● シーラという名の母親の突然のひらめきは、本書の核である。「欠けているとこ

ろを直す」はfixの訳、「ひとつのまとまりをもった」はwholeの訳である。「本人とは違うある状態（それは本人以外の誰か、例えば親や先生が思う「普通」、「正常」、「理想」、「模範」などかもしれない）を想定し、その状態と本人とを比べて本人に欠けているところを直そうとする支援」から、「本人をひとつのまとまりをもった人として捉え、本人の生活をより快適で幸せなものにするための支援」へと、わが子に対する支援の意味が劇的に変わった瞬間である。

エピローグ

　毎年、ペアレントリトリートが終わると、一緒に参加した母親や父親は高揚感と期待感の入り混じった表情を浮かべる。一方では、理解し、理解されたこの数日間のつながりに喜びを感じている。もう一方では、家庭や日々の生活に戻りながら、この場所で、皆と分かち合い、気を晴らし、泣き、微笑んだことを、再現できたらよいなと思っている。

　「このリトリートで、みんなで集まって経験を分かち合ったり、メンバー全員が自分の輝かしい経験や不満、悲しみを理解してくれる場にただ立ち会ったりすることがいかに大切か分かりました」と、スペクトラムにいる二人の子どもをもつ父親、ファン・カルロス（Juan Carlos）は語った。

　同じようなストレスや困難を抱えている他の家族と出会うことで、孤立感が薄れ、大げさではなく結婚生活を救ってくれたという親もいる。また、ゲストとして招いた成人の自閉人の方々と出会い、当事者の方々から学ぶことがいかに重要であったかを強調する親もいる。要するに、Community Autism Resources〈p.196 参照〉の親兼専門家の人たちとともに協力して行っている週末のリトリートで、親たちが体感したことは、自分に気を配り、耳を傾け、理解してくれて、ありのままの自分を大切にしてくれる、支えとなるコミュニティに身を置くことの力なのである。

　『ユニークリー・ヒューマン』を読み終えることは、リトリートを離れることとそれほど変わらないように思う。世の中には自閉に対する否定的なメッセージや誤解があふれており、自閉人の方々やその家族を助け、元気づけるはずの人たちが、自閉を悲劇的で、つらく、難しいものとして描いていることがあまりにも多い。このエピローグでは、別の側面、つまり、自閉人の方々がユニークリー・ヒューマンであること、ユニークリー・ヒューマンのファミリー

として生きるということとはどういうことなのかについて、示したいと思う。ロス・ブラックバーンやジャスティン・カナを知り、モレニケ・ギーワ・オナイウやジョーディン・ジンマーマンの声を聞き、スティーブン・ショアやカーリー・オット、クロエ・ロスチャイルドから学んだ読者の皆さんは、どうすればこのような非凡な人々やその考え方、メッセージを自分の人生に取り入れることができるのだろうか、どうすれば、自分の家族や愛する人が、この人たちのようにユニークリー・ヒューマンであることを認められ、正当に評価され、大切にされるのだろうかと思うかもしれない。

　私がもっている最良の答えは、支えとなるコミュニティを見つけることである。物理的な場所、社会的な場所、精神的な場所、そしてバーチャルな場所であっても、つながり、学び、話すことができ、ありのままの自分を受け入れ、大切にし、支えてくれる場所。私は、自閉人の方々をより「普通」に見せることに重点を置いたり、四角いペグを丸い穴にはめ込もうとしたりする治療的企てのことを話しているのではない。私が言っているのは、あなたやあなたの家族が気を配られ、理解され、ユーモアや経験や洞察を分かち合えるコミュニティについてである。

　そのようなコミュニティはどこにあるのだろうか？　私が経験した中で最も優れているのは、エレン・ホールが創ったロサンゼルスやニューイングランドにあるミラクル・プロジェクトのプログラムのような、パフォーマンスや表現芸術のプログラムである。そこでは、自閉人であったりニューロダイバージェントであったりする子どもや中高生と、定型発達の同年代の仲間が協同でミュージカルや演劇を創作したり、その他の活気あふれる活動をしたりするのである。親たちは、自分たちの家族の創造性に誇りをもっている。新型コロナウイルスが大流行し猛威を振るっていたときでさえ、ミラクル・プロジェクトは Zoom を通じて絆を築き続け、参加者たちがつながり、互いに会い、そして見てもらう場をもった。「確かにコロナウイルスは怖い。しかし、私たちが皆ここに一緒にいることは素晴らしいことだ」と、俳優の一人であるニックは書

いて伝えた。

　「ミラクル・プロジェクト」や、社会人のプロフェッショナルが集まっているカンパニーである「スペクトラム・シアター・アンサンブル」のようなプログラムは、参加者が共通の興味でつながり、自分の声を聞いてもらう機会を作り、それぞれがメンバーシップを共有しているという感覚を与えてくれるもので、私はその一員であることを誇りに思っている。スペクトラム・シアター・アンサンブルの俳優のジュリアは、こう語る。

　「自分の障害を理由に批判されたり、いじめられたりすることなく、自分の大好きな芝居を追求できる場所なのです。私のことを理解してくれて、セリフを間違えても気にしない人たちのおかげです」

　舞台芸術のグループは、コミュニティの一種にすぎない。適した学校は、支えとなるコミュニティになり得る。言葉を交わすためだけに集まるグループもそうである。ベッカ・ロリー・ヘクターは、『Spectrum Women』というアンソロジーに寄稿した他の女性たちの中にコミュニティを見出したと語った。彼女は他の女性たちのほとんどに直接会ったことはないが、自分たちの物語を通して、E メールや文章や Zoom を通して、自閉人の女性たちは時間も地理も超えて、現実的で深いところでつながっている。

　自分の住んでいるすぐ近くであれ、地区であれ、街であれ、礼拝のコミュニティであれ、あるいは何らかのバーチャルな形であれ、あるいはペアレントリトリートのような時折の集まりであれ、コミュニティはそこに存在し、それを見つけることはユニークリー・ヒューマンとその家族にとって QOL の高い生活を創造し、育む最良の方法なのである。

　もちろん、自閉に関する大きな皮肉の一つは、長い間、自閉人は自分だけの世界に生きていて、社会的感性や社会的意識もなく、思いやりもなく、他の人間とのつながりを望むこともないように描かれてきたことである。これほど真実からかけ離れていることはない。スペクトラムにいる人たちに耳を傾ければ傾けるほど、他の誰よりも社会とのつながりを望み、すべての人間が切望する

❖ エピローグ

339

承認、愛、感謝を必要としていることが分かる。むしろ、社会構造がそのようなつながりを難しくしているため、自閉人の方々はしばしばつながりをより切望しているのだ。

朗報は、あなたやあなたの愛する人が、「ユニークリー・ヒューマンにもかかわらず」ではなく「ユニークリー・ヒューマンであるがゆえ」に、認められ、尊重され、受け入れられ、包容してくれるような、支えとなるコミュニティが存在するということだ。

自身も息子も自閉人であり、自閉に関する専門家として国際的に知られ、ソーシャルワーカー、大学教授、そして数え切れないほどの自閉人の方々のメンターでもある私の友人、デイナ・ガスナーの言葉を最後に届けたいと思う。デイナが『ユニークリー・ヒューマン：ポッドキャスト』に出演したとき、私はデイナに彼女がメンターをしている自閉人の方々や、まだ自閉コミュニティとつながっていない方々に向けたメッセージを求めた。デイナの心打つ言葉は、支えとなるコミュニティの力、そしてますます多くの自閉人の方々とその家族がお互いに助け合っていることの素晴らしさを物語っている。

「私たちはあなたを待っています。あなたのコミュニティがあなたを待っています。私たちはあなたの文化です。私たちはあなたのファミリーです。私たちはあなたの種族です。私たちはあなたを待っています」

あなたが個人として、あるいは家族として、あなたというユニークリー・ヒューマンを包容してくれるコミュニティを見つけることを願っている。

◈訳者解説

● **種族（tribe）**：自閉人の方々や発達障害という少数派のグループを、独特のスタイルをもつ「種族」のようなものとして理解する見方がある（参考：本田秀夫. 『発達障害：生きづらさを抱える少数派の「種族」たち』SBクリエイティブ．2018.）。

よくある質問

つい最近、自閉に関する講演をするためにドバイ首長国に行った。親と専門家が中東全体、遠くはナイジェリアから詰めかけた。参加者の外見は、アメリカ、ヨーロッパ、あるいはオーストラリアで話をするときとは違っていた。女性の多くはブルカを纏い、ニカブという頭を覆う伝統的な服装をしている人も何人かいた。しかし、質問は、中国本土、ニュージーランド、イスラエルなど様々なところの親、教育者、セラピストから聞かれるものとほとんど同じであった。例えば、なぜ私の子どもは回ったり体を揺らしたりするのか？　息子にiPadを長時間持たせてよいか？　娘はいつか話すようになるか？　どうすれば配偶者に、自分たちの子どもが自閉であり、それが単に「なくなる」ことはないと受け入れてもらえるか？　自分のクラスに他の子どもとかかわろうとしない女の子がいるが何かできることはないか？　生徒が自分の手を噛むのをやめさせるにはどうしたらよいか？　成人した息子の深い興味が、どうすれば仕事のチャンスにつながるのか？　世界中の親は子どもや家族にとっての最善が欲しい、教育者は答えが欲しい、あらゆる領域の専門家や支援スタッフは利用可能な最善の情報が欲しい。その一助になればと思い、私が最も頻繁に受ける多くの質問の中からいくつかを取り上げ、それに対する回答の一つを以下に挙げたい。

高機能自閉か低機能自閉かどう識別するのか？　アスペルガー障害についてはどうか？

ちょうど2歳半のエリックは、4歳児向けのとても複雑なパズルを組み立てることができる。しかし、まだ話すことができず、ほとんどジェスチャーでコミュニケーションをしている。エリックは高機能だろうか、あるいは低機能だろうか？

8歳のアマンダは、4年生の授業で学業面では学年相応の力を発揮することができる。しかし、支援員の援助がなければ、とても不安になり得る。教室を逃げ出したり、学校の建物の外にさえ行ったりしてしまう。アマンダは高機能だろうか、あるいは低機能だろうか？

　15歳のドミニクは話をせず、代わりに音声産出機器を使ってコミュニケーションしている。学校の日の半分を特別教育のクラスで過ごしている。クラスメイトと先生は、ドミニクを愛し、そのよさを分かっているし、ドミニクは校庭で多くの友達に会うことを楽しんでいる。ドミニクは高機能だろうか、あるいは低機能だろうか？

　レイラは30代の芸術家で、ペットの肖像画はオンラインショップで絶大な人気を誇っている。しかし、彼女は重度のうつ病を繰り返し、社会不安と感覚過敏に悩まされているため、実家の地下室から出ることはほとんどない。レイラは高機能なのか、それとも低機能なのか？

　これらの用語はとても一般的なものとなったが、私はそれを使用していない。私は子どもと人間の発達について長く学び続けている一人として、この特徴づけがどれだけ過度に単純化されたものか痛感している。人は、無限に複雑であり、発達は多次元的で、そのような単純な二分法でくくることはできない。

　そのうえ、その用語は、意味を欠くとても不正確なものである。「高機能」と「低機能」は、「重度の自閉」や「重い自閉」や「軽度の自閉」とともに、疑似的な診断カテゴリーであり、一般に是認された定義やいかなる診断基準もない。『精神疾患の診断・統計マニュアル』の最新版である『DSM-5』が自閉スペクトラム症のすべてのサブカテゴリーを破棄したとき、アスペルガー障害がもはやはっきりと異なる診断ではなくなるということから議論を巻き起こした。明確に定義された診断の境界がなかったので、ずっと前からアスペルガー障害と高機能自閉が同じかあるいは異なるかについて議論があった。

　低機能自閉と**高機能**自閉という用語が、自分がよく知る子どもや成人に適用されるとき、私はそれがどれほどひどく不正確で誤解を招くものかしばしば見

てきたし、それらの用語を使用することは敬意に欠けていると思っている。そして、多くの場合、わずかな時間のスナップショットにすぎないと思っている。母親や父親が自分の子どもに**低機能**という用語が適用されるのを聞くとき、現に受け取っていることは、子どもの全体を見ない、子どもの力や可能性に対する限定的、部分的な見方である。「高機能」と記述されるときでさえ、しばしば親は、子どもは大きな困難を経験し続けているが、教育者や他者はそれを過少評価したり、あるいは無視したりすることがとても多いと指摘する。さらに、よく整った状態であれば、より有能に、あるいは定型発達にさえ見える人たちは、より明らかな障害となるような状態の人たちよりも、その親と同様に、より厳しく判断されることが多い。

　専門家が子どもの発達の早期にこの類のレッテルを適用するとき、人の可能性を不当に運命づける効果がある。「低い」であれば多くを期待せず、「高い」であればうまくやれて支援が必要ないだろうというように。レッテルはしばしば自己充足的預言となる。けれども、人生の早期でより困難が見える（そしてそれゆえ支援がより必要な）子どもがしばしば、時を経て見事な発達的前進をする。子どもの中には遅咲きの子もおり、すべての発達は生涯にわたるものである。曖昧で不正確なラベルに焦点を当てる代わりに、人の相対的な長所と困難に焦点を当てたり、最も有益な支援を見つけたりすることの方がより望ましい。

自閉人である子どもを助けるための好機は5歳で終わると聞いたことがある。その後では重要な価値がある前進を期待するには遅すぎるのか？

　ひとことで言えば、答えはノーである。多くの親は、ある時点で改善の好機がなくなるので、できるだけ早期に介入することが重要であると、他の親あるいはセラピストから聞いたり、ウェブサイトで読んだりする。5歳までに特定の形式のセラピーに一定の時間子どもが触れなければ、前進の好機を逃すと聞く人もいる。これは、推奨されている時間や頻度のセラピーを受けていない場合、親に子どもを見捨てているという罪悪感を生じさせる。

5歳までに好機が終わるというエビデンスはない。これが真実である。家族支援を伴う介入がより早く始まることが、自閉人である子どもに対するよりよい成果〈アウトカム〉の予測因子の一つであると研究では示されている。しかし、もし早期に開始されない場合に、意味のある継続的な前進はほとんど望めないという話にはならない。多くの親が8歳と13歳の間、そして成人してからも大きな成長や前進を目にしている。いくつかの力においては人間の発達に臨界期があるということも、また真実である。例えば人生の早期に言語に触れなければ、後にそれを習得するのがずっと難しくなる。しかしながら、他の多くの領域では、発達は能力の向上やスキルの獲得という本当に生涯にわたるプロセスである。皆がそうであり、自閉人の方々も例外ではない。実際、子どもの頃に最初は誤診されたり、診断されなかったりした自閉人の方々の多くは、成人してから（しばしば50～60歳になってからのこともある！）専門家による診断や自己診断のおかげで、QOLにおいて最も大きなものを得たと報告している。

　私は、家族のライフスタイルや文化によく合う、うまくコーディネートされた包括的な介入計画でもって早くスタートすることを強く推奨する。けれども、「臨界期」を逃すことについての心配を喚起されるようなアドバイスを受け、子どもに合っていないセラピーを選択し、お金とエネルギーを注ぎ込んだという話を親からよく聞く。多くの親は不安やおそれから、規定された計画に、それがどんなにストレスフルで破壊的であろうとも従う。それは必須のものではなく、大人も子どもも同様にストレスの原因となり得る。ペアレントリトリートにおいて、ある母親が、4歳の息子の新たに行き詰まった状態を打開したくて毎晩午前3時までネットサーフィンをしていて、その習慣が家族や夫婦関係を弱体化させる影響があると気づいていなかった、と述べたことがあった。うまくコーディネートされた計画が必要なことは、スペクトラムにいる成人にも同様に当てはまる。その計画は、本人の目標やライフスタイルに沿ったものであるべきで、生活環境、職業や余暇の機会、社会的つながりを考慮に入れるこ

とが望ましい。

　一つのガイドラインとして、社会コミュニケーションと情動調整と学習がなされることを狙って、活動や人と積極的に結びつくこと（アクティブエンゲージメント）が1週間に25時間あるのが最適であると、学齢前と学齢の子どもに関する研究によって示されている。この時間は、専門家が提供するセラピーだけでなく、歯磨きやポップコーン作り、きょうだいとの遊びのような単純な**毎日の活動や日課の中の計画的時間**でもよい。1対1のセラピーの時間をさらに重ねることは、必ずしも付加価値を与えない。

自閉人の方々の中には、多動のように見える人もいれば、無気力なように見える人もいる。それをどう説明する？

　自閉人の方々の力と困難は連続体に沿ってあるので、自閉は**スペクトラム症**と呼ばれ、同じように自閉を示す者は二人としていない。ある人は、落ちつくことができず、いつもとても張り切っているように見えるが、別の自閉人であるクラスメイトはしばしばのろのろしていてぼーっとしているように見える。

　この現象は、**覚醒バイアス**として知られる。すべての人間は日々、様々な生理学的な覚醒状態の舵を取りながら生きている。小児科医のT. ベリー・ブラゼルトン（T. Berry Brazelton）によれば、乳幼児のこのような「生物行動学的」な状態は、すべての人間に関連がある。その状態は、最も低いもの（深睡眠や傾眠）から最も高いもの（激越、不安、有頂天）までの幅がある。

　私たちは皆、どちらかの方向へバイアスをもっている。多くの自閉人の方々にとっての困難は、あまりに「低いバイアス」かあまりに「高いバイアス」のどちらかをもっているということである。つまり、あまりに多くの時間、低覚醒（あまりに低い）あるいは過覚醒（あまりに高い）のどちらかにある傾向がある。静かに集中した状態を求められる課題や場面で興奮して気が散りやすい子どもがいたり、アクティブであることを求められる状況でウトウトしていて集中していない子どもがいたりする。複雑なことに、とても高い覚醒からとても

低い覚醒へ急に変わる場合もあるし、時にそれが数時間のうちに変わることもある。

　自閉人の方々は、活動や環境で求められる水準に応じて異なる覚醒状態の間を上手に行き来することにしばしば難しさがある。幼稚園児の高覚醒状態は、園庭ではよく機能するが、集まりの時間に座るときにはとても興奮して静かに注意を払う状態に落ち着くことができない。狙うべきは、人が特定の活動に適切な状態でいる時間を最大限に伸ばすのを助けるための支援を見つけることである。

　自閉人の方を対象に仕事をするときや、一緒に生活する際、その人の覚醒バイアスに気を配ることが重要である。それは、触覚、聴覚、視覚、嗅覚の複合的な感覚経路で現れる。反応性の低い低覚醒の幼い子どもは人の声などの音をとてもぼやけていると体験しているかもしれず、名前を呼んでも注意を引くことが難しいかもしれない。反応性の高い高覚醒の子どもは普通の大きさのノイズにさえ圧倒的と感じるほど音や接触にひどく過敏であったり、小さなかすり傷の痛みも極度に痛がるかもしれない。

　テンションの高い子や低い子、あるいは活動性の高い子どもや低い子どもを親や先生はどのように助けられるだろうか？　しばしば、子どもが必要としていることは、自分の生まれながらのバイアスを補うことである。もし子どもが不活発なら、あなたはエネルギッシュに、もし子どもが不安で多動なら、穏やかな存在になる。例のごとく、最善のアプローチはその人を変えようと試みるのではなく、自分たちのアプローチを最も支持的、効果的となるよう変えることである。そのためには、その人のシグナルを敏感に読み取り、環境と自分の行動を適切に調整する必要がある（そのような支援が極端に高い活動性や不安のある人に効果的でないとき、医師による薬の処方と経過観察が包括的な計画の一部として支持的な役目を果たすかもしれない）。

自閉スペクトラムにいる人を助けるためにできる最も重要なことは何か？

　私の経験では、自閉人である子どもあるいは成人のために親や教育者、その他のパートナーができる最良のことは、適切な支援をしながら世界に出すことである。もちろん、それはすべての人に当てはまることであり、自閉スペクトラムにいる人に限ったことではない。潜在能力を最大限発揮し、最も前進する子どもは、広く様々な経験に触れる子どもである。

　青年や成人となった自閉人である子どもをもつ、毎日の困難にうまく対処している親たちは、自分の子どもの人生に最もポジティブな違いを生むことについて一様に意見が一致している。それは、いつも子どもを外に出し、子どもを囲い込むことを避け、子どもを通常の生活に触れさせようとすることである。成人の自閉人の方々も同意見である。適切な支援を受けながら様々な経験をすることで、新しい状況を求め、対処し、楽しむことに自信を感じられるようになる。そうすることで、自閉人の方々は困難にさらされ、十分に整った状態を保つための対処スキルを学ぶ機会が得られる。アミューズメントパークの人混みの真ん中でわが子がメルトダウンを起こしたり、うまく整った状態を保つのに常に動く必要のある子どもと飛行機にいたりする経験をしたい親はいない。しかし、子どもを腫れ物にでも触るように囲い込むとき、社会的、情緒的成長のための機会を阻んでいる。困難で馴染みがない、調整不全になってしまうかもしれない活動や環境に積極的にうまく参加するための準備をする多くの経験をすることなく、そのような状況に「一か八か」放り込まれることを望む自閉人の方はいない。スペクトラムにいる青年のデイビッド・シャリフ（David Sharif）は、自分の熱中は世界の旅人でいることにあると語っている。彼の問題解決能力の高さ、柔軟性、リスクを冒すことの心地よさは、旅行経験のおかげだという。私の自閉人の友人である、イギリス出身のロス・ブラックバーンは、不安のために飛行機での旅行を避けていたが、同伴者と一緒に旅行するようになり、最終的には綿密な計画を立てて一人旅をするようになった。

　自閉人の方は、騒々しいレストランに行くことや、アミューズメントパーク

の特定の乗り物を体験することを不安に思い、おそれているかもしれない。しかし、もしその子が適切な支援を受けてトライしたら、学習経験となり、とても楽しいものにさえなり得る。次のとき、親や養育者は「この前のことを覚えている？　不安だったけど、結局大丈夫だと分かったでしょう」と言うことができる。もしトライする機会をまったくもたなかったら、その人はどうやって成長するのか？　そして、もしその人が新しい体験にトライして、それが困難だと分かったら、その場から去ってもいいし、訪問時間を短くしもいい。適切な支援を追加し、もう一度トライする機会が必ずある。そして可能な限り、その人がどう感じているかに基づいた選択肢があるべきである。

人懐っこい子どもも、まだ自閉スペクトラムにいる？

　身体接触や好意に対する、自閉人の方々の反応は幅広い。身体接触がとても圧倒的で、それを避けるような感覚の困難を体験し、すべての社会的接触を避けているように見える子どもも多い。とりわけ調整不全のときにはそうである。一方で身体的接近を強く望み、（特に親からの）ハグや寄り添いを求める子どももいる。実際、このような子どもの多くは、見知らぬ人、例えば配達員にハグしないよう学ばなければならない。手をつないだり、人に寄りかかったり、その他の形で親密さや好意を表現することを喜ぶ子どももいる。私の成人の自閉人の友人の中には、きつくハグするのもされるのも大好きな人がいる。

　鍵となる問題がコントロールの場合もある。ある子どもは自分がハグを始めたときはハグを喜ぶかもしれないが、そのハグを予期していない場合や、子どもが情緒的につながっていると感じている人であっても誰かに強要された場合、それは不安を引き起こす可能性がある（ハグをした人の意図がどんなに愛情深く親切でも）。その人の特定の感覚の感度、気持ちや好み、状態が整っているかを意識することが重要である。最も大事なことは、ハグの拒否という選択を、情緒的親密さや社会的つながりの欲求の欠如と間違わないようにすることである。

多くの親や家族が、自閉人である自分の愛する人が人前で予期せぬ行動を示しているとき、知らない人からの刺さるような視線に耐えるのがひどくストレスであると報告している。どうすべき？

　自閉人である子どもあるいは成人の、ほぼすべての親やきょうだいが何かの折にこの現実に直面する。専門家や養育者であっても、家族とは同じではないがそれを体験する。遊び場で子どもがメルトダウンしたり、隣の人のヘアスタイルについてあからさまにコメントしたり、見知らぬ人に無愛想にぶつかっても謝罪をしなかったり、全校集会でホールじゅうを急に駆け回ったり、大人がスーパーマーケットでお気に入りのシリアルが置いてある通路に駆け込んだりといった事態である。親は戸惑う。説明すべき？　何て言うべき？　愛する人の診断について伝える責任がある？　それは実際いけないこと？　そのとき、親やきょうだいは、きまり悪さ、戸惑い、怒り、悲しみといった情動が込み上げているかもしれない。親の中にはごく自然に説明したり教えたりする人もいれば、とても引っ込み思案で遠慮がちな人もいる。そのような情報を共有することに価値があるとは思えず、その場の勢いでどのように共有すればいいのかも分からないので視線を無視する人もいる。

　私は経験豊かで創造性のある一人の母親から、そのような状況のために考案したという四つの階層を教わった。それは、子どもやその家族と他者の関係性やその人に規則的に会うかによって、以下の異なる説明を提供している（より年齢の上の人にも同じことがいえる）。

　レベル4：ネガティブに反応する見知らぬ人の場合。その反応は、コメントや冷たい視線など明らかなときもあれば、抑制されたりあるいは隠されたりさえするときもある。その反応は、親あるいは子どもに関することというよりは、その他者の投影であると考えても差し支えないので、応じる必要はない。

　レベル3：隣人のような身近な人。再び会う可能性が高い、そのような人には、シンプルで客観的な説明をするのがベストなときがある。例えば、「私の子どもは自閉スペクラムにいるのでそのようなことをします」のように。

レベル2：仲間内ではない友人や知人。もし、その人が知ろうとしているなら、都合のよいときに、子どもの行動の根底にあることや、その人ができる支援や対応について説明することはしばしば価値がある。

レベル1：祖父母やその他の近い親族、確実に子どもと近い存在となる先生。そのような人が子どもと心地よくいられ、最大限、支えとなれるように、どれぐらいのエネルギーを充てるのが適切か決めることは価値がある。時間をかけて話し合いが必要なこともある。

　学校や団体の中には、校外学習、地域への訪問など、生徒やクライアントが公共の場に行くような機会に、先生や職員が持参できる名刺を用意しているところもある。その人の行動が人目を引いたとき、見ている人に先生が学校の連絡先が書かれた名刺を渡す。名刺の裏側には、あなたが巡り合ったのは自閉人の方であり、付き添っている職員は適切な支援や介入を提供するトレーニングを受けているという短い説明が書かれている。

　説明する代わりに多くの家族が使っている創造的な方法は他に、自閉に関する団体のロゴや名前がついたTシャツなどを身に着けることである。「自閉なのでどうか寛容にお付き合いください」とか「自閉は私の大きな力」といったメッセージで、説明や啓発のためにデザインされているTシャツもある。もし知らない人が、よく見ていてそれらに気づけば、その人の疑問はいくらか小さくなり、スペクトラムにいる友人や家族がいると名乗ったり、自閉について何かを学ぶために質問をしたりしてくるかもしれない。しかし、自閉人の方本人が納得し、適切な年齢であれば、自閉スペクトラムにいることを家族が公に開示することに本人が同意しなければならない。世間の認知度が高まるにつれ、自閉についてオープンに話すことは、ほんの数年前よりも一般的になってきている。

自閉人である子どもに「自己刺激」をさせることは間違いか？

　スティムや**スティミング**（自己刺激行動の略である）という用語はこれまで定

型発達の専門家によってたいていネガティブな意味合いで使用されていた。彼らは「なぜ」と問わず、スティムを望ましくない「自閉的行動」と見なし、それを抑制するか「消去」する必要があると考えた。私はそんなことは決して信じなかった。私たちは皆、十分に整った情動状態や生理学的状態を保つために特定の方略をもっている。物を見つめたり、手を握ったり、回転したり、指を小刻みに動かしたり、手をひらひらさせたり、飛び跳ねたり、フレーズを繰り返したり、おもちゃを並べたりなど、多くの自閉人の子どもや成人は、快適さを得られたり、注意を維持しやすくしたりする行動(自閉人ではない方々に通常見られるものよりも、より強く、非慣習的であるものや、あるいは公然と示されるものもある)に従事する。これらはいずれも、それ自体おかしなことではない。

　人が、そのような行動に過度に従事する必要があるとき、あるいは、その行動が有害である可能性があったり、とりわけスティグマ的であったりする場合、それは問題となる可能性がある。社会的にかかわったり参加したりする気にならず、数時間も自分の目の前で長時間指をひょいと動かしながら子どもが一人で座っていて、社会的なかかわりをもつのが難しい場合、その子は整った状態を保つ他の手段を身につけるための援助を必要としている。あるいは、周りの人はその活動を修正したり、変更したりする必要がある。騒音や視覚的な混乱を減らすなど、環境の変更もまた、助けとなり得る。しかし、その行動パターンがより限定的なとき(例えば、休憩中、あるいは長い一日の終わりに起こる)、それを心配する必要はほとんどない(その行動が自分や他者に有害であったり、破壊的であったりしない限りは)。今は、先生や親の中には、忙しい一日の中で「ととのう」ために、時や場所や方法を考慮したうえで、「スティム」あるいは休憩時間を認めている人もいる。実際にそれは、よりうまく他の時間帯の活動に参加したり積極的に結びついたりするのを支える可能性がある。

　しばしば親の心配は、そのような行動が冷たい視線を引きつけたり、子どもが他者に避けられたりすることにある。その場合は、なぜそのようなことをするのか説明するとともに、ネガティブな注意を引かないような他の自己調整の

手段を学習するのを助けることが最善のときがある。より社会的理解のある子どもや10代の子どもには、あなたの行動は悪いことではないが、**他の人**はそれを理解できないかもしれないこと、あるいは他者の迷惑になるかもしれないことを説明する価値がある場合もある。もしかしたら、その人は、落ち着くために指を小刻みに動かすことを、紙にぐるぐると円を描いたり、ボールを握ったりすることに置きかえることを必要としているかもしれない。あるいは、集中できないと感じているときには運動を伴う休憩を要求したいかもしれない。悪影響のない時間と場所でそのような行動にふけるのは構わないと子どもが理解するのを助ける、「時と場所」の方略〈p.83 参照〉を使うこともまた価値がある。

通常のフルインクルーシブのクラス、実質的に分離された固定式の特別教育のクラス、あるいは私立学校、自閉人である子どもが学ぶのによりよいのは？

　同じ自閉人である子どもは二人といないし、同じ教育プログラムは二つとないので、どんな子にもうまくいくような万能なプログラムはない。子どもは、教室での秩序だった学習経験から学ぶのと同じくらい、日常の活動の流れの中でクラスメイトを見たりかかわったりすることから学ぶ。子どもの力をあまりに超えすぎていない限りは、仲間の社会性や言語のモデルにより洗練されることが望ましい。それは、特別な教育サービスを受けている子どもより、定型発達の子どもたちに囲まれた方が望ましいことを必ずしも意味しない。最も重要なのは、生徒が所属意識と敬意を感じることである。

　多くの場合、選択肢は多くの支援や便宜がある固定式の特別教育のクラスと支援の少ないフルインクルーシブクラスのプログラムの間にだけあるのではない。一日のすべてを特別教育のクラスで過ごすものから、一日のうち少しの時間をより小さな集団で、他の時間をより社会的に統合された環境で過ごすもの、一日のほとんどをフルタイムあるいはパートタイムの支援員のサポートつきでインクルーシブクラスで過ごすものまで、学校の中にはインクルーシブ経験の

連続体を提供しているところもある。いくつかの地域には、発達障害のある子どもや成人に特化してサービスを提供する固定式の公的機関や私立学校もある。最も重要なことは、生徒が必要とし、恩恵を受けることのできる支援のタイプのマッチングである。支援には、社会的モデルとなり得る友人、指導方略や便宜、学習環境の特質、教育環境で提供され利用できるものなども含まれる。

とても頭脳明晰なアスペルガー障害のプロフィールをもつ子どもは、定型発達の同級生のいるインクルーシブクラスに常にいるべきか？

必ずしもそうではない。しばしば、そのような子どもは、適切な支援が施されていないインクルーシブな環境で、自分がまったく正しく理解してもらえない、あるいは圧倒されているとさえ感じる。柔軟性に欠ける規則を伴うシステムや適切なトレーニングを受けていない先生や支援スタッフによって、そのような生徒の行動は、頑なで反抗的なものとして、あるいはやる気がないものとして誤解されるかもしれない。その結果、すべての人にとって非常にストレスの多い教育現場になってしまう。

学業面や情緒面の特別な支援が受けられ、連帯感が高まるようなホームベースとしての機能を果たす6〜10人からなるクラスを設けることで成功したプログラムもある。そこでは診断を共有する人たちが、自分の気持ちや経験を共有すること、一緒に成長すること、それぞれが経験している困難や成し遂げたことから学ぶことに開かれる可能性がある。まったく対照的に、インクルーシブな学校の環境で成功している自閉人の生徒の中には、発達的な困難やニーズのある子と一緒にいる気がないと言う子もいる。

最も重要なことは、そのクラスをすべてと見なすのではなくむしろ、生徒のより大きな環境を見て、日や週の至るところで触れる様々な種類の社会的機会や友人関係を育み、有意義な人間関係を築く可能性について熟考することである。その生徒は、生徒のコミュニティに所属意識をもっているか、あるいは孤立し誤解されていると感じているか？　多くのきょうだいがいたり、学校外の活動があったり、近所の子どもたちとのつがなりがあったりする子どもは、家

庭生活の日々の社会的経験から利益を得ることがある。演劇や音楽や表現アートのプログラム、教会や礼拝堂、モスクのプログラム、同年代の定型発達の子どもとのスポーツプログラムに参与している子どもは、学校のインクルーシブな環境の必要性が減るかもしれない。学校のインクルーシブな環境自体に困難がある場合は特にそうだろう。また、多くの自閉人の方、特に学齢後半の青年や成人は、フォーマルなグループやインフォーマルなグループを通じて、他の自閉人やニューロダイバージェントの方々とのつながりから、社会的・精神的に大きな恩恵を受けている。

セラピーが多すぎるというようなことはあるか？

　セラピーの時間がより多いことが、自動的によりよい質のセラピーやよりよい前進を意味するわけではない。

　親はしばしば専門家から特定の類のアプローチから利益を得るためには、子どもには週に少なくとも 30 〜 40 時間の個別のセラピーが必要であるという話を聞く。その元にあるメッセージは、セラピーに費やす時間が多ければ多いほど、ベターであり、ある決まった時間に満たない子どもは、セラピーから得られる可能性のある利益を逃してしまう、ということである。しかし、時間数は、単独ではプログラムの密度や効果を決定しない。最も大事なことは、アプローチの質であり、子ども、家族、サービス提供者の関係性を含み、複数の環境や人の間でどれぐらいよくコーディネートされているか、長期目標や短期目標が子どもあるいは成人の生活に関係があるかである。

　集中的な個別のセラピーや支援は、幼い子や大きい困難のある人に対する、より大きな計画の中の一つの最初の重要なパートとなるかもしれない。その危険性は、大局を見失い、子どもの生活における多くの様々な部分を見失うことである。外部の集中的なセラピーを受ける幼稚園児は、あまりに疲れ切ってクラスの活動に参加できないかもしれない。親は、日々子どもを放課後に言語聴覚療法や作業療法に送り迎えしたり、あるいは行動療法家を家に招いたりする

かもしれないが、しばらくして、子どもと家族はいっぱいいっぱいになってしまう。

　時に、支援機関やセラピストはセラピーの時間を増やすことを強く勧めようとするが、子どもは抵抗を示す。専門家は、その抵抗が反抗であるとし、それと戦うことが重要であると提案するかもしれない。いま一度、親が自分たちの直感を信じ、子どもの情緒的な反応と、家族のより大きなニーズについて考えることがきわめて重要である。子どもが過剰な負担を体験し、ストレス、消耗、参加への抵抗を示しているとき、親は、「なぜ私たちはこれをしているのか？なぜそんなにたくさんしているのか？」と問うことが重要である。親が疲弊し、いっぱいいっぱいだと感じていたら、それは自閉人である子やきょうだいに好ましくない影響を与えるかもしれない。

　しばしば問題は、特定のセラピーに充てる時間の量ではなく、むしろそのセラピーが子どもの生活とつながりを欠いていることや家族の日常生活に大きな支障をきたしていることである。鍵となるのは、大局的に見ること、長期目標、短期目標、方略の全体に整合性があり、子どもあるいは成人、家族にとって適切なアプローチを選択することである。どのセラピーであれ、それに充てる時間数は、チームアプローチをとること、全員が共通認識をもっていること、自閉人である本人や家族双方のニーズの全体像を念頭に置き続けることよりはるかに重要性が低い。また、可能な限り、自閉人である子どもまたは成人の方も意思決定に加わるべきである。

自閉人である子どもを教えようとする気のない、準備不足の先生やセラピストにどう対処したらよいか？

　通常教育の先生は、自分のクラスに自閉人である子どもを包括するという考えを積極的に受け入れているが、管理者、支援員、その他の人からの必要なサポートが不足していると感じている場合もある。それと異なる場合もあり、先生が自閉人である子どもを教えることにとても抵抗しているとき、おそらく、

トレーニングを受けていないと感じている、あるいは単に自分の仕事の一部ではないと感じているときは、より困難な状況となる。

いずれにしても、重要な要因は、しばしば、その先生ではなく、学校のリーダーシップであり、真のチームアプローチがあるかどうかである。インクルーシブな学校、すべての子どもを支援し、大切にする学校を導くことに熱心な校長先生は、クラスの先生や子どもを支援し、家族と自閉人である子どもを含めたチームワークを強くするためにあらゆる努力をする。そのような校長先生は、自閉人である子どもを包括することに抵抗している先生を見つけたとき、その先生はチームの一員であり、その子どもを支援する必要があるとはっきりと伝えるだろう。しかしながら、学校はトレーニングや支援を提供することでそのような先生を助けなければならない。

また、学校での子どもの成功にとって先生が欠かせない要素であると親が理解することが必要不可欠である。思いのある先生が適切に支援されているとは思えない場合は、親や養育者は力になれることをすべてしているか確かめるために最善を尽くすべきである。親は、自分の視点を共有し、子どもがよく整った状態を保ち学習するのに役立つ、自分が学んだ具体的な方略を提供することができる。必要であれば、子どものためだけでなく、職員のためにも、より多くの支援が不可欠であることが明らかなときは、より多くのサポートを主張し求めることができる。

先生にプレッシャーを与える代わりに、親は、子どもの反応には時々困難なものもあること、もし子どもが難しい日があった場合に先生は責任を負うことはないということを、それがもっともであるときには認めるべきである。端的にいうと、親は、自分は学校の専門家との協同に前向きで、積極的で、関心をもった一緒のパートナーであるというメッセージを送るべきである。また、先生たちにも協力的であることを期待していると明確に伝えるべきである。

時に、子どもと先生の間の相性がただよくないときがある。先生あるいは学校を責めるよりもむしろ、親は問題解決に積極的な役割を果たし、別のクラス

や教育環境、または教育的支援つきのホームスクーリングなど、子どもにとって最良と思われる配置を求めるべきである。

話すことが難しい多くの子どもや成人は、代わりにiPadや他の機器、あるいは絵画シンボルシステムや文字盤やサイン言語などのローテクの選択肢を使ってコミュニケーションを学ぶ。それは話すことを学ぶのを妨げないのか？

　子どもあるいは成人に補助代替コミュニケーション（AAC）システムによるコミュニケーションの代替手段を教えることは、発話を使う潜在能力や動機づけを阻害するというのは筋が通っているように思われる。サイン言語、絵画コミュニケーションシステム、文字盤、写真、音声産出機器を使用するという選択は、おそらく子どもが話すことを学ぶ気をなくしたり、より年齢の高い人が発話を使う動機づけをなくしたりすることになると思うだろう。

　けれども、社会コミュニケーションを補助するこれらの方法を使うことが、音声言語の発達を**支える**ということは、多くの研究によって支持されている知見であり、私の経験上もそうと言える。その理由は単純である。話すようになるための動機づけは、コミュニケーションの成功に基づく。たとえそれが音声言語を通してでなくても、人が他者とかかわったりつながったりするのに成功すればするほど、その人はほとんどの人がやっているやり方、つまり音声言語でコミュニケーションをすることをより望むようになる。文字盤やその他のAACのアプローチを使ってスペリングを学び、成人してから初めて明瞭な発話ができるようになった人もいる（第11章参照）。

　話すことができても、代替手段や補助手段を使ったコミュニケーションを好む人もいることを認識することは重要である。マルチモーダル・コミュニケーションとは、様々なコミュニケーション手段を用いることで、人が様々な状況や相手において、最も効果的な方法でコミュニケーションをとることを可能にする。例えば、クロエ・ロスチャイルドは、話すことはできるが、iPadのテキスト読み上げアプリを使うことを好むことがある（第12章参照）。彼女は、そ

の時々によって異なるかもしれないが、自分の好きな方法でコミュニケーションをとることは、人の権利であると強く感じている。

　研究は、社会コミュニケーションの成功は人がより整った情動状態を保つのを助けることを示している。そうすると、人は、困惑したり調整不全になったりしたときに、社会的に望ましくない手段ではなく、より社会的に望ましいコミュニケーションを通じて要求したり抗議したりすることで、社会的コントロール〈要求や拒否や選択などを実現するために自分の思いを表したり、他者を動かしたりすること〉を行うことができる。コミュニケーションの手段にかかわらず、人がうまく自信をもったコミュニケーションの担い手となるとき、学習や参加がより可能となる。これには話している人々に注意を払う方法についての学習も含まれ、ゆえに話し方の学習も含まれる。

きょうだいは自閉人である子どもあるいは成人の人生においてどんな役割を果たすべきか？

　きょうだいは、自閉人である子どもを理解し、支援するのにとても重要な役割を果たし得るが、その方法は実に様々であることが研究で示されている。自閉人でないきょうだいにあまりに多くのことを求めること、基本的にもう一人の親のように振る舞うよう求めることなどは、発達的に適切でない可能性があり、しばしばそのきょうだいの反感につながる。その一方で、ほとんどの場合、親はきょうだいに自閉人である子どもとまったくかかわったり関心をもったりする必要はないと伝えるべきではない。概して、最もうまく適応しているきょうだいは、年齢に適した責任をいくらか与えられ、助けになる方法についてある程度の選択肢が与えられている者である。

　きょうだいは、どのように自閉人であるきょうだいにかかわるかについて独自の発達的な局面を経ていくと認識しておくことが重要である。私は、自閉人である兄を助けたり、教えたりさえすることを楽しんだ幼い女の子を知っている。しかしながら、その子が10代前半に近づくにつれて、とりわけ人前では、

兄との時間を過ごすことを避けた。その2年後、その女の子は再びよりかかわるようになり、いっそう思いやりをもった。典型の子どもたちとまったく同じで、きょうだい関係は複雑であり進化していく。オープンにコミュニケーションし、親はきょうだいの気持ちを尊重し、いつも耳を傾けているということをきょうだいに知ってもらうことが常に助けになる。

自閉は離婚につながるか？

　何度も繰り返される神話に、家族に自閉人である子どもがいるとき80パーセントが離婚に至るというものがある。より最近の調査によると、アメリカでは、自閉人である子どものいる家庭の離婚率は、一般家庭の離婚率約50パーセントよりわずかに高い程度である。

　私たちがただ知っていることは、関係性における未解決のストレスが離婚につながるということである。スペクトラムにいる子どもを育てることは、ストレスの一つとなり得る。結婚生活の基盤にすでに亀裂があるとき、自閉人である子どもをもつことは、さらにプレッシャーを与え、離婚につながる複数の要因のうちの一つとなり得る。しかし、それは唯一の、あるいは主要な要因であることはほとんどない。いくつかのケースでは、もちろん、別居や離婚は悪いことではない。それが、より安定した平穏な家庭環境につながる場合、それは最終的にはほとんどの子どもにとって大きな利益となる。しかしながら、短期的には、別居や離婚は、安定性と予測性を重んじる自閉人である子どもにとっては特に確かに混乱させられる圧倒的なものとさえなり得る。

　自閉人である子どもをもつことで、夫婦や家族全員の関係性が強くなったと感じている親もいる。問題解決の必要性に直面して、難しい判断をし、子どもにとって最良の援助と機会を見つけ、夫婦はより効果的に相談したりコミュニケーションしたり、チームメイトとして動いたりするようになり得る。親はしばしばそのような難しい意思決定は、他の困難に立ち向かう力においてより自信を感じさせると言う。そして、物事がうまくいっているとき、家族は一緒に

なって成功を祝う。

　それでもやはり、親は自閉人である子どもについて対照的な認識をもつことは珍しくない。歩みの初期には特にそうである。しばしば、一方の親は、子どもの発達がどこかおかしいと認識し、もう一方の親は拒否的で、自分のパートナーに心配しすぎだと言う。一方の親は子どもの将来について心配し、もう一方の親は様子を見ようとする。

　このような相違は、最初の数年では終わらない。一方の親は、人前での子どもの行動によって恥ずかしいと感じるかもしれないが、もう一方はそのような気持ちに動じない。一方は、特定のセラピーや教育的アプローチに魅力を感じ、もう一方は別のものを好む。親が子どもについて尋ねるふりをして結婚生活のアドバイスを求めるとき、先生や他の専門家はしばしば夫婦の結婚生活の不和に引き込まれるのが分かる。両親は必ずしもいつも意見を同じにする必要はないが、自閉に伴う困難に立ち向かう方法を見つけることを求めるべきであり、それらをより大きな亀裂を生むためではなく、夫婦関係を強めるために使うべきである。私が知っている、うまくやっている親は、成長と達成というポジティブな歩みに家族を置いている。それは、すべての家族の生活を向上させる。

自閉人の方々は、時に率直すぎて失礼だと思われることがある。どう対処すればいいか？

　人や文化によって、無遠慮さや正直さの基準は異なる。私はブルックリンで育ち、ニューヨーカーが私の物言いに気を悪くすることはほとんどないが、コネチカット州の小さな町で育った私の妻は、私の率直な物言いを失礼だと感じることがある。私の自閉人の友人であるデイナ・ガスナーとカーリー・オットは両者とも、感覚的な問題は別として、ニューヨークの人たちがとても直接的にコミュニケーションをとり、自分たちの率直さを受け入れてくれるため、ニューヨークは他の場所よりずっと住みやすいと言っていた。

　ブルックリン出身者と同様、自閉人の方々も正直で率直な物言いをすること

が多く、他の人々、特に当事者の方々のことを知らない人やよく知らない人は耳障りに感じるかもしれない。自閉人の方はあまりに率直すぎたり、差し出がましい意見を述べたりすることが、定型発達の方々にとっては不快感を起こさせる場合があることを、単に理解していないだけのこともある。周りの人は、もし愛する人がこのようなことをしていたら、本人が自分自身を悪く思わないでほしいし、愛する人を失礼な人間だと他者には誤解しないでほしいと思う。

　考慮すべきひとつの問題は、その率直さや正直さが、ある状況において役に立つかどうかということである。もしそうでないなら、あなたは相手に対して、「（その人は）時々率直な伝え方をすることがあります」と言っておくとよい。

　自閉人の方と接する際には、その人がしたことが単に悪いことであるかのように正面から正すのではなく、期待されるコミュニケーションの仕方を模範的に示すことが役に立つ。場合によっては、その人がしていたことは悪いことでも、間違っていたことでもなく、ただ違っていただけであることを明確にすれば、直接的なコーチングが効果的なこともある。

　言語学の文献ではコード・スイッチングという用語が使われている。ある立場の人に対してはある話し方をし、別の人と話すときは自分のスタイルを変えるというものである。私たちの多くは、就職の際の面接官に対する話し方と、友人と遊ぶときの話し方は別であることを学ぶ。私は、定型発達の会話規範が自分とは異なると考え、コードをスイッチすることを学んだ多くの自閉人の方々を知っている。他の自閉人の人や親しい友人には本来の直接的な話し方を使い、定型発達の文化ではより間接的で「丁寧な」話し方をする。もちろん、周りの人は愛する人がどちらの文化でも受け入れられ、理解されていると感じ、自分自身を悪く思ったり、自分には何か問題があると思ったりする犠牲を払うことがないよう願っている。

マスキングとは何か？　また、コード・スイッチングとの関係は？

　自閉スペクトラムにいる人が、仲間はずれにされたり差別されたりすること

をおそれて、自分の自閉の特徴を隠したりカモフラージュしたりしようとすることを、マスキングと呼ぶことがある。マスキングは社会的条件づけによって引き起こされている可能性があり、本人は気づいていないかもしれない。しかし、それは大きな負担となり得る。

人は、コミュニケーションの仕方によって、あるいはスティミングや圧倒されるような社会的環境からの逃避などの自然な反応を抑圧することによって、マスクをかぶる。そのような反応が誤解され、スティグマを付与されることをおそれるからである。事実に即し率直であることを生来の本性とする自閉人の方々は、世間話に付き合ったり、偽りの行動（つまり「たわいない嘘」や「お世辞」）をしたり、あるいはそのような行動をしている人と一緒に笑ったりすることにプレッシャーを感じることがある。これもマスキングの一種である。子どもは、本当は休憩や一人になる時間やスティムをする時間が必要なのに、学校では「我慢して」、「よい振る舞い」をしようと多大な努力を費やすことが多い。大人は、定型発達の人の行動を形だけ同じようにしようとしたり、マネしてしのごうとしたりすることで、それがストレスになり、消耗するにもかかわらず、職場に溶け込もうとする場合や、あるいは単に"仲間内"になろうとする場合がある。

要するに、マスキングとは、異なるものとして見られるのを避けるために、自分の本当のアイデンティティを隠そうとする試みなのである。このように自分の自然な反応を抑圧することは、大きなストレスや不安を引き起こし得て、時にはスペクトラムにいる人々の一部が「自閉的燃え尽き症候群」と呼んでいるような、精神的・肉体的な消耗につながる。

マスキングが隠す方法だとすれば、コード・スイッチングは効果的なコミュニケーションの方法である。コード・スイッチングとは、当該の状況や文脈（フォーマル対インフォーマル、礼儀正しい対カジュアルなど）で期待される慣習に合わせて、自分のコミュニケーション・スタイルを口頭や行動で合わせることである。一般的には、効果的なコミュニケーションと社会的結束を支えるた

めの自発的な選択であると理解されており、仲間はずれにされたり、差別され
たり、いじめられたりすることを避けたいという願いや、主に周囲に溶け込む
必要性に駆られるものでは**ない**。コード・スイッチングは、コミュニケーショ
ンの効率を上げるために選択されるものであるが、通常は否定的な結果を避け
るために選択されるものではない。例えば、自閉人の方々の就労訓練では、面
接の練習として、質問に簡潔に答え、あまり詳しく説明しないようにすること
や、仕事について適切な質問をするのを学ぶことが、そのようなことをするの
がその人の自然な傾向ではないときによく行われる。

◈訳者解説

- **活動や人と結びつくこと（engagement：エンゲージメント）**：エンゲージメント
  は「かかわり」や「参加」や「従事」と訳すことも可能であるが、単に場所や
  時間をともにするだけのかかわりや参加よりは、「他者とのやりとりや活動に
  かっちり嚙み合う」といった意味合いがある。エンゲージメントの程度は、子ど
  もの情動状態、注意の方向や姿勢、子どもからの働きかけやコミュニケーション
  の頻度などによって推定することができる。

- **インクルーシブクラス**：初版では「メインストリームのクラス」と表現されてい
  たところが「インクルーシブのクラス」に変更されている。どちらも「通常学
  級」と訳せるが、それぞれの用語には異なる意味合いがある。前者は、子ども
  を障害のある子とない子に分け、障害のある子を、障害のない子のメインスト
  リーム（主流）に合流させようとする統合教育の考え方（インテグレーション）
  が背景にある用語である。一方、後者は、子どもたちは皆一人ひとりユニークな
  存在であり多様なニーズをもっていると捉え、そのすべてのニーズに対応できる
  教育システムを目指すという考え方（インクルージョン）が背景にある用語であ
  る。インクルーシブ教育は、子どもたちの学びの場に関する問題だけでなく、子
  どもたちの教育的ニーズにどう応えていくかという問題に取り組むものである。

自閉人である子の教育においても、単に学びの場をどこにするかという発想だけではなく、その子の教育的ニーズにどう応えていくかという発想が必要である。

参考となる情報の案内

　近年、自閉に関する刊行物やオンライン資料が爆発的に増えており、その多くが扱うテーマがより具体的になってきている。以下に挙げるリストは、自閉人の方々やその家族、専門家のために有用な本、ウェブサイト、団体である。その多くは、自閉人の方々自身や当事者の方々が関係する団体によるものである。情報源を対象者やカテゴリーによってグループ化しているが、多くは多数のカテゴリーと関連している。このリストに掲載しなかった著者や団体にはお詫びを申し上げるとともに、読者の皆様には、自分の関心事や興味のある問題を扱っている他のリソースを追求されることをお勧めする。

専門家向けの情報

刊行物

Alderson, Jonathan. *Challenging the Myths of Autism: Unlock New Possibilities and Hope*. Toronto: HarperCollins Canada, 2011.

Attwood, A. *Complete Guide to Asperger's Syndrome*. London: Jessica Kingsley, 2012.

Baker, Jed. *No More Meltdowns: Positive Strategies for Managing and Preventing Out-of-control Behavior*. Arlington, TX: Future Horizons, 2008.（竹迫仁子 訳『おこりんぼうさんのペアレント・トレーニング：子どもの問題行動をコントロールする方法』明石書店．2011.）

Blanc, Marge. *Natural Language Acquisition on the Autism Spectrum: The Journey from Echolalia to Self-Generated Language*. Madison, WI: Communication Development Center, 2013.

Donvan, J., and Caren Zucker. *In a Different Key: The Story of Autism*. New York: Broadway Books, 2016.

Goldstein, Sam, and Jack Naglieri. *Intervention for Autism Spectrum Disorders*. New York:

Springer Science Publishers, 2013.

Gray, Carol. *The New Social Story Book*. Arlington, TX: Future Horizons, 2010.（服巻智子 監修『ソーシャルストーリー・ブック 入門・文例集【改訂版】』クリエイツかもがわ．2010.）

Greenspan, Stanley I., and Serena Wieder. *Engaging Autism: Using the Floortime Approach to Help Children Relate, Communicate, and Think*. Cambridge, MA: Da Capo Lifelong, 2006.（広瀬宏之 訳『自閉症の DIR 治療プログラム：フロアタイムによる発達の促し』金子書房．2023.）

Hall, Elaine, and Diane Isaacs. *Seven Keys to Unlock Autism*. New York: Jossey Bass, 2012.

Hodgdon, Linda A. *Visual Strategies for Improving Communication*. Troy, MI: QuirkRoberts, 1996.（門眞一郎・小川由香・黒澤麻美 訳『自閉症スペクトラムとコミュニケーション：理解コミュニケーションの視覚的支援』星和書店．2012.）

Kluth, Paula. *You're Going to Love This Kid. 3rd Edition*. Baltimore: Brookes, 2022.

Luterman, David. *Counseling Persons with Communication Disorders and Their Families. 5th Edition*. Austin, TX: Pro-Ed, Inc., 2008.

Marquette, Jacquelyn Altman, and Ann Turnbull. *Becoming Remarkably Able: Walking the Path to Talents, Interests, and Personal Growth for Individuals with Autism Spectrum Disorders*. Shawnee Mission, KS: Autism Asperger, 2007.

Mirenda, Pat, and Teresa Iacono. *Autism Spectrum Disorders and AAC*. Baltimore: Paul H. Brookes, 2009.

Myles, Brenda Smith, Melissa Trautman, and Ronda L. Schelvan. *The Hidden Curriculum: Practical Solutions for Understanding Unstated Rules in Social Situations*. Shawnee Mission, KS: Autism Asperger, 2004.（萩原拓 監修．西川美樹 訳『発達障害がある子のための「暗黙のルール」：〈場面別〉マナーと決まりがわかる本』明石書店．2010.）

Prizant, Barry M., Amy Wetherby, Emily Rubin, Amy Laurent, and Patrick Rydell. *The SCERTS Model: A Comprehensive Educational Approach for Children with Autism*

Spectrum Disorders. Baltimore: Paul H. Brookes, 2006. (長崎勤・吉田仰希・仲野真史 訳『SCERTS モデル：自閉症スペクトラム障害の子どもたちのための包括的教育アプローチ』日本文化科学社．2010，2012．)

Rogers, Sally, and Geraldine Dawson. *Early Start Denver Model for Young Children with Autism: Promoting Language, Learning, and Engagement*. New York: Guilford, 2010. (服巻智子 監訳『自閉スペクトラム症超早期介入法：アーリー・スタート・デンバー・モデル』ASD ヴィレッジ出版．2018．)

Wetherby, A. M., and Barry M. Prizant. *Autism Spectrum Disorders: A Developmental, Transactional Perspective*. Baltimore: Brookes Publishing, 2000.

Winner, Michelle Garcia. *Thinking about You, Thinking about Me*. San Jose, CA: Think Social, 2007. (稲田尚子・黒田美保 監訳．古賀祥子 訳『ソーシャルシンキング：社会性とコミュニケーションに問題を抱える人への対人認知と視点どりの支援』金子書房．2018．)

Winner, Michelle Garcia. *Why Teach Social Thinking? Questioning Our Assumptions about What It Means to Learn Social Skills*. San Jose, CA: Social Thinking, 2013.

Wolfberg, P. J. *Peer Play and the Autism Spectrum: The Art of Guiding Children's Socialization and Imagination (IPG Field Manual)*. Shawnee Mission, KS: Autism Asperger Publishing Company, 2003.

Wolfberg, P. J. *Play and Imagination in Children with Autism. 2nd Edition*. New York: Teachers College Press, Columbia University, 2009.

ウェブサイト

Autism Institute on Peer Socialization and Play：http://www.autisminstitute.com/

First Words Projects, Florida State University：https://firstwords.fsu.edu/

Amy Laurent：https://www.Amy-Laurent.com/

PrAACtical AAC (Augmented and Alternative Communication)：http://praacticalaac.org/

Barry Prizant：https://www.barryprizant.com/

Emily Rubin：https://www.commxroads.com/

Tony Attwood：https://tonyattwood.com.au/

Morènike Giwa-Onaiwu：https://morenikego.com/

SCERTS Model：https://www.scerts.com/

Social Thinking：https://www.socialthinking.com/

Interdisciplinary Council on Developmental and Learning Disorders：https://www.
ICDL.com/

親や家族向けの情報

刊行物

Christensen, S. *From Longing to Belonging: A Practical Guide to Including People with Disabilities and Mental Health Conditions in Your Faith Community*. Minneapolis: Inclusion Innovations, 2018.

Dalgliesh, Carolyn. *The Sensory Child Gets Organized: Proven Systems for Rigid, Anxious, and Distracted Kids*. New York: Simon & Schuster, 2013.

Kerstein, Lauren H. *My Sensory Book: Working Together to Explore Sensory Issues and the Big Feelings They Can Cause: A Workbook for Parents, Professionals, and Children*. Shawnee Mission, KS: Autism Asperger, 2008.

Kranowitz, Carol Stock. *The Out-of-sync Child: Recognizing and Coping with Sensory Processing Disorder*. New York: Skylight Books/A Perigee Book, 2005.（土田玲子 監訳. 高松綾子 訳『でこぼこした発達の子どもたち：感覚統合の問題と上手につきあっていくために』金子書房. 2020.）

Reber, Deborah. *Differently Wired: A Parent's Guide to Raising an Atypical Child with Confidence and Hope*. New York: Workman, 2020.

Robinson, Ricki G. *Autism Solutions: How to Create a Healthy and Meaningful Life for Your Child*. Don Mills, Canada: Harlequin, 2011.

Sussman, Fern. *TalkAbility: People Skills for Verbal Children on the Autism Spectrum. A*

Guide for Parents. Toronto: Hanen Program, 2006.

Sussman, Fern, and Robin Baird Lewis. *More than Words: A Parent's Guide to Building Interaction and Language Skills for Children with Autism Spectrum Disorder or Social Communication Difficulties*. Toronto: Hanen Program, 2012.

White, Yasmine, and Sonia Belasco. *Autism and the Power of Music: A New Approach to Help Your Child Connect and Communicate*. Arlington, TX: Future Horizons, 2021.

Wiseman, Nancy D., and Robert L. Rich. *The First Year: Autism Spectrum Disorders: An Essential Guide for the Newly Diagnosed Child: A Parent-expert Walks You through Everything You Need to Learn and Do*. Cambridge, MA: Da Capo, 2009.

ウェブサイト

AuSome Book Club：https://notanautismmom.com/tag/that-au-some-book-club/

Autism Navigator：https://autismnavigator.com/

Bright and Quirky：https://brightandquirky.com/

First Signs：http://www.firstsigns.org/

Shelley Christensen（Inclusion Innovations）：https://inclusioninnovations.com/

Paula Kluth：https://www.paulakluth.com; https://inclusionrules.com/

Robert Naseef：http://alternativechoices.com/

The Hanen Center：https://www.hanen.org/

TILT parenting：https://tiltparenting.com/

WrightsLaw (Special education law and advocacy)：https:// www.wrightslaw.com/

自閉人の方々による資料

刊行物

Carley, Michael John. *Asperger's from the Inside Out: A Supportive and Practical Guide for Anyone with Asperger's Syndrome*. New York: Perigee, 2008.

Carley, Michael John. *Unemployed and on the Spectrum*. London: Jessica Kingsley, 2016.

Endow, Judy. *Autistically Thriving: Reading Comprehension, Conversational Engagement, and Living a Self-Determined Life Based on Autistic Neurology*. Lancaster, PA: Judy Endow, 2019.

Garcia, Eric. *We're Not Broken: Changing the Autism Conversation*. New York: Harcourt, 2021.

Grandin, Temple, and Richard Panek. *The Autistic Brain: Thinking across the Spectrum*. Arlington, TX: Future Horizons, 2013.（中尾ゆかり 訳『自閉症の脳を読み解く：どのように考え、感じているのか』NHK 出版. 2014.）

Higashida, Naoki, David Mitchell, and Keiko Yoshida. *The Reason I Jump: One Boy's Voice from the Silence of Autism*. New York: Random House, 2013.（東田直樹 著『自閉症の僕が跳びはねる理由：会話のできない中学生がつづる内なる心』エスコアール. 2007.）

Lesko, Anita. *The Complete Guide to Autism & Healthcare: Advice for Medical Professionals and People on the Spectrum*. Arlington, TX: Future Horizons, 2017.

Mukhopadhyay, Tito. *How Can I Talk If My Lips Don't Move? Inside My Autistic Mind*. New York: Arcade, 2008.

Pena, E. (Ed.) *Communication Alternatives in Autism: Perspectives on Typing and Spelling Approaches for the Nonspeaking*. Jefferson, NC: Toplight, 2019.

Price, D. *Unmasking Autism: Discovering the New Faces of Neurodiversity*. New York: Harmony Books, 2022.

Shore, Stephen M., and Linda G. Rastelli. *Understanding Autism for Dummies*. Hoboken, NJ: Wiley, 2006.

Shore, Stephen M., and Ruth Elaine Joyner Hane. *Ask and Tell: Self-advocacy and Disclosure for People on the Autism Spectrum*. Shawnee Mission, KS: Asperger Autism, 2004.（荒木穂積 監訳. 森由美子 訳『自閉症スペクトラム 生き方ガイド：自己権利擁護と「障害表明」のすすめ』クリエイツかもがわ. 2007.）

Tammet, Daniel. *Born on a Blue Day: Inside the Extraordinary Mind of an Autistic Savant:*

A Memoir. New York: Free Press, 2007. （古屋美登里 訳『ぼくには数字が風景に見える』講談社．2007.）

Willey, Liane Holliday. *Pretending to Be Normal: Living with Asperger's Syndrome*. London: Jessica Kingsley, 1999.

ウェブサイト

Becca Lory Hector：https://beccalory.com/

Michael John Carley：https://www.michaeljohncarley.com/

Temple Grandin：https://www.TempleGrandin.com/

Stephen Shore：https://www.autismasperger.net/

Judy Endow：http://www.judyendow.com/

Anita Lesko：https://www.anitalesko.com/

Neuroclastic：https://neuroclastic.com/

International Association for Spelling as Communication：https://i-asc.org/

CommunicationFirst：https://communicationfirst.org/

親や、親兼専門家による著作

Fields-Meyer, Tom. *Following Ezra: What One Father Learned about Gumby, Otters, Autism, and Love from His Extraordinary Son*. New York: New American Library, 2011.

Grinker, Roy. *Unstrange Minds: Remapping the World of Autism*. New York: Basic Books, 2007. （神尾陽子・黒田美保 監訳．佐藤美奈子 訳『自閉症：ありのままに生きる：未知なる心に寄り添い未知ではない心に』星和書店．2016.）

Hall, Elaine, and Elizabeth Kaye. *Now I See the Moon: A Mother, a Son, a Miracle*. New York: HarperStudio, 2010.

Naseef, Robert A. *Autism in the Family: Caring and Coping Together*. Baltimore: Brookes, 2014.

Park, Clara Claiborne. *Exiting Nirvana: A Daughter's Life with Autism*. Boston: Little,

Brown, 2001.

Suskind, Ron. *Life, Animated: A Story of Sidekicks, Heroes, and Autism.* New York: Kingswell, 2014.（有澤真庭 訳『ディズニー・セラピー：自閉症のわが子が教えてくれたこと』ビジネス社. 2016.）

情報や支援を提供する大きな団体

Autism National Committee：https://www.autcom.org/

Autism Research Institute：http://www.autism.org/

Autism Society of America：https://www.autismsociety.org/

Autistic Self Advocacy Network：https://www.autisticadvocacy.org/

Global and Regional Asperger's Syndrome Partnership：https://grasp.org/

Spectrum Theatre Ensemble：https://www.stensemble.org/

The Miracle Project：https://www.themiracleproject.org/

SCERTSモデルについて

　本書で伝えている根底にある哲学、価値観、実践は、私が同僚とともに開発した教育・治療の枠組みであるSCERTS®モデル（2006年）と一致しており、いくつかのケースはそれに由来するものである。SCERTSは、社会コミュニケーション（Social Communication）、情動調整（Emotional Regulation）、交流型支援（Transactional Support）を表しており、それらを自閉人の方々の支援において焦点を当てるべき最も重要な領域として優先している。SCERTSは、アメリカ全土、そして十数か国以上の国の校区、クリニック、機関で実践されている。さらなる情報は www.scerts.com を参照してほしい。

謝 辞

『ユニークリー・ヒューマン』の増補改訂版である本書は、多くの人の援助やサポートがなければ書き上げることはできなかっただろう。次の人たちに深い感謝の気持ちを表したい。

共著者のトム・フィールズ – マイヤーは、その友情、サポート、ユーモアのセンス、素晴らしい文才によって、私が50年にわたって学んできたすべてを逃さぬよう今回もまた力を発揮し、助けてくれた。トムの家族のショーン・フィールズ – マイヤー師、エズラ、アミ、ノームにも深く感謝している。

私の妻、イレーヌ・マイヤー博士の関心と愛情に満ちたサポートが、『ユニークリー・ヒューマン』の初版、そして今回の新版の執筆の原動力となった。医療従事者のトレーニングや週末のペアレントリトリートでの創造力豊かで思いやりのある働きは、尽きることのない学びとインスピレーションの源となった。彼女のTEDトーク「Being Present, Not Perfect」はとてもお勧めである。

息子のノアの『ユニークリー・ヒューマン』と私の仕事に対する愛と変わらぬ強い関心。初版の執筆を開始したとき、彼は学部教育を受け始めており、この原稿を書いている時点では、医学部に入学したところである。私と妻は、息子が思いやりのある人になっていることをとても誇りに思っている。私自身が幸い見出せたように、息子もライフワークに充足感を見出せるよういつも祈っている。

今は亡き父のサム、私が正しい選択をするよういつも信じてくれて、その誇りがいつも心の支えとなっている。そして、今は亡き母のタウベ、一緒に過ごせたのは幼い頃の私しか知れないぐらいの時間だったが、その愛と影響は確実に私を今の私へと導いてくれている。

姉のデビーによる愛とサポート、私の仕事に関心をもち続けてくれていることに感謝している。

コンパニオンアニマルのニッキは、オズの魔法使いのトトのような精神で、日が昇る前からいつも元気いっぱいにあいさつしてくれる。

私の親愛なる友人であるワリー・ゼンボは、35年以上私の生活のリズムを保つ手助けをし続けてくれている。

素晴らしい著作権代理業者のBetsy Amster社には、この本の企画を最初から信じてくれたこと、多大な貢献と専門知識、あらゆる段階での激励に感謝したい。

Simon & Schuster社の素晴らしい編集者のラシャンダ・アナクワは、『ユニークリー・ヒューマン』の増補改訂を快く受け入れ、技術と大きな熱意をもった編集作業を通してこの本を導いてくれた。

マイケル・ジョン・カーリー、イレーヌ・マイヤー博士、エリーザ・ベリングハウス、ショーン・フィールズ–マイヤー師、メアリー・ハンロンからは、初版の際に洞察に満ちた意見をいただき、それをこの増補改訂版に反映することができた。

SCERTSモデルの協力者である、エミー・ローレント、エミリー・ルービン。『ユニークリー・ヒューマン』に示されている多数の価値観は、SCERTSモデルの中に注ぎ込んできたアイディアと実践を反映している。私たちが成し遂げてきたことをとても誇りに思っている。

私のキャリアの師である、ジュディー・ドゥシャン博士、デイビッド・ヨーダー博士、ジョン・ミューマ博士、デイビッド・ルーターマン博士は、私を信じ、最も有意義なキャリアを追求するためのサポート、価値観、スキルを授けてくれた。特に、「あなたにしか書けない○○な本」を書くようにと一貫して勧めてくれたデイビッド・ルーターマン博士には感謝している。

以前の同僚であり親友である、今は亡きアドリアナ・ルス・シューラー博士は私が知る中で本当に最も才能豊かでユニークな人間の一人である。エコラリアに対してともに抱いた最初の関心と、自閉人の方々の認知スタイルに関する彼女の素晴らしい研究は、深く変わることのない友情へと発展し、これからも

ずっと私の心の中にあるだろう。

　貴重な友人であり、リトリートのパートナーであるバーバラ・ドミングとボブ・ドミング、過去25年で週末のリトリートに参加し、リトリートを素晴らしい経験にしてくれたすべての親御さん。わが子に対する愛情、ユーモアのセンス、他の親を助けようとする心意気から、私は様々なことを目の当たりにし、学び、刺激を受けるというありがたい機会をいただけたことにとても感謝している。

　子どもたちとその家族を助けることに自分の人生を捧げることを選んだ国内外の専門家、準専門家、親、学校や機関の管理者。私への信頼と、ともに働くための機会をいただけたことに深く感謝し、学ばせていただいている。日々最前線で子どもたちとその家族のために尽くしている仲間、特にもブラウン大学とミラクル・プロジェクト・ニューイングランドのパートナーたちである、アンナ・ゼンボ、ジュリー・ストランドバーグ、レイチェル・バラバン、シェリー・カトシュ、エミー・ローランには深く感謝している。

　私の親愛なる友人であり、ミラクル・プロジェクトの創設者で芸術監督のエレン・ホールと、その夫であるジェフ・フライマー。エレンと私が『ユニークリー・ヒューマン』にインスパイアされた創造的な演劇作品を最初に考えたとき、私はそれが現実になると確信し、そしてミュージカル映画『Journey to Namuh』が誕生した。エレンの素晴らしい才能、ミラクル・プロジェクトのリーダーシップ、そして何よりも自閉人のアーティストたちと定型発達のアーティストたちが、『ユニークリー・ヒューマン』のテーマと価値観に命を吹き込んでくれた。

　私の友人であり同僚でもあるデイブ・フィンチは、『ユニークリー・ヒューマン：ポッドキャスト』の制作と共同ホストを務める「共謀者」である。デイブの素晴らしいユーモアのセンス、オーディオエンジニアリングの才能、そして彼自身の自閉人としての実体験やゲストの実体験に対する好奇心が、私たちのポッドキャスト・プロジェクトをとても特別なものにしてくれた。そして、

素晴らしいユーモアと忍耐力で私たちの番組をスケジュールどおりに進行させ、ポッドキャストの実現に貢献してくれているテイラー・マクマホンにも感謝している。

カナ家、コレイア家、ドミング家、ランドール家の方々は、自分たちが得た知恵から他の家族が学べるよう、寛大にも個人的な歩みを更新して紹介することを認めてくれた。

私の人生と学びに欠かせない存在であり、惜しみなく各々のストーリーを共有してくれたすべての自閉人の方々とその家族。全員を挙げることはできないが、マイケル・ジョン・カーリー、スティーブン・ショア、ロス・ブラックバーン、デイナ・ガスナー、モレニケ・ギーワ・オナイウ、ベッカ・ロリー・ヘクター、クロエ・ロスチャイルド、カーリー・オット、アニタ・レスコ、コナー・カミングス、ダニー・ウィッティ、ジョーディン・ジンマーマン、スコット・シュタインドルフ、ロン・サンディソン、イアン・ノードリング、ジャスティン・カナには特に感謝している。とても多くの方が同僚、友人、そしてメンターとなり、そのおかげで幸運にも奥深くやりがいのある、生涯にわたるキャリアを得ることができた。皆への感謝は本当に尽きることがない。

——バリー・プリザント

バリー・プリザント博士のライフワークを言葉にするのに協力させていただけたことをうれしく思う。自閉人である一人の青年の父親として、わが子の人生の中で最も助けとなった人たちは、思いやり、知恵、愛のある人であることを学んだ。これらは私がライターとして大切にしているものでもある。バリーは、それらすべてを広く深くもっており、彼から学ぶこと、彼と創り上げることは貴重な経験であった。奥さんのイレーヌ・マイヤー博士と息子のノアにも、バリーとの長年の共同作業を温かく歓迎していただけたこととともに、友人になれたことに感謝している。

Betsy Amster 社の非常に素晴らしい実績のある著作権代理人は、信頼できる

助言者、そして友人となった。助言はいつも完璧で、そのような代理人をもつことができたのは幸運であった。この改訂版の編集者であるSimon & Schuster社のラシャンダ・アナクワには、フレッシュな目と洞察力、そしてオープンマインドをもって臨んでくれたことに感謝している。

　私の息子と家族を含む、ニューロダイバージェントの方々とその家族に貢献している友人のエレン・ホールには恩がある。バリーと会うよう提案してくれたのはエレンであり、この本を作るきっかけとなった。この本のおかげで多くの人の役に立ち、理解をよりいっそう広めることになった。

　この増補改訂版の制作中に、私は父ジム・マイヤーを亡くした。ジム・マイヤーは、数え切れないほどの人々の生活を向上させるために多大な貢献をした非凡な人物である。父が私に教えてくれた多くの教訓の一つは、オープンマインドと思いやりの心をもってあらゆる人々に接することだった。自閉人である孫の祖父としてだけでなく、誰もが尊厳ある有意義な人生を送るに値すると考える人物として、父は自閉に特別な関心を寄せていた。母のローラ・マイヤーにも感謝している。母は、関心、思いやり、サポートという財産を守ってくれていて、自閉の世界における新たな出来事に関するニュースやラジオ番組を欠かさず共有してくれる。また、義理の両親であるサンディ・フィールズとデル・フィールズからも常にサポートと愛情を頂いている。

　息子のアミ、エズラ、ノームの愛とサポート、彼らが奏でる音楽、編集への意見、そして私を笑わせてくれることにお礼を言いたい。賢明で素敵な妻、ショーン・フィールズ－マイヤーは、この企画にかかわることを最初から後押ししてくれた。あらゆる私のアイディアに忍耐と洞察をもって耳を傾けてくれた。私がすることすべてを笑顔で支えてくれたこと、そして彼女がいてくれることに何より感謝している。

　　　　　　　　　　　　　　　　　　　　──トム・フィールズ－マイヤー

著者について

バリー・M・プリザント博士。CCC-SLP（米国音声言語聴覚協会認定言語療法士）。自閉や神経発達の様態に関して世界をけん引する権威の一人であり、自閉人やニューロダイバージェントの方々とその家族を尊重し、本人と家族を中心にしたアプローチの先駆者として知られている。臨床学者、研究者、国際的なコンサルタントとして50年以上の経験をもち、ロードアイランド大学の特任教授、言語療法士、個人診療所の Childhood Communication Services の所長である。また、アメリカ自閉症協会の専門家顧問、ミラクル・プロジェクトとスペクトラム・シアター・アンサンブルの顧問を務めている。現在、十数か国以上で実施されている包括的教育アプローチの SCERTS モデルの共同開発者でもある。4冊の本と、140を超える多数の論文や共著の本を執筆し、米国音声言語聴覚協会の栄誉賞（最高位）、自閉スペクトラムにいる方々の QOL の向上を称したプリンストン大学イーデン財団キャリア賞、世界最大の自閉権利擁護組織である GRASP の「Divine Neurotypical Award」など多数の賞を受賞している。世界自閉症啓発デーには、国連で二度プレゼンターを務めた。『ユニークリー・ヒューマン』（トム・フィールズ - マイヤーとの共著）の初版本は22の言語に翻訳され、『ユニークリー・ヒューマン：ポッドキャスト』を自閉人の作家でオーディオエンジニアであるデイブ・フィンチと共同制作している。

トム・フィールズ - マイヤーは、National Jewish Book Award の最終選考作品である回顧録『Following Ezra: What One Father Learned About Gumby, Otters, Autism, and Love from His Extraordinary Son』の著者である。多数の共著の本があり、彼が書いた記事やエッセイは、数多くの全国的な雑誌に掲載されている。ロサンゼルスで生活しており、UCLA エクステンションのライタープログラムで教壇に立っている。

訳者あとがき

　本書は、2022年にアメリカで出版された、バリー・M・プリザントとトム・フィールズ - マイヤーの著作 *Uniquely Human: A Different Way of Seeing Autism: Updated and Expanded Edition* を翻訳したものである。2015年の初版から7年の間に著者が学んだことやニューロダイバーシティ運動がより進んだことが反映されている。初版の翻訳書は2018年に『自閉症　もうひとつの見方――「自分自身」になるために』と題し刊行された。増補改訂版の翻訳書である本書は、原書が自閉とアイデンティティというトピックに踏み込んでいることを鑑み、書名を『自閉　もうひとつの見方――これが私だと思えるように』に改めた。

　エコラリアや常同行動などの「自閉的行動」に意味があることや、自閉人の方々に対する有効な支援方法については、書籍やインターネットに多くの情報があり比較的簡単に知ることができる（情報が多すぎるがゆえの難しさもあるけれども）。本書の"ユニーク"なところを挙げるとすれば、それらを「自閉症」という視点からではなく「一人の人間」という視点で一貫して描写していることである。自閉人の方々とその家族に敬意を払い、自閉人の方々とその家族に学び続けてきた著者が具体的なエピソードを通して、その視点の有用性を伝えてくれている。

　本書は、自閉人の方を異常者と見なすのではなく、人間の多様性の中で自閉人の方を捉えている。また、欠けているところを直されるべき存在と見なすのではなく、ひとつのまとまりをもった人として成長していく存在と捉えている。そして、周りの人に変わることを求め、周りの人が変わることにより自閉人の方も世界との結びつきを広めたり深めたりしながら、その人らしく変わっていくことを示している。自閉人の方も周りの人もともに人生を歩んでいくための自閉観、人間観を提供してくれている。

　ニューロダイバーシティを支持する当事者が用いる標語に「Don't dis my

ability.（私の力を否定しないで）」という言葉がある。disability（障害）という単語の中に my を挟むことで、綴りの上でも“障害”という言葉を解体している面白い標語である。

　この標語を利用して、支援の二つのあり方を説明することができる。一つは、自閉人の方が外界とかかわろうとしたり適応しようとしたりするための力（ability：例、エコラリアや常同行動）を否定し（dis）、すなわち障害（dis + ability = disability）と見なし、障害をなくそうとする支援である。もう一つは、外界とかかわろうとしたり適応しようとしたりするための力をまず認め、それに協力したり、応じたりする支援である。言うまでもなく、本書は後者のあり方を提示していて、支援をするために自閉人の方をいったん否定する必要は必ずしもないということを教えてくれる。

　これは、もちろん、捉え方によってその人の困難がなくなるという幻想を与えるものではない。後者の捉え方による支援が、きわめて実際的なレベルで自閉人の方の参加や適応を促し、QOL の向上に寄与することは、本書で描かれているとおりである。

　また、「自閉は個性だからそのままでよい、積極的な支援は不要」という考え方とも異なる。むしろ、本書は、「障害であれば支援が必要、個性であれば支援は不要」というように、支援する側の認識や前提が狭まってしまっていたことに気づかせてくれる。

　ここで問われているのは、“支援”のきっかけや意味なのである。少し簡単な例で考えてみたい。よちよち歩きの子どもがソファの上によじ登ろうと頑張っているのを見て、あなたはお尻を軽く押して支えるという“支援”をしたとする。そのとき、あなたは「登ることができず困っている」と思って支援するだろうか。もっとシンプルに「登りたい」のだなと子どものニーズを直感的に把握して支援するのではないだろうか。

　自閉人の方であれば、例えば、「コミュニケーションの障害があって困っている」、「情動を調整できずに困っている」、「見通しをもてずに困っている」と

捉えて、“救いの手を差し伸べる”ような支援もある。もう一方で、その人は「何かを伝えたい」、「落ち着きたい」、「見通しをもちたい」というニーズを満たそうとすでに行動していたと捉えて（自閉人の方が定型発達中心の人間社会を直感的に把握することが難しいように、定型発達の方もまた自閉人の方の行動を見てそのニーズを直感的に把握することはしばしば難しいけれども）、その試みに“協力する”ような支援もある。プリザント先生が積み重ねてきたのは、自閉人の方のユニークな試みを認め、協力する支援だったといえる。両者の“支援”は重なることも多いけれども、本書を読むことで、支援のきっかけや意味が「困難があるなら助ける（それゆえに困っていないなら助けないという意識を暗に含む）」を越えて、「ニーズに協力する」に広がることが期待される。

　もう一つ、自閉の捉え方について、自閉人は人類の進歩に必要不可欠だったという理屈で（時に、自閉であったと思われる偉人を例に挙げて）自閉を肯定的に捉えようとするものもある。また、関連して、自閉という素晴らしい才能をもった埋もれた人材を発掘して生かし、企業の生産性向上や経済全体の成長につなげようという言説もしばしば目にする（あろうことか、ニューロダイバーシティ推進を掲げながらその対象を特定の一部の人に限定してその言説がなされる場合さえある）。このような人類の進歩や生産性のための手段としての肯定や、有用だから認められるという条件つきの承認は、むしろ個人の尊厳を奪う。本書で訴えているのは、人間の自閉という側面を肯定的に捉えるか、否定的に捉えるかという、コインの表裏のような話ではなく、自閉人の方をそのままにひとつのまとまりをもった存在として捉え、一人ひとりの試みや感じている世界を認めることによる、尊厳の回復である。これは突出した才能の有無、自閉の程度、知的能力（障害）の程度、年齢などを問わないわけであるが、この一貫した見方とその有用性を示していることも本書の大きな意義である。

　今回の改訂において一番の大きな変更点はパーソン・ファーストの表現（person with autism）からアイデンティティ・ファーストの表現（autistic）に変わったことだろう。パーソン・ファーストは「自閉である“前に”人間であ

る」という考え方が反映されている表現であり、アイデンティティ・ファース
トは、「自閉と人間とは不可分である」という考え方が反映されている表現で
ある。当事者の多くが後者を好んでいることから変更されているが、当事者に
よって好みは異なるので本人の好みを尊重することもまた重要である。

　アイデンティティとしての自閉については本書で新たに章を設けて扱われて
いる（第11章）。アイデンティティとして自閉を捉えることは、「自閉とは何
か」、「自閉人とはどんな人か」を模索するプロセスを必然的に含む。その際に
二つの対比がよくなされるが、過度に対立的な構図で考えてしまうと、分断を
煽ったり多様性が見えなくなったりするおそれがあるので注意が必要である。

　一つ目は「定型発達と自閉」である。人間という集団の中に定型発達と自閉
とを分ける明確な境界線があるわけではないので、中間層の人たちや共通項に
も目を向けること、対比する場合もあくまでも自己理解や相互理解を目的とす
ることが必要である。

　二つ目は「知的能力（障害）と自閉」である。知的能力の高低と自閉の程度
の組み合わせは人によって無数にあるので、先に挙げた一つ目の対比と同様、
集団の中に明確な境界線を引くことはできない。さらに、集団の中の境界線だ
けでなく、一個人の中にも知能と自閉の間に明確な境界線があるわけではない
ということを押さえておく必要がある。ある人が示している行動や直面してい
る困難などがどちらに由来するものかは簡単に分けることができないというこ
とである。

　二つの対比どちらにおいても、私たちは安易に境界線を引いて判断するので
はなく、本書で繰り返し述べられているとおり、なぜと問うこと、耳を傾ける
こと、ひとつのまとまりをもった存在として捉え、一人ひとりの試みや感じて
いる世界を知ろうとすることが必要である。

　一方、新たに追加されたもう一つの章である第12章では、八人の当事者の
歩みを通して、人がよりその人らしく生きていくために、できることや工夫が
必要なこと、やりたいこと、大事にしていることなどを、「自閉」を拠り所に

しながら明確にし、自分の輪郭をはっきり捉えていくことの大切さが示されている。そして、エピローグでは、その輪郭を認め、尊重してくれる他者やコミュニティとつながることの価値について示されている。

著者のプリザント先生は、SCERTS モデルの開発者として有名であり、訳者には SCERTS モデルの翻訳者や実践者が含まれている。SCERTS モデルのマニュアルは専門家向けであるので、一般向けの本を出してほしいという声はアメリカでも日本でも多かった。本書はその声に応えたものである。

翻訳にあたっては、巻末にあるとおり分担して訳し、その後、吉田、長崎で訳語について統一した。本文の内容や訳語の選択に関して、特に大事だと思われる点や実際の支援において有用と思われる点、読者がさらに理解や学びを深める際にキーワードとなりそうなものについては各章の章末で補足説明をした。

増補改訂にあたり、初版に対していただいたご感想やご意見は翻訳の参考となっただけでなく、大きな励みとなった。また、SNS 上でご意見やご助言を寄せてくださった当事者、保護者、専門家の方々にも感謝している。出版にあたっては、福村出版の川口晃太朗さんに大変お世話になった。

訳者一同、自閉人の方の周りに"イット"が増え、支えとなるコミュニティが広がるよう願っている。そしてそれが、「これが私だ」と思えるようになることにつながると信じている。本書が、自閉人の方や家族、友人、あるいはサポートをする立場にある方がともに歩みを進めるための一助となれば幸いである。

2024 年 3 月

吉田 仰希・長崎 勤

❖ 訳者あとがき

索引

388

監訳者・訳者紹介

❖ 監訳者
長崎　勤（ながさき・つとむ）
　実践女子大学、博士（教育学）、公認心理師、言語聴覚士

❖ 訳者
吉田 仰希（よしだ・こうき）
　岩手県立気仙光陵支援学校 教諭
　（イントロダクション、第 1 章、第 11 章、第 12 章、第 13 章他）

深澤 雄紀（ふかざわ・ゆうき）
　静岡県立静岡北特別支援学校 教諭
　（第 2 章、第 7 章、第 8 章）

香野　毅（こうの・たけし）
　静岡大学教育学領域 教授、博士（心理学）、公認心理師
　（第 4 章、第 5 章）

長澤（仲野）真史（ながさわ［なかの］・まさし）
　関東学院大学教育学部こども発達学科 講師
　（第 9 章、第 10 章）

遠山 愛子（とおやま・あいこ）
　（第 6 章）

有吉 未佳（ありよし・みか）
　（第 3 章）

本書は、2018 年に小社より刊行された『自閉症　もうひとつの見方──「自分自身」に
なるために』の増補改訂版です。

自閉　もうひとつの見方
これが私だと思えるように

2024 年 5 月 10 日　初版第 1 刷発行

著　者　バリー・M・プリザント
　　　　トム・フィールズ-マイヤー
監訳者　長崎　勤
発行者　宮下基幸
発行所　福村出版株式会社
〒 113-0034　東京都文京区湯島 2-14-11
　　　　　　電話　03-5812-9702　FAX　03-5812-9705
　　　　　　https://www.fukumura.co.jp
印　刷　株式会社文化カラー印刷
製　本　協栄製本株式会社